全国医学类专业"十三五"规划创新教材

药 理 学

杨 光　王雁群　何 宁　主编

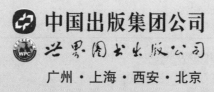

广州·上海·西安·北京

图书在版编目（CIP）数据

药理学/杨光，王雁群，何宁主编. -- 广州：世界图书出版广东有限公司，2020.8

ISBN 978-7-5192-7708-6

Ⅰ.①药… Ⅱ.①杨…②王…③何… Ⅲ.①药理学—高等职业教育—教材 Ⅳ.① R96

中国版本图书馆 CIP 数据核字（2020）第 143612 号

书　　名	药理学
	YAOLIXUE
主　　编	杨　光　王雁群　何　宁
责任编辑	曹桔方
装帧设计	张乾坤
责任技编	刘上锦
出版发行	世界图书出版广东有限公司
地　　址	广州市海珠区新港西路大江冲 25 号
邮　　编	510300
电　　话	020-84460408
网　　址	http://www.gdst.com.cn
邮　　箱	wpc_gdst@163.com
经　　销	各地新华书店
印　　刷	三河市三佳印刷装订有限公司
开　　本	889 mm × 1194 mm　1/16
印　　张	15.5
字　　数	439 千字
版　　次	2020 年 8 月第 1 版　2023 年 8 月第 2 次印刷
国际书号	ISBN 978-7-5192-7708-6
定　　价	58.00 元

版权所有　侵权必究

咨询、投稿：020-84460408　gdstchj@126.com

全国医学类专业"十三五"规划创新教材
《药理学》编委会

主　编　杨　光　王雁群　何　宁
副主编　杨相海　王　梅　李金金　王惠乔　任丽平

编　委（以下排名不分先后）
　　　　杨　光　通辽职业学院
　　　　王雁群　山东药品食品职业学院
　　　　何　宁　随州职业技术学院
　　　　王惠乔　通辽职业学院
　　　　文秀云　通辽职业学院
　　　　刘胜伟　重庆医科大学附属永川医院
　　　　李红妍　通辽职业学院
　　　　任丽平　漯河医学高等专科学校
　　　　张凤珍　乌海职业技术学院
　　　　高青云　通辽职业学院
　　　　潘红丽　通辽职业学院
　　　　周书春　南华大学核工业卫生学校
　　　　李金金　杨凌职业技术学院
　　　　杨　咪　杨凌职业技术学院
　　　　杨相海　梧州医学高等专科学校
　　　　覃济桓　梧州医学高等专科学校
　　　　王　梅　山东药品食品职业学院
　　　　李　潇　山东药品食品职业学院
　　　　李美册　百色市民族卫生学校
　　　　吴春生　安徽省淮北卫生学校
　　　　朱含慧　翻阳卫生学校

前 言

针对我国现今高职高专发展趋势及人才的岗位需求，为适应我国教育部倡导的要不断改革教学方法和教学手段的要求，紧紧围绕以患者为中心，保证其安全、有效、经济合理用药为目的，特编写本教材。

本教材把握了"宽、新、用"的原则，体现出先进性和实用性的特点，符合高职高专的教学要求和教学大纲，同时以岗位需求为核心，以职业能力培养为目标，将基础药理学、临床用药指导等课程的知识点进行合理选取和有机编排，是融合专业知识与职业能力为一体的新教材。全书紧密结合行业发展，体现了知识结构的先进性；以学习任务为驱动，体现了教学方法的科学性；遵循学生学习规律，体现了知识体系的易学性。本教材还可作为执业医师、执业助理医师、执业护士、执业药师等国家执业资格考试辅导教材。

本教材结合学生毕业后的工作实际，专门针对学生技能水平的培养，采用先进的教学手段，教材配有生动形象的多媒体课件和思维导图，很大程度上提高和改善了教学效果；重视案例教学，提高了教学的针对性和实效性。

众多教学经验丰富和教学水平一流的教师以高度负责任的态度积极踊跃、严谨认真地参与了本教材的编写工作，付出了诸多心血，完善了教材的内容，提高了教材的质量。在此，我们对长期支持本教材编写与修订的专家和教师表示诚挚的感谢。

编 者

2020年3月

目　　录

第一章　绪言 ··· 1

第二章　药物效应动力学 ·· 3
  第一节　药物的作用 ·· 3
  第二节　药物的构效关系和量效关系 ······································ 5

第三章　药物代谢动力学 ·· 9
  第一节　药物的跨膜转运 ·· 9
  第二节　药物的体内过程 ·· 9
  第三节　药物的消除动力学过程 ··· 12

第四章　影响药物效应的因素 ··· 15
  第一节　药物方面的因素 ··· 15
  第二节　机体方面的因素 ··· 16

第五章　传出神经系统药物 ··· 19
  第一节　传出神经系统药理概论 ··· 19
  第二节　青光眼 ··· 21
  第三节　胆碱受体激动药 ··· 22
  第四节　胆碱酯酶复活药 ··· 25
  第五节　胆碱受体阻断药 ··· 26
  第六节　肾上腺素受体激动药 ··· 29
  第七节　肾上腺素受体阻断药 ··· 35

第六章　镇静催眠药 … 41

第一节　睡眠障碍 … 41

第二节　常用的镇静催眠药 … 43

第三节　镇静催眠药的用药指导 … 47

第七章　抗癫痫药及抗惊厥药 … 50

第一节　癫痫 … 50

第二节　抗癫痫药 … 52

第三节　抗惊厥药 … 54

第四节　抗癫痫药及抗惊厥药的用药指导 … 55

第八章　抗精神失常药 … 58

第一节　精神分裂症 … 58

第二节　抗精神病药 … 62

第三节　抗抑郁症药及抗躁狂症药 … 64

第四节　抗精神失常药的用药指导 … 66

第九章　镇痛药 … 69

第一节　阿片受体激动药 … 69

第二节　其他镇痛药 … 71

第三节　阿片受体阻断药 … 72

第四节　镇痛药的用药指导 … 73

第十章　解热镇痛抗炎药 … 75

第一节　概述 … 75

第二节　常用解热镇痛抗炎药 … 76

第三节　解热镇痛药的复方制剂 … 79

第四节　治疗痛风的药 … 79

第五节　解热镇痛抗炎药的用药指导 … 80

第十一章　中枢兴奋药 ··· 82

第一节　大脑皮层兴奋药 ·· 82
第二节　呼吸中枢兴奋药 ·· 83
第三节　大脑功能恢复药 ·· 84
第四节　中枢兴奋药的用药指导 ······································ 84

第十二章　抗高血压药 ··· 86

第一节　高血压 ·· 86
第二节　常用抗高血压药 ·· 88
第三节　其他抗高血压药 ·· 91
第四节　抗高血压药的用药指导 ······································ 93

第十三章　抗心绞痛药 ··· 96

第一节　心绞痛 ·· 96
第二节　常用抗心绞痛药 ·· 98
第三节　抗心绞痛药的用药指导 ······································ 101

第十四章　调血脂药 ··· 104

第一节　高脂血症 ·· 104
第二节　常用调血脂药 ·· 105
第三节　调血脂药的用药指导 ·· 108

第十五章　抗心力衰竭药 ··· 110

第一节　充血性心力衰竭 ·· 110
第二节　常用抗心力衰竭药 ·· 112
第三节　抗心力衰竭药的用药指导 ···································· 117

第十六章　利尿药和脱水药 ··· 120

第一节　利尿药 ·· 120
第二节　脱水药 ·· 125

第三节 利尿药与脱水药的用药指导 …………………………………………………… 126

第十七章 作用于呼吸系统的药物 …………………………………………… 128

第一节 镇咳药与祛痰药 …………………………………………………………… 128

第二节 平喘药 ……………………………………………………………………… 131

第三节 作用于呼吸系统药物的用药指导 ………………………………………… 133

第十八章 作用于消化系统药物 ……………………………………………… 136

第一节 消化性溃疡 ………………………………………………………………… 136

第二节 抗消化性溃疡药 …………………………………………………………… 137

第三节 其他消化系统药物 ………………………………………………………… 140

第四节 作用于消化系统药的用药指导 …………………………………………… 144

第十九章 抗组胺药 …………………………………………………………… 146

第一节 概述 ………………………………………………………………………… 146

第二节 H受体阻断药 ……………………………………………………………… 147

第三节 抗组胺药的用药指导 ……………………………………………………… 148

第二十章 作用于血液及造血系统的药物 …………………………………… 150

第一节 促凝血药和抗凝血药 ……………………………………………………… 150

第二节 改善血液成分药 …………………………………………………………… 154

第三节 作用于血液及造血系统药物的用药指导 ………………………………… 158

第二十一章 肾上腺皮质激素类药物 ………………………………………… 161

第一节 糖皮质激素类 ……………………………………………………………… 163

第二节 盐皮质激素 ………………………………………………………………… 167

第三节 糖皮质激素类药的用药指导 ……………………………………………… 167

第二十二章 甲状腺激素与抗甲状腺药 ……………………………………… 170

第一节 甲状腺激素 ………………………………………………………………… 171

第二节 抗甲状腺药 ………………………………………………………………… 172

第三节　甲状腺激素类药与甲状腺疾病的用药指导 …………………………………… 174

第二十三章　胰岛素与口服降血糖药 …………………………………… 177

第一节　胰岛素 …………………………………… 178

第二节　口服降糖药物 …………………………………… 180

第三节　胰岛素和口服降血糖药的用药指导 …………………………………… 181

第二十四章　抗微生物药 …………………………………… 184

第一节　病原微生物概述 …………………………………… 184

第二节　抗菌药物概述 …………………………………… 186

第三节　抗菌药物的作用机制 …………………………………… 187

第四节　病原微生物的耐药性 …………………………………… 187

第五节　抗菌药物的合理应用 …………………………………… 188

第二十五章　抗生素 …………………………………… 190

第一节　β-内酰胺类抗生素 …………………………………… 190

第二节　大环内酯类抗生素 …………………………………… 195

第三节　氨基糖苷类抗生素 …………………………………… 196

第四节　其他常用抗生素 …………………………………… 198

第五节　抗生素的用药指导 …………………………………… 201

第二十六章　人工合成的抗菌药 …………………………………… 206

第一节　喹诺酮类 …………………………………… 206

第二节　磺胺类 …………………………………… 207

第三节　硝基咪唑类 …………………………………… 208

第四节　硝基呋喃类药 …………………………………… 209

第五节　人工合成抗菌药的用药指导 …………………………………… 209

第二十七章　抗结核病药 …………………………………… 212

第一节　抗结核病药 …………………………………… 212

第二节　抗结核病药的用药指导 ………………………………………………… 215

第二十八章　抗真菌药 ………………………………………………………… 218

第一节　抗浅部真菌药 …………………………………………………………… 218

第二节　抗深部真菌药 …………………………………………………………… 219

第三节　广谱抗真菌药 …………………………………………………………… 220

第四节　抗真菌药的用药指导 …………………………………………………… 220

第二十九章　抗病毒药 ………………………………………………………… 223

第一节　常见药物 ………………………………………………………………… 224

第二节　抗病毒药的用药指导 …………………………………………………… 225

第三十章　抗寄生虫药 ………………………………………………………… 228

第一节　抗寄生虫药概述 ………………………………………………………… 228

第二节　常用抗疟药 ……………………………………………………………… 229

第三节　抗阿米巴病药和抗滴虫药 ……………………………………………… 231

第四节　抗血吸虫病药 …………………………………………………………… 232

第五节　抗丝虫病药 ……………………………………………………………… 233

第六节　抗肠蠕虫病药 …………………………………………………………… 233

第七节　抗寄生虫病药的用药指导 ……………………………………………… 234

第一章 绪言

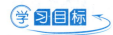

1. 掌握药物的基本概念；掌握药物的基本作用及不良反应；掌握药物体内过程因素对疗效方面的影响及半衰期的临床意义；掌握受体激动剂和受体阻断剂的概念。
2. 熟悉生物利用度、安全范围、治疗指数、效能等概念；熟悉影响药物体内过程因素；理解影响药物作用的因素。
3. 了解药物作用机制和受体的特性、受体调节与药物作用的关系。
4. 熟练掌握实验动物的捉持方法及常用的给药方法，能结合实验动物产生的现象，独立分析实验结果和整理、撰写实验报告；为各种药物知识的学习发挥引导性作用。

一、药理学的性质和任务

药物（drug）是指能影响机体的生理功能及细胞代谢过程，用于预防、治疗、诊断疾病及计划生育的物质。

药理学（pharmacology）是研究药物与机体相互作用及作用规律的一门学科。其研究内容主要包括：①药物效应动力学（pharmacodynamics，简称药效学）——研究药物对机体的作用，包括药物的作用、作用机制等；②药物代谢动力学（pharmacokinetics，简称药动学）——研究机体对药物的影响，包括药物在体内的吸收、分布、代谢、排泄等动态过程，以及血药浓度随时间而变化的规律。药效学和药动学在体内是同时进行并相互联系的（图1-1）。药理学研究这两方面的问题，其目的在于：阐明药物的作用机制、药物与机体相互作用的基本规则和原理，为指导临床合理用药提供理论基础；为开发研制高效、安全的新药提供线索；为探索生命的本质提供重要的科学资料。

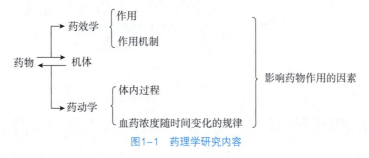

图1-1 药理学研究内容

二、药物与药理学发展简史

在古代，人类为了生存，从生产、生活经验中认识到某些天然的植物、动物或矿物质可以治疗疾病和缓解伤痛，如饮酒止痛、大黄导泻、麻黄止喘等。这是人类认识药物的开始。随着人们医药实践经验的积累和新的药物品种不断发现，专门记载药物知识的书籍开始出现。我国早在公元1世纪前后就著有《神农本草经》，是世界上最早的药物学著作，全书记载药物365种，其中不少药物至今仍广为应用。唐代的《新修本草》是世界上第一部由政府颁布的药典，收载药物884种。明代伟大的医药学家李时珍所著的《本草纲目》是世界闻名的药物学巨著，全书共52卷，收载药物1892种，约190万字，并被译成英、日、朝、德、法、俄及拉丁文7种文本，为促进我国和世界药物学的发展起到了重要的作用。

药理学的建立和发展与现代科学技术的发展密切相关。19世纪初，有机化学、解剖学和实验生理学的发展，促进了实验药理学的形成和发展。首先，从天然药物中提取出有效成分，人工合成化学药物等。其次，各种药理实验方法的建立，对药物的作用部位、作用性质及治疗效果在整体、器官、细胞水平方面进行研究，从而建立了实验药理学。

近年来，由于分子生物学、生物化学、免疫学、生物统计学等迅猛发展，以及新技术在药理学中的应用，如组织和细胞的培养、电子显微镜和生物工程技术等的广泛应用，药理学有了很大的发展，产生了许多各具特色的分支学科，如生化药理学、分子药理学、神经药理学、免疫药理学、遗传药理学、时辰药理学等。

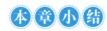

本 章 小 结

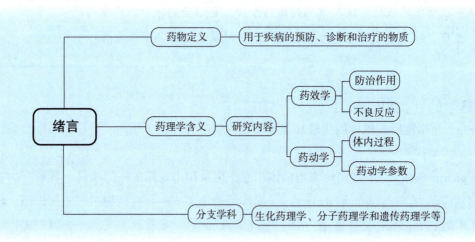

考点提示

药物、药理学、药物效应动力学和药物代谢动力学的概念及含义。

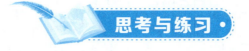

思考与练习

1. 名词解释
   药物　　　　　　　　　　　　药理学
2. 药理学的研究内容有哪些？

第二章 药物效应动力学

>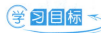
> 1.掌握药物的基本作用、药物的不良反应。
> 2.熟悉药物的防治作用、受体的概念和特征。
> 3.了解药物作用的主要类型、非受体作用机制、受体的调节。

药物效应动力学是研究药物对机体的作用、作用机制的学科,为临床合理用药和新药研究提供依据,同时也促进生命科学的发展。

第一节 药物的作用

一、药物作用的基本规律

(一)药物的基本作用

1.兴奋作用　凡能使机体原有生理、生化功能增强的作用称为兴奋作用,如肾上腺素升高血压和加快心率、尼可刹米使呼吸频率加快等。

2.抑制作用　凡能使机体原有生理、生化功能减弱的作用称为抑制作用,如地西泮降低中枢神经兴奋性、西咪替丁减少胃酸分泌等。

(二)药物作用的主要类型

1.局部作用　药物吸收入血以前在用药局部产生的作用称为局部作用,如抗酸药氢氧化铝中和胃酸作用、口服硫酸镁的导泻和利胆作用等。

2.吸收作用　药物从给药部位吸收入血液后,分布到机体各组织器官而产生的作用称为吸收作用或全身作用,如口服阿司匹林的退热作用、肌内注射硫酸镁产生的降血压和抗惊厥作用等。

3.药物作用的选择性　机体不同组织器官对药物的敏感性是不一样的,大多数药物在治疗剂量时只对某组织器官有明显作用,而对其他组织器官无作用或无明显作用,这种特性称为药物作用的选择性。例如,抗慢性心功能不全药洋地黄,对心肌有很强的选择性,应用很小剂量就有正性肌力作用;而对骨骼肌,即使应用很大剂量也无大的影响。药物作用的选择性与药物在体内的分布、机体组织细胞的结构及生化功能等方面的差异有关。

(三)药物作用的两重性

1.防治作用　凡符合用药目的、有利于防治疾病的作用,称为防治作用。包括预防作用和治疗作用。

（1）预防作用：能阻止或抵抗病原体的侵入，或促使机体产生相应的抗体以预防疾病的发生，称为预防作用，如各种预防接种等。

（2）治疗作用：若药物能消除原发治病因子，发挥调节改善或彻底治愈疾病的作用，则称为治疗作用。①对因治疗是指能消除原发致病因子，治愈疾病的治疗，如用抗生素消除体内病原体；②对症治疗是指能改善疾病症状的治疗，如用对乙酰氨基酚降低发热患者的体温；③补充或替代治疗。用于补充营养物质缺乏或激素分泌不足的治疗。

2. 不良反应 药物在采用正常的用法用量时产生的不符合用药目的，且给患者造成不适，甚至有害的反应称为不良反应。

（1）副作用：在治疗量时出现的与治疗目的无关的作用。

特点：①一般症状较轻并可预知，对机体危害不大；②副作用和治疗作用可随用药目的不同而相互转化；③副作用是药物本身所固有的作用。

（2）毒性反应：是指由于用药剂量过大、时间过长或少数机体对某些药物特别敏感所发生的危害性反应称为毒性反应。

①急性毒性反应：一次或突然使用中毒剂量后立即发生危及生命的严重反应；②亚急性毒性反应：反复给予非中毒剂量，于数小时或数日积累而导致的毒性反应；③慢性毒性反应：长期反复用药或接触药物，在体内蓄积后逐渐发生的毒性反应。毒性反应的性质一般比较严重，但可预知。因此，必须严格掌握药物的剂量、用法及疗程，以免发生毒性反应。有的药物长期应用可致癌、致畸、致突变，简称"三致"作用，也属于慢性毒性反应。

（3）后遗效应：停药后，血药浓度已降至阈浓度以下时残存的生物效应，如服用巴比妥类药物催眠，次晨仍有困倦、乏力等现象。

（4）变态反应：亦称过敏反应，是指少数致敏的机体对某些药物所产生的病理性免疫反应。

特点：①反应的性质与给药剂量、途径和药物原有效应无关；②不易预知，常见于过敏体质的患者；③致敏物质可能是药物本身或其代谢产物，也可能是制剂中的杂质；④反应的程度可轻可重，常见的表现有发热、皮疹、血管神经性水肿、哮喘及血清病样反应，严重者可出现过敏性休克；⑤结构相似的药物可有交叉变态反应。对于易致敏的药物或过敏体质的人，用药前应详细询问服药史，常规做皮肤敏感试验，但有少数假阳性或假阴性反应。凡有过敏史或皮试阳性者应禁用该药。

（5）特异质反应：少数特异体质的人对某些药物产生的遗传性异常反应。特异质反应是一类先天性遗传异常所致的反应。如缺乏葡萄糖-6-磷酸脱氢酶（G-6-PD）的患者，服用伯氨喹、奎宁、氯霉素后因红细胞膜稳定性降低出现溶血性贫血。特异质反应的性质取决于遗传缺陷性质，与药物毒性一致，有量效关系。

（6）停药反应：长期应用某种药物，当疾病或症状已经减轻，如突然停药或减量过快，导致原有疾病或症状重新出现或加重，称为反跳现象；如突然停药或减量过快而出现的原来疾病没有的症状称为停药症状，如长期用可乐定降压，突然停药后血压在一日内可回升至治疗前水平以上。故临床使用这类药物时如需停药，应逐渐减量，避免发生停药反应。

（7）耐受性：是指机体对药物的反应性特别低，必须使用较大剂量才能产生应有的作用。耐受性有先天性和后天性两种，前者在初次用药后即可发生，主要受遗传因素影响；后者由于反复用药而获得。如在短时间内反复用药很快产生耐受性，称为快速耐受性，如麻黄碱连续几次用药后作用减弱，须加大剂量才能发挥原有的作用。如对一种药物产生耐受性，应用同一类的其他药物，即使是第一次应用也产生耐受性，称为交叉耐受性。

(8)依赖性：机体与药物相互作用所产生的特定的心理和生理状态。

①精神依赖性（心理依赖性）：连续用药后，患者在精神上或心理上对药物产生了依赖，有周期性用药的欲望和强迫用药行为，但中断给药后无明显症状；②躯体依赖性（生理依赖性）：连续用药导致成瘾，患者对药物产生严重的心理依赖和躯体依赖，突然停药会出现严重的戒断症状。

第二节　药物的构效关系和量效关系

一、药物的构效关系

许多药物的药理作用特异性与其特异的化学结构有密切关系，称为构效关系。

一般来说，结构类似的药物能与同一受体或酶结合，产生相似的作用或相反的作用，如吗啡、可待因结构相似而具有镇痛作用；烯丙吗啡虽与吗啡结构相似，但为吗啡拮抗剂。

二、药物的量效关系

1. 量效曲线的类型　在一定的剂量范围内，药物效应强弱与血药浓度高低成正比，这种剂量与效应的关系称为量效关系。

（1）量反应：药理效应可用数量或最大反应的百分率来表示的反应叫作量反应，如心率、血压、尿量等（如图2-1）。

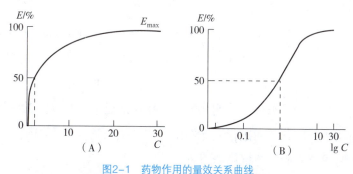

图2-1　药物作用的量效关系曲线

（2）质反应：有的药物产生的效应不能用数量表示，只能用阳性或阴性、有或无来表示，如死亡或生存、惊厥或不惊厥等效应指标均属质反应，其研究对象为一个群体。

2. 药物剂量及相关概念

（1）最小有效量：能引起药理效应的最小用药剂量。

（2）极量：能引起最大效应而又不至于引起中毒的剂量，又称最大治疗量，是国家药典明确规定允许使用的最大剂量。除非特殊需要，一般不采用极量。超过极量有中毒的危险。

（3）治疗量：一般将最小有效量与极量之间的剂量称为治疗量。

（4）最小中毒量：药物引起毒性反应的最小剂量为最小中毒量。

（5）安全范围：最小有效量和最小中毒量之间的剂量范围。

（6）效能：药物所能产生的最大效应。

（7）效价强度：简称效价，是指引起同等效应所需的剂量，所需剂量越小，效价越高。效价反映药物与受体亲和力的大小（如图2-2）。

（8）半数有效量（ED_{50}）：在动物试验中，常将在一群动物中引起半数动物产生阳性反应的剂量称为半数有效量。

（9）半数致死量（LD_{50}）：能引起半数动物死亡的剂量称为半数致死量。

（10）治疗指数（TI）：药物的LD_{50}与ED_{50}的比值。用来估计一种药物的安全性，治疗指数越大，药物越安全。也有人用1%致死量（LD_1）与99%有效量（ED_{99}）的比值或5%致死量（LD_5）与95%有效量（ED_{95}）之间的距离来衡量药物的安全性，其范围越大，药物越安全。

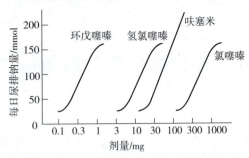

图2-2　各种利尿药效能和效价强度比较

三、药物作用机制

药物作用机制是研究药物产生作用的原因和部位。药物的种类繁多，化学结构和理化性质各异，但其主要作用机制有两大方面：受体途径和非受体途径。

（一）药物作用的非受体途径

1. 影响酶的活性　很多药物能抑制酶的活性，如新斯的明竞争性抑制胆碱酯酶，奥美拉唑不可逆性抑制胃黏膜H^+-K^+ATP酶（抑制胃酸分泌）。

2. 作用于离子通道　细胞膜上K^+、Na^+、Ca^{2+}、Cl^-等离子通道的开放与关闭可以影响细胞内外无机离子的跨膜转运。有些药物直接作用于细胞膜上的离子通道而发挥作用，如硝苯地平抑制Ca^{2+}进入细胞，从而影响心肌、血管平滑肌细胞的功能呈现药理作用。

3. 参与或干扰细胞代谢　补充生命代谢物质治疗相应缺乏症，如铁剂治疗缺铁性贫血。有些药物通过干扰正常代谢物参与生化代谢过程而起作用，如5-氟尿嘧啶结构与尿嘧啶相似，掺入癌细胞DNA及RNA中干扰蛋白质合成而发挥抗癌作用。

4. 改变理化性质　有些药物通过理化作用改变机体的内环境而发挥作用，如抗酸药氢氧化铝通过中和胃酸治疗消化性溃疡、静滴甘露醇提高血浆渗透压治疗脑水肿等。

5. 影响体内活性物质　有些药物通过影响激素、神经递质、自体活性物质等发挥作用，如阿司匹林通过抑制前列腺素合成而发挥解热、镇痛和抗感染作用。

6. 影响免疫功能　有些药物能提高或降低机体的免疫功能而发挥作用，如左旋咪唑、干扰素能增强机体的免疫功能，用于辅助治疗细胞免疫缺陷性疾病；糖皮质激素能抑制机体的免疫功能，用于治疗自身免疫性疾病。

（二）药物作用的受体理论

1. 受体的概念与特性

（1）受体（recepter）：存在于细胞膜或细胞内的一种大分子糖蛋白或蛋白质，能够识别和结合相应的生物活性物质，通过中介的信息转导和放大系统，引起生理反应或药理效应。

（2）配体：能与受体结合的生物活性物质为配体（ligand），包括内源性配体，人体内的神经递质、激素、自体活性物质等和外源型配体，如各种药物。

（3）受体的特性

①**特异性**：受体能准确识别和结合具有立体结构的配体；②**灵敏性**：受体只需与很低浓度的配体结合即可产生显著的效应；③**饱和性**，因受体的数目有限，配体与受体结合到一定程度时，效应不再增加，并且作用于同一受体的配体或药物之间存在竞争性抑制现象；④**可逆性**：配体与受体结合形成复合物后是可以解离的，而且解离后可以得到原来的配体；⑤**多样性**：相同的受体可以分布于不同的细胞而产生不同的效应，受体多样性是受体亚型分类的基础。

2. 药物与受体的相互作用 药物与受体结合产生效应，必须具备两个条件：一是药物与受体结合的能力，即亲和力；二是药物与受体结合后，药物发挥效应的能力，即内在活性。由此，将作用于受体的药物分为3类：

（1）**激动药**（agonist）：与受体既有较强的亲和力，又具有较强的内在活性，能引起受体激动效应的药物。

（2）**部分激动药**：有的药物对受体有较强的亲和力，但内在活性较弱，只能引起较弱的生理反应，与激动药同用时还可拮抗激动药的部分效应，如喷他佐辛单用时可引起一定的镇痛效应，但与吗啡合用时，则产生对抗吗啡的镇痛效应。

（3）**拮抗药**（antagonist）：与受体有强大的亲和力，但无内在活性的药物，又称阻断药，如纳洛酮是阿片受体拮抗药。

3. 受体的调节 受体的数量、分布、亲和力容易受生理、病理、药物等因素影响而发生变化。

（1）向上调节：受体的数目增多、亲和力或效应力增强。这是长期使用受体阻断药后的一种受体超敏现象，是某些药物突然停药出现反跳现象的原因之一。

（2）向下调节：受体数目减少，亲和力或效应力降低。这是长期应用受体激动药后的一种受体脱敏现象，是机体对药物产生耐受性的原因之一。

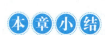

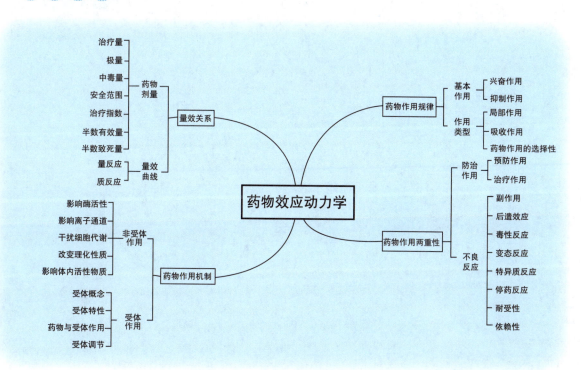

考点提示

1. 药物作用的两重性：防治作用和不良反应。
2. 正确理解防治作用、副作用、毒性反应、后遗效应、变态反应、特异质反应、耐受性、停药反应、药物依赖性、半数有效量、半数致死量、极量、治疗量和受体的概念含义。
3. 药物的量效关系和药物作用的受体理论。

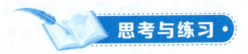

1. 名词解释

   防治作用　　　　　　　　　副作用
   毒性反应　　　　　　　　　后遗效应
   变态反应　　　　　　　　　特异质反应
   耐受性　　　　　　　　　　停药反应
   药物依赖性　　　　　　　　半数有效量
   极量
   治疗量和受体

2. 药物的不良反应包括哪些？
3. 药物的作用机制有哪些？
4. 受体特性有哪些？
5. 受体调节对药物疗效有何影响？

第三章 药物代谢动力学

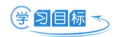

1. 掌握药物的体内过程、半衰期、药酶诱导剂和药酶抑制剂的概念和意义。
2. 熟悉首关消除、肠肝循环、生物利用度、稳定血药浓度、药物的消除和蓄积的概念及意义。
3. 了解药物的跨膜转运。

药物代谢动力学是研究药物的吸收、分布、代谢和排泄过程，并运用数学原理和计算方法阐明药物浓度在体内随时间变化的规律。

第一节 药物的跨膜转运

药物在体内的吸收、分布、代谢和排泄都必须通过体内的生物膜来实现。生物膜是细胞外表的质膜和细胞内各种细胞器膜的总称，药物通过生物膜的过程称为药物的跨膜转运，其主要方式如下：

一、被动转运

被动转运是一种不耗能的顺差（浓度差或电位差）转运过程。药物由高浓度一侧扩散到低浓度一侧，浓度差越大，扩散的速度越快。当膜两侧的药物浓度差达到平衡时，药物转运即停止。被动转运有以下几种类型：简单扩散、膜孔扩散（过滤）和易化扩散。

二、主动转运

主动转运是一种依靠载体耗能的逆差转运。药物与载体（又称泵）结合后，可由低浓度一侧转向高浓度一侧，释放药物后，载体又回到原侧。特点：①需耗能；②需载体；③逆浓度差或电位差转运；④有饱和现象；⑤有竞争性抑制。

第二节 药物的体内过程

一、吸收

吸收（absorption）是指药物从给药部位进入血液循环的过程。除了静脉给药之外，其他给药途径均有吸收过程。影响吸收的因素如下：

1. 药物的理化性质 一般而言，分子量越小、脂溶性越大、极性越小的药物越容易吸收。反之则不易吸收。不溶于水又不溶于脂质的药物不易吸收，只作用于消化道，如活性炭。

2.**药物剂型** 每种药物在应用中都需制成不同剂型,如片剂、注射剂、胶囊剂、口服液、颗粒剂、气雾剂、栓剂和糖浆剂等。剂型不同,药物吸收速度不同,有的剂型需要崩解、溶解透过血管和透皮等,有的可被代谢,最终导致吸收快慢不同和多少不同,如气雾剂和注射剂吸收快,固体制剂吸收慢。

3.**吸收环境** 药物局部吸收与给药部位面积有关,也与全身用药、给药部位的血流量、pH、食物和胃肠蠕动快慢等有关。静脉给药直接入血与环境无关。

4.**给药途径**

(1)消化道给药

口服:最常用的给药途径,简单、经济、安全。但其吸收受很多因素的影响,如胃内容物、胃肠蠕动、胃肠道pH、药物颗粒的大小及服药时饮水量等。口服的药物主要在小肠吸收。

首关消除:口服从胃肠道吸收的药物,必须经门静脉进入肝脏,部分药物在未发生作用前就被肝脏代谢灭活而失去药理活性,使进入体循环的药量减少,疗效降低,这种现象称为首关消除。首关消除明显的药物,一般不宜采用口服或需调整剂量,如硝酸甘油片口服后约90%被消除,达不到预防和治疗用药的目的。

舌下:舌下给药可以通过口腔静脉直接吸收,避免首关消除。如上述的硝酸甘油片采取舌下给药则吸收完全,起效迅速,可用于缓解心绞痛的急性发作。

直肠:直肠中、下段毛细血管血液流入下痔静脉和中痔静脉后进入下腔静脉,不经过肝脏,若以栓剂放置距肛门2cm处,则50%~75%的药物不经门静脉系统,可避免首关消除;但若以栓剂放置上段直肠(距肛门6cm处),则出现首关消除。故栓剂用药不宜放置过深。

(2)注射给药

静脉注射:药物直接进入体循环,无吸收过程,起效迅速。适用于重症和急症患者。

皮下或肌内注射:药物通过毛细血管壁吸收进入血液循环,吸收快而完全。肌肉组织的血流量多于皮下组织,故肌内注射比皮下注射起效快。

(3)吸入给药:肺泡表面积大,血流丰富,气体和挥发性药物到达肺泡后可迅速吸收,如沙丁胺醇气雾剂治疗支气管哮喘。

(4)经皮给药:一般情况下,完整的皮肤吸收药物的能力较差,但脂溶性高的药物可缓慢通过皮肤吸收,如有机磷酸酯类可经皮肤吸收而中毒。促皮吸收剂如氮酮、月桂酸等,可与药物制成贴皮剂或软膏发挥治疗作用,如硝酸甘油贴皮剂。

二、分布

分布(distribution)是指药物吸收入血后,经血液循环到达各组织器官的过程。药物在体内的分布是动态的、不均匀的。其影响因素主要有以下几种:

1.**药物与血浆蛋白的结合** 药物与血浆蛋白具有不同程度的可逆性结合,结合型的药物暂时失去活性,且分子量越大越不易通过生物膜,影响药物的分布和疗效。若同时使用两种与血浆蛋白结合率高的药物,可发生竞争置换现象。如抗凝药华法林与血浆蛋白结合率为99%,抗炎抗风湿药保泰松与血浆蛋白的结合率为98%。当两药合用时,由于保泰松与血浆蛋白的亲和力强,结合型的华法林被置换,使血浆内游离型华法林浓度增高,抗凝作用强,导致发生严重的出血。

2.**体液pH** 细胞内液pH为7.0,细胞外液pH为7.4,弱碱性药物在细胞外液解离少,易进入细胞,故细胞内浓度略高;弱酸性药物则相反,在细胞外液浓度略高。当弱酸性药物(如巴比妥类)中毒时,用碳酸氢钠提高血液和尿液pH,可以使弱酸性药物解离增加,重吸收减少,排泄加快,达到解救中毒目的。

3. 组织的亲和力 药物的分布具有选择性，有些药物与某些组织细胞有特殊亲和力，使该药在其中的浓度较高。如氯喹在肝中分布的浓度比血浆中高出几百倍，临床用于治疗阿米巴肝脓肿。

4. 器官血流量 体内肝、脑、心、肾等血流量多的组织或器官，药物分布速度快；而皮肤、脂肪等血流量低，分布速度慢。药物在体内还可以再分布，如静脉注射硫喷妥钠，因其脂溶性高，首先分布于脑组织，立即出现麻醉作用；但随后又转移到脂肪组织，使麻醉作用消失。脂肪组织是脂溶性药物的储库。

5. 特殊屏障

（1）血-脑屏障：血液与脑组织、血液与脑脊液、脑脊液与脑细胞之间的3种隔膜的总称。由于这些膜的细胞间连接紧密，且有一层胶质细胞，因此，有些药物不易通过，影响其分布。通常大分子、水溶性或解离型的药物不易通过血-脑屏障，而脂溶性高的药物易通过。血-脑屏障的通透性可以受到炎症的影响，如发生脑膜炎症时，青霉素通过脑脊液的量可达到有效的治疗浓度。

（2）胎盘屏障：胎盘绒毛与子宫血窦之间的屏障，其通透性和一般生物膜无明显区别。脂性溶高的药物，如全麻药、镇痛药、巴比妥类药物，可通过胎盘屏障进入胚胎循环。

（3）血眼屏障：全身给药后分布到房水、晶状体和玻璃体的浓度很低，难以奏效，是存在血眼屏障所致，故眼部疾病多采用局部给药。

三、生物转化

药物在体内发生的化学变化称为生物转化（biotransformation），又称代谢（metabolism）。大多数药物主要在肝脏，部分药物也可在其他组织，被有关的酶催化而进行化学变化。

药物生物转化后其生物活性有3种变化：①由活性药物转化为无活性的代谢物，称灭活；②由无活性或活性较低的药物变成有活性或活性强的药物，称活化；③由无毒或毒性小的药物变成毒性代谢物。

1. 代谢方式 生物转化分两步进行，第一步为氧化、还原或水解反应，第二步为结合反应。第一步反应使多数药物灭活，但少数例外反而活化，故生物转化不能简单地称为解毒过程。第二步可与体内的葡萄糖醛酸、硫酸、乙酰基、甲基、甘氨酸等结合，经过结合后使药物活性降低或灭活，极性加大，水溶性增强，易于经肾排泄。

2. 药物代谢酶（药酶） 药物的生物转化必须在酶催化下才能进行，这些催化药物的酶统称为药物酶，简称药酶。分为微粒体酶系和非微粒体酶系两类。

（1）微粒体酶系：促进药物生物转化的主要酶系统，主要存在于肝细胞内质网上，又称肝药酶。其中主要的氧化酶系是细胞色素P-450，由于其与CO结合后的吸收主峰在450nm处而命名。其为混合功能酶系，特异性不高，可对许多脂溶性药物呈现氧化还原作用。目前研究发现，细胞色素P-450不仅存在一种状态，而且具有多态性，有立体结构特异性，这是不同群体间在药物代谢方面存在差异的原因之一。

（2）非微粒体酶系：存在于血浆、细胞质和线粒体中的多种酶系。可对水溶性较大、脂溶性较小的药物及结构与体内正常代谢物相类似的物质进行生物转化，这些非微粒体酶有单胺氧化酶、黄嘌呤氧化酶、醇和醛脱氢酶、胆碱酯酶、乙酰转移酶、磺基转移酶，以及谷胱甘肽-S-转移酶等。

3. 肝药酶的诱导与抑制 肝药酶的活性和含量是不稳定的，且个体差异大，又易受某些药物的影响。凡能使肝药酶的活性增强或合成加速的药物称为药酶诱导剂，如苯巴比妥、苯妥英钠、利福平等，它可加速药物自身和其他药物的代谢。药酶诱导作用可解释连续用药产生的耐受性、交叉耐受性、停药敏化现象、药物相互作用、遗传差异、个体差异等。如苯巴比妥的药酶诱导作用很强，连续用药能加速自身的代谢，久用容易产生耐受性。凡能使药酶活性降低或合成减少的药物称药酶抑制剂，如氯霉素、对氨基水杨酸、异烟肼等。它们能减慢其他药物的代谢，使药效增强。

四、排泄

药物在体内经吸收、分布、代谢后，以原形或代谢产物的形式经不同途径排出体外的过程称为排泄（excretion）。挥发性药物及气体可从呼吸道排出，多数药物主要由肾排泄，有的也经胆管、乳腺、汗腺、肠道等排泄。

1. **肾排泄**　肾是药物排泄最重要的器官。药物及其代谢物经肾排泄，包括肾小球滤过、肾小管分泌及肾小管重吸收3种方式。肾小球毛细血管的膜孔较大，血流丰富，滤过压较高，故通透性大。除了与血浆蛋白结合的药物外，游离型药物及其代谢产物均可过滤。药物自肾小球滤过进入肾小管后，可有不同程度的重吸收，脂溶性药物重吸收得多，排泄速度慢；水溶性药物重吸收得少，易经肾排出，排泄速度快。

尿量和尿液pH的改变可影响药物排泄。增加尿量可降低尿液中药物的浓度，减少药物的重吸收。肾小管重吸收主要以简单扩散进行，故对弱酸性或弱碱性药物排泄的多少，直接与尿液的pH相关。尿液偏酸性，弱碱性药物解离性多，脂溶性低，重吸收少，排泄多，而弱酸性药物则相反。

肾小管尚有主动分泌的功能，其由非特异性载体转运系统完成，因其选择性低，假如两种药物通过同一载体转运时，彼此间产生竞争性抑制。如临床上丙磺舒与青霉素合用，可竞争性抑制青霉素的分泌，提高青霉素的血药浓度，延长作用时间。

2. **胆汁排泄**　许多药物及其代谢产物可经胆汁排泄进入肠道，某些药物在肠道内又被重吸收，可形成肝肠循环，使血药浓度下降减慢，作用时间延长。有的抗微生物药物，如利福平、多西环素经胆汁排泄，在胆管内浓度高，有利于胆管感染的治疗。

3. **乳汁排泄**　有些药物可按简单扩散的方式由乳汁排泄，乳汁略呈酸性，又富含脂质，所以脂溶性高的药物和弱碱性药物如吗啡、阿托品等可自乳汁排出，故哺乳期妇女用药应慎重，以免对婴幼儿引起不良反应。

4. **其他**　挥发性药物、全身麻醉药可通过肺呼气排出体外，有些药物还可以从唾液、汗腺、泪腺等排出。近年来发现某些药物在唾液中的浓度与血药浓度有一定相关性，故唾液可作为无痛性采样药检的手段。

第三节　药物的消除动力学过程

一、药物的消除

药物的消除（elimination）是指药物在体内经生物转化和排泄，使药理活性降低或消失的现象。消除的方式主要有两种：

1. **恒比消除（一级消除动力学）**　单位时间内药物的消除按恒定的比例进行，药物的消除速率与血药浓度成正比。绝大多数药物的消除属于这一类型。

2. **恒量消除（零级消除动力学）**　单位时间内药物的消除数量相等。其消除速率与血浆中药物浓度无关。当浓度过高时，超过机体最大消除能力时则按恒量方式消除。

二、常用的药动学参数及其意义

1. 半衰期（half-life time，$t_{1/2}$） 通常指血浆半衰期，即血浆中药物浓度下降一半所需的时间，亦称消除半衰期。半衰期短，药物消除快，作用维持时间短；半衰期长，则消除慢，作用维持时间长。

半衰期的临床意义：①临床可依此确定给药的间隔时间。②可作为药物分类的依据。③预测连续给药达到稳态血药浓度的时间（坪值时间）。一般地说，恒速静脉滴注或每隔一个半衰期$t_{1/2}$给药一次，经过4~5个半衰期，基本达到稳态血药浓度，又称坪值。此时药物吸收速度与消除速度达到平衡。④预测药物基本消除的时间。通常按一级动力学消除的药物，停药后经4~5个半衰期，血药浓度消除95%以上，认为药物基本消除。

2. 生物利用度（bioavailability，F） 药物吸收进入体循环的速度和程度。生物利用度的高低与制剂的工艺过程密切相关，如不同药厂生产的地高辛片剂或同一药厂不同批号的地高辛片剂，虽然每片药含量相同，但是实际吸收量也有差异。生物利用度低，临床疗效差；生物利用度过高，则有可能导致中毒。因此，药品在出厂前应测定生物利用度。可以用"药-时曲线下面积"（AUC）来估算生物利用度。AUC是由坐标轴的曲线与坐标轴围成的面积。表示一段时间内药物吸收进入血液的相对累计量。一般认为静脉注射药物的生物利用度为100%，若要比较同一药物不同给药途径的吸收情况，可采用绝对生物利用度，其计算公式为：

$$F = \frac{AUC_{血管外给药}}{AUC_{静脉给药}} \times 100\%$$

若要评价同一厂家的不同批号药品或不同厂家同一制剂间的吸收情况，可采用相对生物利用度，其计算公式为：

$$F = \frac{AUC_{受试制剂}}{AUC_{标准制剂}} \times 100\%$$

相对生物利用度是评价厂家产品质量的重要标准之一。

本章小结

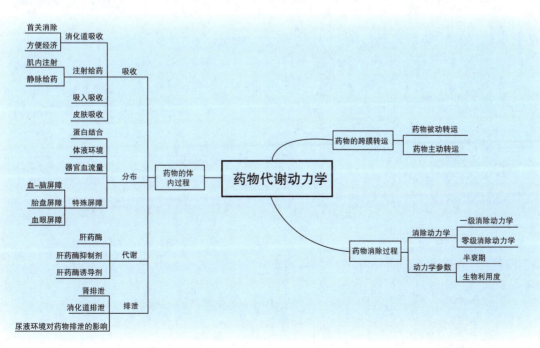

考点提示

1. 首关消除、血-脑屏障、胎盘屏障、肝药酶、半衰期和生物利用度的概念。
2. 药物体内过程和药物的消除。

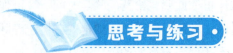

思考与练习

1. 名词解释

    首关消除

    血-脑屏障

    胎盘屏障

    肝药酶

    半衰期

    生物利用度

2. 药物在机体内的代谢过程有哪些？
3. 影响药物吸收和分布的因素有哪些？
4. 一级消除动力学与零级消除动力学的区别是什么？

（杨 光）

第四章 影响药物效应的因素

1. 掌握剂量对药物作用的影响、耐受性和耐药性的概念。
2. 熟悉给药途径、时间、年龄和性别等对药物作用的影响，药物相互作用，配伍禁忌。
3. 了解药物的剂型、病理因素、心理因素和遗传因素对药物作用的影响。

第一节 药物方面的因素

一、药物剂量

剂量是指用药的分量。在一定范围内药物的作用随剂量增加而递增，不但程度增强还能改变作用性质。如镇静催眠药苯巴比妥在小剂量时出现镇静作用，随剂量增加可依次出现镇静、催眠、抗惊厥、麻醉甚至致死。

二、药物剂型

药物的剂型可影响药物的体内过程。主要表现在吸收和消除两方面，同一药物的不同剂型，吸收速度往往不同。口服时液体制剂比固体制剂吸收快，即使是固体制剂，胶囊剂吸收>片剂>丸剂；肌内注射时，水溶液吸收>混悬剂>油剂。

三、给药途径

给药途径不同可直接影响药物效应的快慢和强弱。依药效出现时间的快慢，其顺序为静脉注射>肌内注射>皮下注射>口服。临床用药根据病情需要和制剂特点选择适当的给药途径。口服给药起效慢，但简便安全，适用于大多数药物和患者；静脉给药能立即生效，适用于急症和危重患者；局部用药如滴眼、滴鼻、外敷伤口、外擦皮肤等，可发挥局部治疗作用。

四、用药时间和次数

何时用药根据病情需要和药物特点而定。一般来说，饭前服药吸收较好，起效较快；饭后服药吸收较差，起效较慢。有刺激性药物如水杨酸类，宜饭后服用，可减少对胃肠道的刺激。针对治疗目的不同，也应有相应的选择，如催眠药应睡前服，降糖药胰岛素应餐前给药。

用药次数应根据病情需要，以及药物在体内的消除速率而定。通常可参考药物的$t_{1/2}$。$t_{1/2}$短的药物，给药次数要相应增加，$t_{1/2}$长的药物给药次数相应减少。对毒性大或消除慢的药物，应规定一日的用量和疗程。长期用药应避免蓄积中毒，当患者的肝、肾功能不全时，应适当调整给药次数及给药间隔时间。

五、药物相互作用

药物相互作用（drug interaction）是指两种或多种药物同时或先后使用时，由于药动学或药效学的原因，改变了原有的药理效应或毒性反应。药物相互作用可产生两种结果：①协同作用（synergism）指联合用药使药效相加或增强。如青霉素与链霉素合用，可使抗菌谱扩大，抗菌效应增强。②拮抗作用（antagonism）指联合用药后使原有药效减弱或消失。如纳洛酮与吗啡联用后可拮抗吗啡对阿片受体的激动作用。

1. 药物在体外的相互作用 在配制药物，特别是配制液体药物过程中，药物与药物、药物与辅料、药物与溶媒之间发生的理化反应，可出现混浊、沉淀、变色以致药效减低、失效、毒性增强的现象称为配伍禁忌（incompatidility）。向输液剂中加入药物是临床常用的给药方法，但应明确血液、血浆、氨基酸、清蛋白等是特殊性质的输液剂，不允许加入其他药物。所以注射剂之间配制前要认真查对配伍禁忌表等。

2. 药物在药动学方面的相互作用 药动学过程包括吸收、分布、代谢、排泄4个环节，联合用药时，药物在胃肠道吸收、与血浆蛋白结合、肝脏的代谢及肾脏排泄的过程中受到其他药物的影响，使药物在作用部位浓度改变，导致药物效应增强或减弱，作用时间缩短或延长。如抗酸药减少氨苄西林的吸收；苯妥英钠从血浆蛋白结合部位置换出华法林，使其抗凝作用增强，甚至引起出血；苯巴比妥使可的松代谢加速，作用减弱；碳酸氢钠可促进苯巴比妥从肾脏排泄，解除其毒性。

3. 药效学方面的相互作用 指一种药物对另一种药物药理效应的影响，这种相互作用有以下几种形式：

（1）协同作用（synergism）：两药合用时引起的效应大于单用效应的总和。①相加作用：两药合用的效应是两药单用效应的代数和。如治疗心绞痛时采用硝酸甘油与普萘洛尔合用，抗心绞痛作用相加而各药剂量相应减少，不良反应降低。②增强作用：两药合用的效应大于两药单用效应的总和。如磺胺甲噁唑片（SMZ）与甲氧苄啶（TMP）合用，不仅可使抗菌作用明显增强，而且可延缓耐药性的产生。③增敏作用：一药可使组织或受体对另一药的敏感性增强。如呋塞米可使血钾降低，从而使心肌对强心苷的作用敏感，容易出现心脏毒性反应。

（2）拮抗作用（antagonism）：两药合用的效应小于它们分别作用的总和。①竞争性拮抗作用：两种药物在共同的作用部位或受体上产生了拮抗作用，如吗啡与纳洛酮合用时产生了拮抗作用；②非竞争性拮抗作用：两种药物不作用于同一部位或受体，这种拮抗现象不被药物的剂量加大所逆转，如阿托品与乙酰唑胺合用时，可减弱后者的降低眼内压作用。

在临床上，采用药物间的协同作用多用于增强治疗效果，而采用拮抗作用，多用于减少不良反应或解救药物中毒。

第二节 机体方面的因素

一、年龄

1. 小儿 在医学上一般以14岁以下人群为小儿。小儿特别是新生儿与早产儿，其各种生理功能及自身调节机制都不完善，与成年人有较大差异，对药物的反应一般比较敏感。如幼儿服用利尿药易出现严重的低血钾及低血钠症；新生儿肝脏葡萄糖醛酸结合能力尚未完全发育，应用氯霉素易发生蓄积中毒，可引起灰婴综合征；小儿对中枢抑制药、中枢兴奋药及激素类敏感性比成人高，因此，对婴幼儿用药，必须考虑他们的生理特点，严格遵守药典的明确规定。

2. **老人** 在医学上一般称60岁以上人群为老人。老人的各器官功能随着年龄的增长而逐渐衰退，特别是肝、肾功能减弱，使药物的代谢和排泄能力下降，对药物的耐受性也较差。因此，老年人的用药剂量一般为成人的3/4。另外，老年人对中枢抑制药、心血管药、胰岛素、利尿药等药物反应比较敏感，应用时要高度重视。但抗微生物类药物除外，应考虑抗微生物效果因素选定剂量。

二、性别

性别对药物的反应无明显差别。女性用药应考虑"四期"即月经期、妊娠期、分娩期和哺乳期，用药时应予以注意。如在月经期和妊娠期，应用剧泻药、抗凝血药及刺激性药物有致盆腔充血、月经过多、流产或早产的可能，应当慎用或禁用。在妊娠期的最初3个月内用药要非常慎重，禁用抗肿瘤药、性激素、苯妥英钠等可致畸的药物。除非特别需要，妊娠期一般不应使用药物。临产前禁用吗啡等可抑制胎儿呼吸的镇痛药，还应禁用阿司匹林及影响子宫平滑肌收缩的药物；哺乳期用药也应注意，因有些药物如氯霉素、异烟肼、口服降糖药等可进入乳汁影响婴儿。

三、遗传因素

药物作用的差异有些是由遗传因素引起的，遗传因素对药物反应的影响比较复杂，这种差异主要表现为种属差异（species variation）、种族差异（race variation）和个体差异（individual variation）。

1. **种属差异** 人与动物之间和不同动物之间的差异称为种属差异。如吗啡对人、犬、大鼠、小鼠表现为行为抑制，而对猫、马、虎表现为兴奋作用。

2. **种族差异** 不同种族的人群对药物的代谢和反应有着显著差别。乙酰化转移酶是许多药物如磺胺类、异烟肼、对氨基水杨酸等在体内的共同代谢酶。在人群中分为快代谢者和慢代谢者，中国人和日本人多数为快代谢者，而白种人多数为慢代谢者。

3. **个体差异** 在人群中即使条件都相同，也有少数人对药物的反应有所不同，称为个体差异。这种差异既有量反应差异，也有质反应差异。在量反应差异上，有些个体对药物剂量反应非常敏感，所需药量低于常用量，称为高敏性（hypersensitivity）。反之，有些个体须使用高于常用量的药量方能出现药物效应，称为低敏性（hyposensitivity）或耐受性。在质反应差异上，某些过敏体质的人用药后可发生变态反应。

4. **特异质反应** 某些个体用药后出现与常人不同的异常反应，此类个体称为特异质反应体质（idiosynerasy）。如某些先天性缺乏高铁血红蛋白还原酶者，使用硝酸酯类、磺胺类等药物，可导致高铁血红蛋白血症，出现缺氧、发绀；又如葡萄糖-6-磷酸脱氢酶缺乏的个体应用奎宁、伯氨喹、磺胺类、维生素K等药物，可能发生溶血性贫血。

四、病理状态

病理状态能改变药物在体内的药动学，并能改变机体对药物的敏感性，从而影响药物的效应。如营养不良导致低蛋白血症可使药物与血浆蛋白结合率降低，使游离型药物浓度增大、作用增强，甚至引起毒性反应；肝功能不全可使在肝脏生物转化的药物代谢减慢，持续时间延长，相反，对可的松等须在肝内活化的药物则作用减弱；肾功能不全时，可影响自肾排泄药物的清除率，半衰期延长，易引起蓄积中毒。另外，应该注意患者有无潜在性疾病影响药物疗效，例如，氢氯噻嗪加重糖尿病，水杨酸类诱发潜在性溃疡等。

五、精神因素

患者的精神因素主要指心理活动变化可对药物治疗效果产生影响。精神因素对药物治疗效果的影响主要发生在慢性病、功能性疾病及较轻的疾病中，在重症和急症治疗中影响程度较小。影响心理变化的因素有患者的文化素养、疾病性质、人格特征，以及医生和护士的语言、表情、态度、信任程度、技术操作熟练程度、工作经验等。临床试验证明，不含药理活性成分仅含赋形剂，在外观上与有药理活性成分制剂完全一样的安慰剂（placebo）对许多慢性疾病，如高血压、头痛、神经官能症等疾病的有效率为35%~45%。因此，医护人员应主动关心、爱护患者，建立良好的医患关系，充分发挥积极的心理效应，以达到满意的治疗效果。

除了心理活动变化以外，患者对药物效应的反应能力、敏感程度、耐受程度也会对药物治疗效果产生一定的影响。

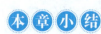

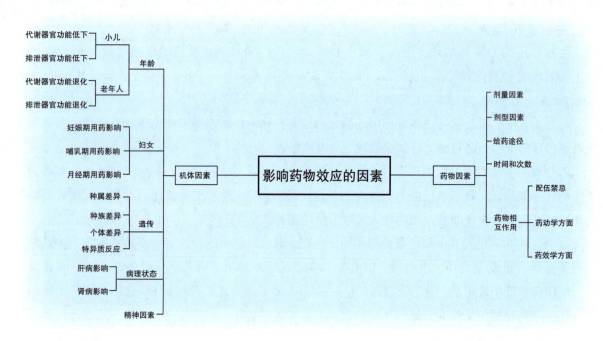

考点提示

1. 药物因素和机体因素对药物疗效的影响。
2. 药物相互作用对疗效的影响。

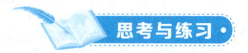

1. 名词解释

 配伍禁忌

 个体差异

 协同作用

 拮抗作用

2. 影响药物疗效的药物因素和机体因素有哪些？

第五章　传出神经系统药物

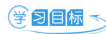

> 1. 掌握传出神经系统递质、受体及其生理效应。
> 2. 熟悉传出神经系统递质的体内过程。
> 3. 了解传出神经系统药物的作用方式与分类。

传出神经是传导来自中枢神经的冲动以支配效应器活动的神经，通过影响传出神经末梢递质水平及其活性，影响组织器官上受体作用，达到调节心脏、平滑肌、腺体、骨骼等效应器生理功能的一系列药物，称为传出神经系统药物。

第一节　传出神经系统药理概论

一、传出神经系统的分类与递质

1. 传出神经按解剖学分类　传出神经系统包括自主神经系统和运动神经系统。自主神经包括交感神经与副交感神经，主要支配心肌、平滑肌和腺体等效应器；自主神经自中枢神经系统发出后，都要经过神经节更换神经元才达到效应器，因此有节前纤维和节后纤维之分。运动神经自脊髓发出后不更换神经元直接到达所支配的骨骼肌。

2. 传出神经按递质分类　当神经冲动达到神经末梢时，在突触部位从末梢释放出化学传递物，称为递质。传出神经系统的递质包括乙酰胆碱和去甲肾上腺素。按递质释放不同，传出神经可分为：

（1）胆碱能神经

包括：①副交感神经的节前、节后纤维；②运动神经；③交感神经的节前纤维；④极少数的交感神经的节后纤维。

（2）去甲肾上腺素能神经：绝大多数交感神经的节后纤维属于这种神经。

3. 传出神经递质的合成与代谢

（1）去甲肾上腺素（NA）的合成与代谢过程

合成：去甲肾上腺素能神经末梢内合成。酪氨酸为基本原料，其合成过程为：

$$酪氨酸 \xrightarrow{酪氨酸羟化酶} 多巴 \xrightarrow{多巴脱羧酶} 多巴胺 \xrightarrow{多巴胺\beta-羟化酶} NA$$

储存：合成的去甲肾上腺素储存在囊泡中。

释放：以胞裂外排的方式将NA释放到突触间隙。

消除：75%～90%被突触前膜主动摄取，为摄取1。摄取的NA大部分进入囊泡，小部分被单胺氧化酶（MAO）灭活。少量为非神经组织摄取即为摄取2。摄取的NA被儿茶酚胺氧位甲基转移酶

（COMT）灭活。

（2）乙酰胆碱（ACh）的合成与代谢过程

合成：在胆碱能神经末梢内合成。

$$胆碱 + 乙酰辅酶A \xrightarrow{胆碱乙酰化酶} 乙酰胆碱$$

储存：合成的乙酰胆碱储存在囊泡中。

释放：以胞裂外排的方式将ACh释放到突触间隙。

消除：释放出的ACh被突触间隙的乙酰胆碱酯酶（AChE）水解成胆碱和乙酸。胆碱被突触前膜摄取，作为再次合成ACh的原料。

二、传出神经的受体类型、分布及效应

传出神经系统的受体是位于突触前膜和突触后膜上的一种特殊蛋白质，它能选择性地与相应的递质或药物相结合，从而产生一定的生理效应。

1. 胆碱受体 能选择性地与乙酰胆碱结合的受体。可分为以下几种。

（1）毒蕈碱型受体（简称M受体）：能选择性地与毒蕈碱为代表的拟胆碱药相结合。主要分布于副交感神经节后纤维所支配的效应器官，如心、血管、胃肠道平滑肌、腺体等处。M受体按功能分为M_1、M_2、M_3 3种亚型，M受体属于G蛋白耦联受体。激动M受体呈现M样作用，即引起心脏抑制、腺体分泌增加、瞳孔缩小、内脏平滑肌作用、血管扩张、抑制ACh和NA释放等效应。

（2）烟碱型受体（简称N受体）：对烟碱较为敏感，位于自主神经节和骨骼肌细胞膜上。神经节上为N_1受体，骨骼肌上为N_2受体。N受体属于离子通道的受体。激动N受体呈现N样作用，即引起神经节兴奋、肾上腺髓质分泌肾上腺素、骨骼肌收缩等效应。

2. 肾上腺素受体 能选择性地与去甲肾上腺素或肾上腺素结合的受体，属于G蛋白耦联受体，分为两类：

（1）α肾上腺素受体（α受体）：有α_1和α_2两种亚型。α_1受体主要分布于血管（皮肤、黏膜、部分内脏血管）平滑肌等处，α_2受体主要分布在NA能神经末梢的突触前膜上，负反馈调节NA释放。激动α受体呈现α型作用，即引起皮肤、黏膜、内脏等血管平滑肌收缩，瞳孔开大肌收缩，NA释放减少等效应。

（2）β肾上腺素受体（β受体）：可分为β_1和β_2两种亚型。β_1受体主要分布于心肌和肾小球旁细胞，β_2受体位于支气管和血管（骨骼肌和冠状血管）平滑肌等处，突触前膜上也有β_2受体，对NA释放起着正反馈调节作用。激动β受体呈现β型作用，即引起心脏兴奋（收缩力增强、传导加快、心率加快）、肾素分泌增加、支气管平滑肌松弛、血管（骨骼肌、冠状）扩张、糖原分解、脂肪分解增加、NA释放增加等效应。

此外，还有多巴胺（DA）受体，分布于肾血管、冠状血管、肠系膜血管，激动时可使这些血管扩张。

三、传出神经系统药物的作用方式和分类

（一）药物作用方式

1. 直接作用于受体 许多传出神经系统药物能直接与胆碱受体或肾上腺素受体结合，产生激动或阻断受体的效应，分别称为该受体的激动药或阻断药（拮抗药）。

2. 影响递质的化学传递

（1）影响递质的生物合成：密胆碱抑制乙酰胆碱的合成，目前仅用作实验研究的工具药，尚无临床应用价值。

（2）影响递质转化：胆碱能神经的递质乙酰胆碱主要被胆碱酯酶水解而失活，抗胆碱酯酶药能抑制胆碱酯酶活性，减少乙酰胆碱的水解失活，从而发挥拟胆碱作用。

（3）影响递质的释放和储存：药物可促进神经末梢释放递质而发挥作用。例如，麻黄碱可促进去甲肾上腺素的释放而发挥拟肾上腺素作用；有些药物通过影响递质在神经末梢的再摄取和储存而发挥作用。例如，利血平主要抑制囊泡对去甲肾上腺素的主动再摄取，使囊泡内去甲肾上腺素逐渐减少以致耗竭，从而影响突触的化学传递，表现为拮抗去甲肾上腺素能神经的作用。

（二）传出神经系统药物分类

根据传出神经系统药物的作用方式和受体选择性，可对传出神经系统药物做分类，如表5-1。

表5-1 传出神经系统药物分类

分　类		代表药物
胆碱受体激动药	M、N受体激动药	卡巴胆碱
	M受体激动药	毛果芸香碱、氯贝胆碱
	N受体激动药	烟碱（研究用药）
胆碱受体拮抗药	M受体拮抗	阿托品、山莨菪碱、东莨菪碱
	N_1受体拮抗	六甲双胺、美卡拉明、咪噻芬
	N_2受体拮抗	筒箭毒碱、琥珀胆碱
肾上腺素受体激动药	α、β受体激动药	肾上腺素、多巴胺、麻黄碱
	α受体激动药	去甲肾上腺素、间羟胺、去氧肾上腺素、羟甲唑啉
	$β_1$、$β_2$受体激动药	异丙肾上腺素
	$β_1$受体激动药	多巴酚丁胺
	$β_2$受体激动药	沙丁胺醇、间羟叔丁肾上腺素（见呼吸系统抗哮喘药）
肾上腺素受体拮抗药	α、β受体拮抗	拉贝洛尔
	$α_1$、$α_2$受体拮抗	酚妥拉明、酚苄明
	$α_1$受体拮抗	哌唑嗪、特拉唑嗪
	$β_1$、$β_2$受体拮抗	普萘洛尔、吲哚洛尔
	$β_1$受体拮抗	阿替洛尔、美托洛尔
	$β_2$受体拮抗	布他沙明

第二节　青光眼

一、概述

青光眼是一组以视盘萎缩及凹陷、视野缺损及视力下降为共同特征的疾病，病理性眼压增高、视神经供血不足是其发病的原发危险因素，视神经对压力损害的耐受性也与青光眼的发生和发展有关。在房水循环途径中任何一环发生阻碍，均可导致眼压升高而引起的病理改变，但也有部分患者呈现正常眼压青光眼。青光眼是导致人类失明的三大致盲眼病之一，总人群发病率为1%，45岁以后为2%。临床上根据病因、房角、眼压描记等情况将青光眼分为原发性、继发性和先天性三大类。

二、病因

病理性眼压增高是青光眼的主要危险因素。增高的眼压通过机械压迫和引起视神经缺血两种机制导致视神经损害。眼压增高持续时间越久，视功能损害越严重。青光眼眼压增高的原因是房水循环的动态平衡遭到了破坏。少数由于房水分泌过多，但多数还是房水流出发生了障碍，如前房角狭窄甚至关闭、小梁网硬化等。

眼压升高并非青光眼发病的唯一危险因素，部分患者眼压正常却发生了典型的青光眼病理改变，也有部分青光眼患者眼压虽然得到控制，但视神经损害仍然进行性发展，说明还有其他一些因素与青光眼发病有关，如眼球局部解剖学变异、年龄、种族、家族史、近视眼、心血管疾病、糖尿病、血液流变学异常等。

三、临床表现

原发性青光眼根据眼压升高时前房角的状态，分为闭角型青光眼和开角型青光眼，闭角型青光眼又根据发病急缓，分为急性闭角型青光眼和慢性闭角型青光眼。

1. 急性闭角型青光眼 急性闭角型青光眼的发生，是由于眼内房角突然狭窄或关闭，房水不能及时排出，引起房水涨满，眼压急剧升高而造成的。多发于中老年人，40岁以上患者占90%，女性发病率较高，男女比例为1∶4。此病来势凶猛，症状急剧，急性发病前可有一过性或反复多次的小发作，表现为突感雾视、虹视，伴额部疼痛或鼻根部酸胀。发病时前房狭窄或完全关闭，表现为突然发作的剧烈眼胀、眼痛、畏光、流泪、头痛、视力锐减、眼球坚硬如石、结膜充血，伴有恶心呕吐等全身症状。急性发作后可进入视神经持续损害的慢性期，直至视神经遭到严重破坏，视力降至无光感且无法挽回的绝对期。

2. 慢性闭角型青光眼 发病年龄30岁以上。此型发作一般都有明显的诱因，如情绪激动、视疲劳、用眼及用脑过度、长期失眠、习惯性便秘、妇女在经期，或局部、全身用药不当等均可诱发，表现为眼部干涩、疲劳不适、胀痛、视物模糊或视力下降、虹视、头昏痛、失眠、血压升高，休息后可缓解。眼底早期可正常，此型最易被误诊。如此反复发作，前房角一旦粘连关闭，即可形成暴发型青光眼。

早期症状有4种：①经常感觉眼睛疲劳不适；②眼睛常常酸胀，休息之后就会有所缓解；③视物模糊、近视眼或老花眼突然加深；④眼睛经常感觉干涩。

3. 原发性开角型青光眼 多发生于40岁以上人群，25%的患者有家族史，绝大多数患者无明显症状，常常是疾病发展到晚期，视功能严重受损时才发觉。患者眼压虽然升高，前房角始终是开放的。

一般来说青光眼是不能预防的，青光眼的防盲必须强调早期发现、早期诊断和早期治疗。青光眼治疗的方法是降低或控制眼压，促使房水排出，可选择药物治疗或手术治疗。一般原发性青光眼可先药物治疗，药物治疗仍无法控制病情时，可采用激光疗法或手术治疗。

第三节　胆碱受体激动药

一、M胆碱受体激动药

毛果芸香碱

【体内过程】

毛果芸香碱又名匹鲁卡品，为叔胺类化合物，滴眼后易透过角膜进入眼房，其作用迅速、温和而短暂，用10～20g/L溶液滴眼后，10～15min起效，30～40min作用达高峰，降眼压作用可维持4～8h。

【药理作用】

本药选择性激动M受体，对眼和腺体的作用较强，对心血管系统影响较小，但其吸收入血后，对全身的作用广泛，以下仅介绍毛果芸香碱对眼的影响。

1. 缩瞳　激动瞳孔括约肌上的M受体，使瞳孔括约肌向瞳孔中心方向收缩，故瞳孔缩小。

2. 降低眼内压　毛果芸香碱使瞳孔缩小，虹膜向瞳孔中心方向拉紧，其根部变薄，则前房角间隙变大，房水易于通过巩膜静脉窦进入血液循环，故使眼内压降低。

3. 调节痉挛　眼的调节主要取决于晶状体的曲度变化，以适应近视或远视的要求。毛果芸香碱能激动睫状肌上的M受体，使睫状肌向瞳孔的中心方向收缩，与之相连的悬韧带松弛，晶状体因其本身的弹性而自然变凸，屈光度增加，从而导致远处的物体不能成像于视网膜上，故视近物清楚，视远物模糊，这种作用称为调节痉挛（图5-1）。

【临床应用】

1. 青光眼　毛果芸香碱可使患者前房角间隙扩大，眼内压迅速降低，对治疗闭角型青光眼疗效较佳。对开角型青光眼可能通过扩张巩膜静脉窦周围的小血管以及收缩睫状肌后，小梁网结构发生改变，使房水易于经小梁网渗入巩膜静脉窦，眼内压降低，故也有一定疗效。

2. 虹膜炎　与扩瞳药阿托品交替使用，防止虹膜与晶状体粘连。

3. 解救阿托品类药物中毒　本药与阿托品是一对拮抗剂。当阿托品类药物中毒时，可用本药解救，反之亦然。给药方式为皮下或肌肉注射，每次5～10mg，给药次数依病情而定。

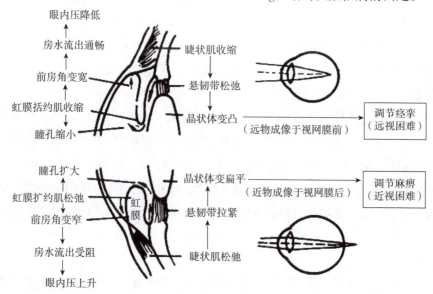

图5-1　M胆碱受体激动药对眼的作用
上：拟胆碱药作用　下：抗胆碱药作用

【不良反应】

多为滴眼时药物经鼻泪管吸收产生各种M受体激动症状，如流涎、发汗、支气管痉挛和腹痛等。

毛果芸香碱的用药指导

【用药指导程序】

用药步骤	用药指导要点
用药前	1. 熟悉毛果芸香碱的适应证和禁忌证，了解各种剂型和用法。 2. 告知患者青光眼的防治知识及用药注意事项。
用药中	1. 硝酸毛果芸香碱滴眼液滴眼时，应压迫内眦的鼻泪管开口，避免药液吸收产生副作用。 2. 用药期间会发生视物模糊的现象。 3. 过量中毒可用胆碱受体阻断药东莨菪碱。因阿托品可兴奋中枢，可能加重中毒症状。 4. 用药后瞳孔缩小及调节痉挛可使视力下降，产生暂时性近视，并可出现眼痛、眉弓疼痛等症状。 5. 长期应用可引起埃迪瞳孔缩小、虹膜后粘连、虹膜囊肿、白内障及近视程度加深等。 6. 频繁点眼可因过量吸收引起全身毒性反应，如出汗、流涎、恶心、呕吐、小支气管痉挛和肺水肿等。 7. 该品遇光易变质，应避光保存。
用药后	1. 密切观察用药后的疗效和不良反应。 2. 指导患者定期进行眼科检查，以配合药物治疗。

【药物相互作用】

（1）本品与β受体阻滞药、碳酸酐酶抑制剂、α和β肾上腺素受体激动药或高渗脱水剂联合使用有协同作用。

（2）本品与拉坦前列素滴眼液合用可降低葡萄膜巩膜途径房水流出的量，减低降眼压作用。

（3）与局部抗胆碱药合用将干扰本品的降眼压作用。与适量的全身抗胆碱药物合用，因全身用药到达眼部的浓度很低，通常不影响本品的降眼压作用。

二、难逆性抗胆碱酯酶药

本类药物主要为有机磷酸酯类，包括敌百虫、乐果、马拉硫磷、敌敌畏、内吸磷以及化学毒气沙林和塔崩等。有机磷酸酯类脂溶性高、毒性很强，可经胃肠道、呼吸道皮肤和黏膜吸收引起中毒。主要用于农业杀虫剂，有的可用作环境卫生杀虫剂，在使用过程中应注意防护，以免中毒。

【中毒机制】

有机磷酸酯类吸收进入体内迅速与体内乙酰胆碱酯酶（AChE）牢固结合，生成难以水解的磷酰化胆碱酯酶，使AChE失去水解乙酰胆碱（ACh）的能力，导致ACh在体内大量堆积，引起一系列胆碱能神经系统M样、N样和中枢的中毒症状。如不及时抢救，AChE会发生"老化"，即生成更稳定的单烷氧基磷酰化胆碱酯酶和单烷基磷酰化胆碱酯酶。此时再使用胆碱酯酶复活药，也不能使胆碱酯酶复活，因此，抢救有机磷酸酯类中毒时，应尽早使用胆碱酯酶复活药，确保抢救成功率。

【中毒表现】

1. **慢性中毒** 常见于长期接触有机磷酸酯类的人员，如长期工作在有机磷酸酯类生产的工厂工作人员，经常从事有机磷酸酯类使用的作业人员，如农业、林业、果农和蔬菜种植人员等，在长期作业过程中因防护和使用方法不当，通过皮肤、黏膜和呼吸道等吸收，造成慢性中毒。

主要临床表现：一般为胆碱能神经系统的M样症状，如腹胀、腹痛、腹泻、多汗、视物模糊和尿频等。

2. **急性中毒** 由于自服或误服有机磷酸酯类，造成体内大量吸收而出现全身中毒症状。可依据吸收程度不同表现为：轻度中毒以M样症状为主；中度中毒可表现为M样症状和体征外，还表现出肌肉抽搐、肌肉震颤、严重肌无力或惊厥等N样症状；重度时除M样和N样症状表现外，还表现出谵语、昏迷、循环衰竭、呼吸抑制甚至麻痹死亡等中枢神经系统中毒症状。

【中毒防治】

1. 预防 在生产、使用和管理用有机磷酸酯类药物过程中，要加强安全防护、操作规程和有关安全知识教育，避免环境污染、吸收中毒和误服等现象的发生。

2. 治疗

（1）迅速清除毒物：对慢性中毒者，应立即把患者移出工作现场，去除污染衣物。对皮肤吸收者，应用温水或肥皂水清洗皮肤。眼部污染，可用2%碳酸氢钠溶液或生理盐水反复冲洗数次。对急性中毒者用微温的2%碳酸氢钠溶液、1%生理盐水或0.02%的高锰酸钾溶液反复洗胃，直至洗出液无农药味，然后给泻药硫酸镁导泻，彻底清除消化道内农药。但是对于敌百虫中毒时，禁用碱性溶液清除毒物，碱性可使敌百虫转变为毒性更大的敌敌畏。对硫磷中毒时禁用高锰酸钾溶液洗胃，因其可将对硫磷氧化成毒性更大的对氧磷。

（2）对症治疗：根据中毒程度，可对患者进行吸氧、人工呼吸、补充液体等。还须应用M受体阻断药，缓解机体中毒症状，常用药为阿托品。由于中毒后体内ACh大量堆积，对阿托品的耐受量增加，此时用药剂量不受药典极量限制，须达到阿托品化（表现出瞳孔散大、颜面潮红、腺体分泌减少和轻度躁动不安）后再减量维持，原则上应及早、足量和反复给药。

（3）使用胆碱酯酶复活药：阿托品只能解除有机磷酸酯类中毒的M样症状，对N样症状无解救作用，也不能使AChE恢复活性，因此对中度和重度中毒者不能全面缓解，此时必须应用胆碱酯酶复活药，才能从根本上彻底解救有机磷酸酯类中毒。常用的有氯解磷定和碘解磷定。

第四节　胆碱酯酶复活药

胆碱酯酶复活药是一类能使已被有机磷酸酯类抑制的乙酰胆碱酯酶（AChE）恢复活性的药物。主要代表药有氯解磷定和碘解磷定。

氯解磷定

【药理作用】

氯解磷定进入机体后，迅速与磷酰化胆碱酯酶结合，形成无毒的磷酰化氯解磷定，然后经肾排出体外，同时使AChE游离出来，恢复其水解体内乙酰胆碱（ACh）活性。此外，氯解磷定也能与体内游离的有机磷酸酯类直接结合，阻止体内游离有机磷酸酯类继续中毒作用。

【临床应用】

氯解磷定常作为有机磷类中度和重度中毒时，与阿托品联合用药的治疗药物，其中对治疗内吸磷、马拉硫磷和对硫磷中毒疗效较好，对敌百虫、敌敌畏中毒疗效稍差，而对乐果中毒无效。可根据患者的中毒情况反复给药，常采用缓慢静脉注射给药。

【不良反应】

不良反应少，肌肉注射局部疼痛，静脉注射速度过快可出现复视、眩晕、头痛、乏力、视力模糊、恶心、呕吐、心率加快和动作不协调等症状。如剂量过大，本身也能抑制AChE，引起神经肌肉传导阻滞，加重中毒反应，严重者呈现癫痫样发作、抽搐和呼吸抑制。

碘解磷定的药理作用和临床用途同氯解磷定，但作用较弱，一般多选用氯解磷定。

氯解磷定的用药指导

【用药指导程序】

用药步骤	用药指导要点
用药前	1. 熟悉氯解磷定的适应证和禁忌证，了解其临床用法。 2. 告知患者有机磷农药的中毒途径和中毒表现。
用药中	1. 有机磷杀虫剂中毒患者越早应用本品越好。由于有机磷杀虫剂可在下消化道吸收，因此口服患者应用本品至少要维持48～72h，以防引起延迟吸收后加重中毒，甚至致死。 2. 用药过程中要随时测定血胆碱酯酶作为用药监护指标。要求血胆碱酯酶维持在50%～60%。急性中毒患者的血胆碱酯酶水平与临床症状有关，因此密切观察临床表现亦可及时重复应用本品。 3. 注射后可引起恶心、呕吐、心率增快、心电图出现暂时性S-T段压低和Q-T时间延长。 4. 注射速度过快引起眩晕、视力模糊、复视、动作不协调。 5. 剂量过大可抑制胆碱酯酶、抑制呼吸和引起癫痫发作。
用药后	1. 密切观察用药后的疗效和不良反应。 2. 注意观察心率、呼吸变化。

【药物相互作用】

（1）该药系胆碱酯酶复活剂，可间接减少乙酰胆碱的积蓄，对骨骼肌神经肌肉接头处作用明显。而阿托品有直接拮抗积聚乙酰胆碱的作用，对自主神经的作用较强，二药联合应用临床效果显著。该药可增强阿托品的生物效应，故在二药同时应用时要减少阿托品剂量。阿托品首次剂量一般中毒为2～4mg，每10min一次，严重中毒为4～6mg，每5～10min一次，肌内或静脉注射，直到出现阿托品化。阿托品化要维持48h，以后逐渐减少阿托品剂量或延长注射时间。

（2）该品在碱性溶液中易分解，禁与碱性药物配伍。

第五节　胆碱受体阻断药

二、M胆碱受体阻断药

（一）阿托品和阿托品类生物碱

阿托品

【体内过程】

阿托品属叔胺类化合物，口服易吸收，1h作用达高峰，$t_{1/2}$约为4h，作用可维持3～4h。肌内注射或静脉给药后，起效及达峰时间更快，维持时间较短。眼科局部使用，作用可维持数日。本药全身分布，可透过血-脑屏障及胎盘。80%以上从肾排泄，其中1/3为原形药物，仅少量随乳汁和粪便排出。

【药理作用】

阿托品能竞争性拮抗乙酰胆碱对M受体的激动作用。本身不激动M受体，却能阻断乙酰胆碱与M受体结合，从而拮抗乙酰胆碱的作用。对M_1、M_2、M_3受体均可阻断。各脏器对阿托品的敏感性不同，而且随剂量不同，其效应也有差别。

1. 抑制各种外分泌腺体的分泌　阿托品对汗腺、唾液腺的阻断分泌作用最强，对泪腺、支气管腺体的阻断分泌作用次之，对胃酸分泌影响较小，因胃酸分泌受多种因素调节。

2. 对眼的影响　阿托品局部和全身给药对眼均有扩瞳、眼内压升高和调节麻痹作用。

3.缓解平滑肌痉挛　阿托品阻断多种内脏平滑肌的M受体，使之松弛。当平滑肌处于过度活动或痉挛状态时，松弛作用更明显。其解痉作用随器官的不同而有差异：缓解胃肠道平滑肌疗效较好，对膀胱逼尿肌有解痉作用；对胆管、输尿管、支气管的解痉作用较弱，对子宫平滑肌无明显影响。对胃肠道括约肌的作用主要取决于括约肌的功能状态，例如胃幽门括约肌痉挛时，阿托品具有松弛作用，但作用不恒定。

4.解除迷走神经对心脏的抑制　较大剂量的阿托品（1~2mg）通过阻断心脏的M受体，解除迷走神经对心脏的抑制，从而提高窦房结自律性，加快心率，改善传导阻滞。在迷走神经张力高的青壮年，心率加速作用显著。

5.扩张血管，改善微循环　一般治疗量阿托品对血管无明显影响，大剂量阿托品可使皮肤及内脏血管扩张，增加组织血液灌注量，改善微循环。阿托品的扩血管作用机制未明，但与M受体阻断作用无关。可能是机体对阿托品所引起的体温升高的代偿性散热反应，也可能是阻断小血管平滑肌的α受体作用或与钙拮抗作用有关。

6.兴奋中枢神经系统　一般剂量（0.5mg）对中枢神经系统的作用不明显；较大剂量（1~2mg）可轻度兴奋延髓呼吸中枢；剂量再增大（3~5mg）可兴奋大脑皮层，出现烦躁不安、多言和谵妄；中毒剂量（10mg以上）可产生幻觉、定向障碍、运动失调和惊厥，有时可由兴奋转入抑制，出现昏迷及呼吸麻痹。

【临床应用】

1.抑制腺体分泌　治疗严重的盗汗症和流涎症，也用于全身麻醉前给药，以减少呼吸道腺体分泌，防止分泌物阻塞呼吸道及吸入性肺炎的发生。

2.眼科应用　治疗虹膜睫状体炎，使发炎的组织得到休息，有利于炎症消退，其扩瞳作用又可防止虹膜与晶状体粘连，防止瞳孔闭锁；也用于儿童验光配镜，因阿托品使睫状肌充分调节麻痹，晶状体固定，便于准确测定晶状体的屈光度。

3.缓解内脏绞痛　对胃肠绞痛及膀胱刺激症状如尿频、尿急效果好。对胆绞痛、肾绞痛的疗效差，常与镇痛药哌替啶合用，以增加疗效。也用于遗尿症的治疗。

4.缓慢型心律失常　治疗迷走神经过度兴奋所致的窦性心动过缓，窦房传导阻滞，Ⅰ、Ⅱ度房室传导阻滞等缓慢型心律失常。

5.抗休克　利用大剂量阿托品能起到解除血管痉挛，改善微循环的作用，可治疗中毒性菌痢、中毒性肺炎、暴发型流行性脑脊髓膜炎等引起的中毒性休克。对于休克伴心率过快或高热者不用阿托品。由于阿托品抗休克时所用剂量较大，中枢兴奋等副作用较多，目前临床往往用山莨菪碱代替。

6.解救有机磷酸酯类中毒　阿托品作为有机磷酸酯类急性中毒的对症治疗药，可迅速有效地控制M症状，配合对因治疗药及其他抢救措施，使患者转危为安。

【知识链接】

　　感染性休克是临床上常见的一种急重症，主要是细菌感染（尤其是革兰阴性细菌）引起的急性循环功能衰竭，亦称脓毒性休克。休克早期多数患者有交感神经兴奋症状：患者神志尚清，但烦躁、焦虑、神情紧张，面色和皮肤苍白，口唇和甲床轻度紫绀，肢端湿冷。随着休克发展，患者烦躁或意识不清，呼吸浅速，心音低钝，脉搏细速，血压下降，皮肤湿冷、紫绀、尿量少甚至无尿。休克晚期可出现DIC（弥散性血管内凝血）和重要脏器功能衰竭等。积极抗感染和纠正休克状态是本病治疗的关键。近年来治疗上有不小的进展，阿托品适用于抗休克初期和休克进行期。目前一直认为，阿托品抢救小儿感染性休克疗效好，但对成人不如其他血管扩张药。

【不良反应】

治疗量常见的副作用为口干、皮肤干燥、畏光、视力模糊、面部发红、心悸、体温升高、排尿无力等。

过大剂量可出现焦躁、幻觉、言语不清、精神错乱、谵妄、高热、抽搐、惊厥等中毒症状。严重时可由兴奋转入抑制，出现昏迷、血压下降和呼吸抑制。

阿托品的致死量，成人为80~100mg，儿童为10mg。其中毒的解救：除按一般中毒处理外，拟胆碱药毛果芸香碱为有效拮抗剂，也可缓慢静脉注射新斯的明等可逆性抗胆碱酯酶药。

青光眼、前列腺肥大患者禁用，老年人慎用。

阿托品的用药指导

【用药指导程序】

用药步骤	用药指导要点
用药前	1. 熟悉阿托品的适应证和禁忌证，了解各种剂型和用法。 2. 告知患者滴眼后可出现口干、便秘、皮肤干燥、皮疹、尿急、皮肤潮红等反应。
用药中	1. 婴儿与少儿对阿托品敏感，用阿托品滴眼液可引起儿童阿托品中毒。 2. 阿托品用于急性心肌梗死早期的传导阻滞须谨慎调节剂量，剂量过大会引起心率加快，并有引起室颤的危险。 3. 滴眼后，应嘱患者避免强光或戴墨镜保护眼睛。 4. 不宜用于支气管哮喘患者。 5. 孕妇静脉注射阿托品可使胎儿心动过速。 6. 本品可分泌入乳汁，并有抑制泌乳作用。 7. 婴幼儿对本品的毒性反应极为敏感，特别是痉挛性麻痹与脑损伤的小儿，反应更强，环境温度较高时，因闭汗有体温急骤升高的危险，应用时要严密观察。
用药后	1. 密切观察用药后的疗效和不良反应。 2. 注意观察面色、瞳孔、心率、呼吸的变化。

山莨菪碱（654-2）

本药是我国从茄科植物唐古特莨菪中提出的生物碱，其人工合成品称为654-2。与阿托品相比，其作用特点为：①对胃肠道平滑肌、血管平滑肌解痉作用选择性高，解痉作用的强度与阿托品类似或稍弱；②抑制腺体分泌和扩瞳作用仅为阿托品的1/20~1/10；③不易透过血-脑脊液屏障，故中枢作用不明显。

由于本药的选择性相对较高，不良反应较阿托品少，扩血管改善微循环障碍性疾病，尤其在抗感染中毒性休克方面已取代了阿托品的地位。青光眼患者禁用。

东莨菪碱

该药是从植物洋金花中提取的生物碱。与阿托品相比，其特点为：①中枢抑制作用较强，随剂量增加依次可出现镇静、催眠、麻醉作用；②抑制腺体分泌作用较阿托品强，扩瞳及调节麻痹作用较阿托品稍弱，对心血管系统及内脏平滑肌的作用较弱。

临床主要用于全身麻醉前给药。还用于预防晕动病和抗帕金森病。防晕作用可能是本药抑制前庭神经内耳功能或大脑皮层的结果，与苯海拉明合用可增强疗效。对帕金森病有缓解流涎、震颤和肌肉强直的效果，可能与拮抗中枢神经的乙酰胆碱作用有关。本药曾是治疗帕金森病的主要药物，现已逐渐被左旋多巴和其他中枢抗胆碱药所取代。禁用于青光眼患者。

（二）阿托品的合成代用品

1. 合成扩瞳药

后马托品和托吡卡胺

两药均属短效M受体阻断剂，作用与阿托品相似，对眼的作用比阿托品短暂，调节麻痹作用比阿托品弱，适用于眼底检查和成人验光配镜。青光眼患者禁用。

2. 合成解痉药

溴丙胺太林（普鲁本辛）

特点：①对胃肠道M受体阻断作用选择性高，抑制胃肠道平滑肌作用较强而持久，并能不同程度地减少胃液分泌；②不易透过血-脑脊液屏障，中枢作用不明显。临床主要用于治疗胃、十二指肠溃疡和胃肠痉挛性疼痛。

第六节　肾上腺素受体激动药

拟肾上腺素药是指能与肾上腺素受体结合并激动受体，产生与肾上腺素相似的作用的药物。因它们属于胺类而作用又与交感神经兴奋的效应相似，故也称拟交感胺类。

一、α、β受体激动药

肾上腺素（AD）

肾上腺素是肾上腺髓质分泌的主要激素。药用肾上腺素是家畜肾上腺提取物或人工合成品，化学性质不稳定，见光易失效，在中性、尤其在碱性溶液中，易氧化变为粉红色或棕色而失效。在酸性溶液中相对稳定。

【体内过程】

口服使胃黏膜血管收缩，又易被碱性肠液破坏，故不产生吸收作用。皮下注射因局部血管收缩，吸收缓慢，可维持作用1h。肌内注射吸收快，维持时间20～30min。不易进入中枢神经系统。

【药理作用】

肾上腺素对α、β受体都有强大激动作用。

1. **心脏**　激动心肌、窦房结和传导系统的$β_1$受体，引起心脏强烈兴奋，表现为心肌收缩力加强，传导加快，心率加快，心排血量增加，并能舒张冠状动脉血管，改善心肌血液供应，是强效心脏兴奋药。其不利的一面是心肌耗氧量增加，对心脏正、异位起搏点的自律性均升高，过量或静脉给药速度过快可引起心律失常，出现期前收缩、心动过速，甚至心室纤颤。

2. **血管**　可激动血管平滑肌的$α_1$受体和$β_2$受体，对血管有收缩和舒张双重作用。由于体内不同部位血管受体分布和密度不同，肾上腺素对血管的作用表现也不一致。皮肤黏膜血管、腹腔内脏血管以$α_1$受体占优势，故肾上腺素对上述部位的血管收缩作用强烈。骨骼肌血管和冠状血管以$β_2$受体占优势，故上述血管呈现舒张效应。肾上腺素对脑血管、肺血管收缩作用较弱，有时因血压升高而被动扩张。此外，肾上腺素主要使小动脉毛细血管前括约肌收缩，对静脉及大动脉收缩作用较弱。

3. **血压**　低浓度静滴肾上腺素能增加心排血量，使收缩压上升，骨骼肌血管的舒张抵消或超过皮肤黏膜及内脏血管的收缩，故舒张压不变或下降，脉压加大。较大剂量或静脉快速注射，α受体激动作用占优势，血管收缩超过血管舒张，外周阻力增加，收缩压和舒张压均升高。

动物实验表明，静脉注射较大剂量肾上腺素后，血压迅速上升，继而迅速下降至原水平以下，然后再恢复到原水平。这是由于血管平滑肌的$β_2$受体比$α_1$受体对低浓度的肾上腺素更敏感。如果事先用α受体阻断药取消肾上腺素的缩血管作用，再用肾上腺素时，则其扩血管作用就明显表现出来，导致血压下降，这种现象称为肾上腺素升压作用的翻转。

4. 支气管 激动支气管平滑肌的$β_2$受体，产生强大舒张作用，尤以痉挛状态时舒张作用明显。肾上腺素还激动支气管黏膜血管的$α_1$受体，产生缩血管作用，降低血管通透性，减轻黏膜水肿和充血。此外肾上腺素能抑制肥大细胞释放组胺、白三烯等过敏物质，这些均为本药治疗支气管哮喘急性发作的药理学基础。

5. 代谢 肾上腺素明显提高机体代谢率和耗氧量，促进糖原、脂肪分解，使血糖升高、血中游离脂肪酸含量升高。

【临床应用】

1. 心脏骤停 肾上腺素对突然停搏的心脏有起搏作用。可用于因麻醉、手术意外、溺水、急性传染病、药物中毒和心脏高度传导阻滞等引起的心脏骤停。现主张静脉给药，同时进行有效的人工呼吸和心脏按压。对电击所致的心脏骤停，可配合除颤器或利多卡因等进行抢救，也能收到一定疗效。

2. 过敏性休克 肾上腺素是抢救过敏性休克的首选药物，通过它的收缩支气管黏膜血管、消除黏膜水肿、松弛支气管平滑肌、抑制过敏物质释放以及升压等作用，迅速缓解过敏性休克的症状。一般采用皮下或肌内注射，必要时亦可用生理盐水稀释后缓慢静脉注射。

3. 支气管哮喘 一般仅用于过敏性支气管哮喘的急性发作或哮喘的持续状态。起效快，作用强，持续时间短。

4. 与局麻药配伍 一般在每100mL局部麻醉药中加入1g/L肾上腺素0.2～0.4mL，可延缓局麻药的吸收，延长局麻时间，减轻毒性反应。

5. 局部止血 鼻黏膜或牙龈出血时，可用浸有1∶2000～1∶1000溶液的棉球或纱布填塞局部而止血。

【知识链接】

　　心脏骤停是指心脏射血功能的突然终止，大动脉搏动与心音消失，重要器官（如脑）严重缺血、缺氧，导致生命终止。这种出乎意料的突然死亡，医学上又称猝死。心脏骤停的抢救必须争分夺秒，要立即进行心肺脑复苏术，包括心脏胸外按压、人工呼吸、建立循环。使用的主要药物有肾上腺素、利多卡因、碳酸氢钠、血管收缩药、血管舒张药等。肾上腺素是目前被公认的最有效且被广泛用于抢救心脏骤停的首选药，配合利多卡因消除心室纤颤或室性心动过速，再合用阿托品可解除迷走神经对心脏的抑制，上述三者合称为抢救心脏骤停的"新三联"用药。

　　过敏性休克是某些抗原性物质进入已致敏的机体后，通过免疫机制在短时间内发生的一种强烈的多脏器累及症群。过敏性休克的表现与程度，依机体反应性、抗原进入量及途径等而有很大差别。通常都突然发生且很剧烈，会发生全身皮肤瘙痒、皮疹或水肿，喉头水肿导致呼吸困难，急性心血管衰竭导致血压急剧下降，患者出现意识障碍，轻则朦胧，重则昏迷等。如抢救不及时，常可危及生命。过敏性休克的首选药物是肾上腺素，如果能及时使用肾上腺素进行治疗，80%以上的患者可以得到抢救。因此，中外专家呼吁，一线医生、基层医生、社区医生和患者及其家属应对过敏性休克引起高度重视，了解过敏性休克的急救知识，特别是肾上腺素的正确和及时使用。

【不良反应】

一般剂量可引起心悸、不安、头痛等,但经休息可消失。剂量过大可产生剧烈的搏动性头痛,血压剧烈上升,有诱发脑出血的危险,亦可引起心律失常,甚至心室纤颤,故应严格掌握剂量。

器质性心脏病、高血压、脑动脉硬化、甲状腺功能亢进和糖尿病患者禁用。

肾上腺素的用药指导

【用药指导程序】

用药步骤	用药指导要点
用药前	1. 明确用药目的,主要用于临床急重症患者的抢救和治疗,如心脏骤停、休克、支气管哮喘急性发作等。 2. 了解患者的心血管系统功能状态:血压、呼吸、脉搏、瞳孔大小等生命体征。
用药中	1. 注射稀释后,遇空气和光可渐变为淡红色,久呈棕色,颜色稍变即不可使用。 2. 与α受体阻断药同用,肾上腺素的升压作用可被翻转而出现降压现象。 3. 与普萘洛尔同用,由于本品的β受体激动作用被拮抗,只余α受体激动作用,易于产生急剧血压升高和脑出血,故属禁忌。 4. 由于AD能松弛子宫平滑肌延长产程,故分娩时不宜用。 5. 肾上腺素使用时应严格掌握剂量和注射方法。盐酸肾上腺素,皮下或肌内注射:每次0.25~0.5mg。必要时同量用生理盐水稀释10倍可做心室内注射。
用药后	随时监测患者的血压、心跳频率及节律、呼吸、尿量指标。

麻黄碱

麻黄碱为从中药麻黄中提取的生物碱,现已人工合成。

【体内过程】

口服吸收,皮下注射吸收快。易透过血-脑脊液屏障,中枢作用明显。小部分在体内经脱氨氧化而被代谢,大部分以原形经肾脏排泄,酸性尿液促进其排泄。

【药理作用】

麻黄碱可直接激动α、β受体,也能促进去甲肾上腺素释放而间接发挥作用。与肾上腺素比较,具有以下特点:性质稳定,可以口服;兴奋血管、扩张支气管和升高血压的作用起效缓慢,且较肾上腺素弱;易通过血-脑脊液屏障,中枢兴奋作用明显,表现为精神兴奋、不安和失眠等。

【临床应用】

1. 预防支气管哮喘　用于防治轻度支气管哮喘,对重症急性发作疗效差。

2. 防治低血压　常用于硬脊膜外麻醉和蛛网膜下腔麻醉时,麻醉药过量引起的低血压抢救。

3. 治疗鼻黏膜充血肿胀引起的鼻塞　可以0.5%~1%药液滴鼻。

【不良反应】

中枢兴奋作用,表现为不安、失眠等,剂量过大可引起心动过速、血压升高等。短时间内反复应用,易产生快速耐受性。

【知识链接】

支气管哮喘(简称哮喘)是一种常见病、多发病,主要症状是发作性的喘息、气急、胸闷、咳嗽。支气管哮喘是由多种细胞(嗜酸性粒细胞、肥大细胞、T淋巴细胞、中性粒细胞、气道上皮细胞等)和细胞组分参与的气管慢性炎症性疾病。这种慢性炎症与气管高反应性相关,通常出现广泛而多变的可逆性气流受限,导致反复发作的喘息、气促、胸闷和(或)咳嗽等症状,多在夜

间和（或）清晨发作、加剧，多数患者可自行缓解或经治疗缓解。

　　哮喘发病的危险因素包括宿主因素（遗传因素）和环境因素两个方面。遗传因素在很多患者身上都可以体现出来，比如绝大多数患者的亲人（有血缘关系、近三代人）当中，都可以追溯到有哮喘（反复咳嗽、喘息）或其他过敏性疾病（过敏性鼻炎、特应性皮炎）病史。大多数哮喘患者属于过敏体质，本身可能伴有过敏性鼻炎和（或）特应性皮炎，或者对常见的经空气传播的变应原（螨虫、花粉、动物皮毛、真菌等）、某些食物（坚果、牛奶、花生、海鲜类等）和药物过敏等。

　　哮喘患者的常见症状是发作性的喘息、气急、胸闷或咳嗽等症状，少数患者还可能以胸痛为主要表现。这些症状经常在患者接触烟雾、香水、油漆、灰尘、宠物、花粉等刺激性气体或变应原之后发作，夜间和（或）清晨症状也容易发生或加剧。很多患者在哮喘发作时自己可闻及喘鸣音。症状通常是发作性的，多数患者可自行缓解或经治疗缓解。

　　很多哮喘患者在确诊之前常常经历很长时间的误诊过程，被诊断为慢性支气管炎、咽炎等，由于错误的诊断导致治疗方案的错误，不仅延误治疗，给患者造成身体上的痛苦，也给患者带来精神上、心理上的痛苦，经济上的付出也白白浪费掉。并且他们会经常使用抗生素，由于抗生素对哮喘病没有治疗作用，反复使用容易造成耐药性。当然，合并细菌感染时，抗生素会有效。

多巴胺

多巴胺是去甲肾上腺素生物合成前体，药用为人工合成品。

【体内过程】

口服无效，主要采用静脉点滴，在体内易被儿茶酚胺氧位甲基转移酶和单胺氧化酶灭活，作用时间短。不易透过血-脑脊液屏障，不产生中枢作用。

【药理作用】

多巴胺能激动α、β受体和外周多巴胺受体。

1. 心脏　激动$β_1$受体，并能促进去甲肾上腺素神经末梢释放去甲肾上腺素（NA），使心肌收缩力增强，心排血量增加。一般剂量对心率影响不大，较少引起心律失常。

2. 血管和血压　多巴胺能激动外周多巴胺受体，使脑、肾、肠系膜血管和冠脉血管舒张，激动$α_1$受体，使皮肤、黏膜血管收缩，但作用弱，小剂量以激动多巴胺受体为主，使收缩压升高而舒张压几乎无变化或略有升高。大剂量以激动$α_1$受体为主，使收缩压和舒张压均升高。

3. 小剂量多巴胺　能激动肾血管多巴胺受体，使肾血管舒张，肾血流量和肾小球滤过率增加，并导致排钠，有利尿作用。但大剂量使用时使肾血管收缩明显，肾血流量下降。

【临床应用】

1. 各种休克　用于治疗感染中毒性休克、心源性休克和失血性休克，尤其对伴有心肌收缩无力尿量减少的心源休克疗效较好。

2. 急性肾衰竭　与利尿药合用治疗急性肾衰竭，可增加尿量，改善肾功能。

【不良反应】

一般较轻，偶见恶心、呕吐。如剂量过大或静脉给药过快，可出现心动过速、头痛、高血压、心律失常和肾功能下降等。

高血压、动脉硬化、甲亢、心动过速和心室颤动患者禁用。

【知识链接】

休克（shock）是机体遭受强烈的致病因素侵袭后，由于有效循环血量锐减，组织血流灌注广泛、持续、显著减少，致全身微循环功能不良，生命重要器官严重障碍的综合征。此时机体功能失去代偿，组织缺血缺氧，神经-体液因子失调。其主要特点是：重要脏器组织中的微循环灌流不足，代谢紊乱和全身各系统的功能障碍。简言之，休克就是机体对有效循环血量减少的反应，是组织灌流不足引起的代谢和细胞受损的病理过程。多种神经-体液因子参与休克的发生和发展。所谓有效循环血量，是指单位时间内通过心血管系统进行循环的血量。有效循环血量依赖于充足的血容量、有效的心排血量和完善的周围血管张力3个因素。当其中任何一个因素的改变超出了人体的代偿限度时，即可导致有效循环血量的急剧下降，造成全身组织、器官血液灌流不足和细胞缺氧而发生休克。在休克的发生和发展中，上述3个因素常都累及，且相互影响。

急性肾衰竭（ARF）是指肾小球滤过率突然或持续下降，引起氮质废物体内潴留，水、电解质和酸碱平衡紊乱，所导致各系统并发症的临床综合征。是继发于休克、创伤、严重感染、溶血和中毒等病因的急性肾实质损害的总称，是一个综合征。肾功能迅速（数天至数周）持续减退（氮质血症）时出现的临床情况，少尿或无尿。它的主要病理改变是肾小管坏死，临床上出现少尿或闭尿，并伴有严重的水、电解质和体内代谢紊乱及尿毒症。尿量改变是本病的主要症状。在少尿期，少尿（每日<400mL），甚至无尿（每日<100mL），一般持续7~14d；当尿量突然或逐日增加，每日超过400mL时即进入多尿期，多尿期每日尿量可多达3000~5000mL或更多，大约维持2周；当尿量逐渐恢复正常，即每日尿量在1500~2500mL时，即进入恢复期。

二、α受体激动药

去甲肾上腺素（NA）

该药是去甲肾上腺素能神经末梢释放的主要递质。药用的是人工合成品，化学性质不稳定，见光易失效，在中性、尤其在碱性溶液中，极易氧化变为粉红色或棕色而失效。在酸性溶液中相对稳定。

【体内过程】

口服使胃黏膜血管收缩，又易被碱性肠液破坏，故不产生吸收作用。皮下或肌内注射，因血管收缩强烈，吸收很少，且易产生局部组织坏死。静注因迅速被消除而作用短暂，故一般采用静滴法给药，以维持有效血药浓度。去甲肾上腺素的消除大致同递质去甲肾上腺素。

【药理作用】

主要激动α受体，对$β_1$受体作用较弱，对$β_2$受体几乎无作用。

1. **心脏** 激动心脏的$β_1$受体，使心肌收缩力加强，心率加快，传导加快，心排血量增加。在整体情况下，因小动脉收缩，总外周阻力升高，血压急剧升高，可反射性引起心率减慢。

2. **血管** 除冠状血管外，几乎所有的小动脉和小静脉出现强烈收缩。皮肤黏膜血管收缩最明显，其次为肾血管，肠系膜血管、肝血管和骨骼肌血管也有不同程度收缩。冠状血管主要因心脏兴奋、心肌代谢产物如腺苷等增加而舒张；同时因心排血量增加，冠脉血流量增加，冠脉被动扩张。

3. **血压** 小剂量静滴时，因心脏兴奋、心排血量增加、收缩压升高，此时血管收缩尚不十分剧烈，故舒张压升高不多，而脉压加大。剂量较大时，因血管强烈收缩，外周阻力明显增加，收缩压、舒张压均升高，脉压变小。

【临床应用】

1. 休克和低血压 目前仅限于治疗神经源性休克早期以及药物中毒引起的低血压。静滴去甲肾上腺素，使收缩压维持在90mmHg（1mmHg≈0.133kPa）左右，以保证心、脑等重要器官的血液供应。本药不能长时间或大剂量使用，以免因血管强烈收缩加重微循环障碍，现主张去甲肾上腺素与α受体阻断药酚妥拉明合用以拮抗其缩血管作用，保留其激动心脏$β_1$受体的作用而抗休克。

2. 上消化道出血 用去甲肾上腺素8mg加入冰生理盐水150mL，分次口服，使上消化道黏膜血管强烈收缩而止血。

【不良反应】

1. 局部组织缺血坏死 静滴浓度过高、时间过长或药液外漏均可使局部血管强烈收缩，导致组织缺血坏死。如注射部位出现皮肤苍白和疼痛，应立即更换注射部位并热敷，或以酚妥拉明5mg溶于生理盐水10mL，或用2.5mL/L普鲁卡因溶液10mL局部浸润注射，使血管扩张。

2. 急性肾衰竭 用量过大或用药时间过长均可使肾血管剧烈收缩，产生少尿、无尿等急性肾衰竭表现。故用药期间应记录尿量，至少保持在25mL/h以上，否则应立即减量或停药。

高血压、动脉硬化症、器质性心脏病患者禁用。

【知识链接】

上消化道出血是指屈氏韧带以上的消化道，包括食管、胃、十二指肠或胰胆等病变引起的出血，胃空肠吻合术后的空肠病变出血亦属这一范围。大量出血是指在数小时内失血量超出1000mL或循环血容量的20%，其临床主要表现为呕血和（或）黑粪，往往伴有血容量减少引起的急性周围循环衰竭，是常见的急症，病死率高达8%～13.7%。

上消化道大量出血的病因很多，常见者有消化性溃疡、急性胃黏膜损害、食管胃底静脉曲张和胃癌。

临床表现

（1）呕血和（或）黑便：上消化道出血的特征性表现。出血部位在幽门以上者常有呕血和黑便，在幽门以下者可仅表现为黑便。但是出血量少而速度慢的幽门以上病变可仅见黑便，而出血量大、速度快的幽门以下的病变可因血液反流入胃，引起呕血。

（2）失血性周围循环衰竭：出血量400mL以内可无症状，出血量中等可引起贫血或进行性贫血、头晕、软弱无力，突然起立可产生晕厥、口渴、肢体冷感及血压偏低等。大量出血达全身血量30%～50%即可产生休克，表现为烦躁不安或神志不清、面色苍白、四肢湿冷、口唇发绀、呼吸困难、血压下降至测不到、脉压缩小及脉搏快而弱等，若处理不当，可导致死亡。

（3）氮质血症。

（4）贫血和血象变化：急性大出血后均有失血性贫血，出血早期，血红蛋白浓度、红细胞计数及红细胞比容可无明显变化，一般需要经3～4h以上才出现贫血。上消化道大出血2～5h，白细胞计数可明显升高，止血后2～3d才恢复正常。但肝硬化和脾亢者，则白细胞计数可不增高。

（5）发热：中度或大量出血病例，于24h内发热，多在38.5℃以下，持续数日至一周不等。

第七节 肾上腺素受体阻断药

肾上腺素受体阻断药是一类能与肾上腺素受体结合并阻断受体，从而发挥抗肾上腺素作用的药物。按它们对肾上腺素受体选择性的不同，可分为α受体阻断药和β受体阻断药两大类。

一、α受体阻断药

酚妥拉明（立其丁）

【体内过程】

口服给药生物利用度低，其效果仅为注射给药的1/5，故临床常采用肌内注射或静脉给药，体内代谢迅速，大多以无活性代谢产物形式自尿中排出，$t_{1/2}$约1.5h。肌内注射作用维持30~45min。

【药理作用】

1. **血管与血压** 静脉注射酚妥拉明，能通过直接舒张血管平滑肌及阻断$α_1$受体作用使血管舒张，外周阻力下降，血压下降。

2. **心脏** 酚妥拉明对心脏有兴奋作用，表现为心肌收缩力加强，心率加快，心排血量增加。心脏兴奋的原因：一是血管舒张、血压下降引起的反射作用；二是阻断心脏交感神经末梢突触前膜的$α_2$受体，取消负反馈作用、促进递质释放。

3. **其他** 拟胆碱作用使胃肠平滑肌兴奋；组胺样作用使胃酸分泌增加、皮肤潮红等。

【临床应用】

1. **外周血管痉挛性疾病** 对肢端动脉痉挛性疾病、血栓闭塞性脉管炎等均有明显疗效。

2. **治疗组织缺血坏死** 在静滴去甲肾上腺素发生外漏时，可用本药5mg溶于10~20mL生理盐水中，做皮下浸润注射。

3. **抗休克** 本药能使毛细血管前括约肌开放，解除小血管痉挛，增加组织血液灌注量，改善微循环，又可加强心肌收缩力，增加心排血量，这些均有利于休克的纠正。给本药前必须补足血容量，否则可致血压下降。

4. **治疗嗜铬细胞瘤** 用于嗜铬细胞瘤所致的高血压危象及手术前治疗。

5. **难治性充血性心力衰竭** 酚妥拉明扩张小动脉，降低外周阻力，使心脏后负荷明显降低，改善心脏泵血功能；扩张小静脉，减少回心血量，使左室舒张末期压力和肺动脉下降，消除肺水肿，这些均有利于心衰的纠正。

【不良反应】

1. **消化道症状** 本药的拟胆碱作用和组胺样作用可致恶心、呕吐、腹泻、腹痛、胃酸增多等消化道症状，可诱发溃疡病。消化性溃疡患者禁用。

2. **心血管功能紊乱** 静脉给药量大可引起心动过速、心律失常、心绞痛、直立性低血压等心血管功能紊乱。应缓慢注射或静脉滴注。冠心病患者慎用。

【知识链接】

心力衰竭（heart failure）简称心衰，是指由于心脏的收缩功能和（或）舒张功能发生障碍，不能将静脉回心血量充分排出心脏，导致静脉系统血液淤积，动脉系统血液灌注不足，从而引起心脏循环障碍综合征。此种障碍综合征集中表现为肺淤血、腔静脉淤血。心力衰竭并不是一个独立的疾病，而是心脏疾病发展的终末阶段。其中绝大多数的心力衰竭都是以左心衰竭开始的，即首先表现为肺循环淤血。几乎所有的心血管疾病最终都会导致心力衰竭的发生，心肌梗死、心肌病、血流动力学负荷过重、炎症等任何原因引起的心肌损伤，均可造成心肌结构和功能的变化，最后导致心室泵血和（或）充盈功能低下。根据心力衰竭发生的缓急，临床可分为急性心力衰竭和慢性心力衰竭。根据心力衰竭发生的部位可分为左心、右心和全心衰竭。还有收缩性和舒张性心力衰竭之分。

酚妥拉明的用药指导

【用药指导程序】

用药步骤	用药指导要点
用药前	明确用药目的，用于治疗休克、心衰和血管痉挛性疾病。
用药中	1. 酚妥拉明口服、肌内注射、静脉注射和静脉滴注。 2. 餐中、餐后或与牛奶同服可减轻消化道反应。 3. 静脉给药应让患者保持平卧位，以防直立性低血压。 4. 抗休克时应充分补液。 5. α受体阻断剂过量中毒致血压过低时，其升压药不能用肾上腺素，只能用去甲肾上腺素。 6. 酚妥拉明与其他血管扩张剂合用会增加低血压危象。 7. 与多巴胺或多巴酚丁胺合用，可使心率增快更明显。 8. 可能增加其他抗高血压药物的降血压作用，与神经松弛剂（主要是镇静剂）合用可能增加α受体阻滞剂的降血压作用。
用药后	1. 密切观察用药后的疗效和不良反应。 2. 监测患者的血压和心率。

【药物相互作用】

（1）与胍乙啶合用，直立性低血压或心动过缓的发生率增高。

（2）苯巴比妥、格鲁米特等镇静催眠药，利血平、降压灵等降压药能加强本品的降压作用。

（3）与强心苷合用时，可使其毒性反应增强。

二、β受体阻断药

普萘洛尔

β受体阻断药能选择性与β受体结合，阻断去甲肾上腺素能神经递质或拟肾上腺素药与β受体结合而产生效应。在整体情况下，本类药物的阻断作用依赖于机体交感神经的张力，当交感神经张力增高时，本类药的阻断作用较强。

【药理作用】

1. β受体阻断作用

（1）心血管系统：对心脏的作用是本类药最主要的作用。阻断心脏的$β_1$受体，心率减慢，传导减慢、心肌收缩力减弱，心排血量减少，心肌耗氧量减少。阻断血管平滑肌的$β_2$受体，加之心功能受抑制，反射性兴奋交感神经，使血管收缩，外周阻力增加，肝、肾、骨骼肌血管及冠脉血流量减少。

（2）支气管平滑肌：阻断支气管平滑肌的$β_2$受体，使支气管平滑肌收缩，管径变小，增加呼吸道阻力。该作用对正常人影响较小，但对支气管哮喘患者可诱发或加重哮喘。

（3）代谢：本类药对血糖和血脂正常者的脂肪和糖代谢影响较小，但可抑制交感神经兴奋引起的脂肪分解，减弱肾上腺素升高血糖的作用，延缓用胰岛素后血糖水平的恢复，且往往会掩盖低血糖症状，如心悸，从而使低血糖不宜及时察觉。

（4）肾素：β受体阻断药可阻断肾脏近球细胞的$β_1$受体而抑制肾素释放，这可能是本类药产生降压作用的原因之一。

2. 内在拟交感活性 某些β受体阻断药有较弱的内在活性，与β受体结合后在阻断β受体的同时可产生较弱的激动受体作用，该现象称为内在拟交感活性，其实质为部分激动作用。由于这种作用较弱，往往被β受体阻断作用所掩盖。具有内在拟交感活性的β受体阻断剂在临床应用时，其抑制心肌收缩力、减慢心率和收缩支气管平滑肌作用一般比不具有内在拟交感活性的药物弱，但对支气管哮喘患者仍应慎重使用。

3. 膜稳定作用 某些β受体阻断药具有局部麻醉作用和奎尼丁样作用，这两种作用都由其降低细胞膜对离子的通透性所致，故称膜稳定作用。但该作用在高于临床有效血药浓度几十倍时才出现，所以目前认为这一作用在常用量时与其治疗作用关系不大。

【临床应用】

1. 心律失常 对多种原因引起的快速型心律失常有效。

2. 心绞痛及心肌梗死 对典型心绞痛有良好疗效；对心肌梗死，长期应用可降低复发和猝死率。

3. 高血压 能使高血压患者的血压下降。

4. 其他 辅助的治疗甲状腺功能亢进及甲状腺危象，降低基础代谢率，对控制激动不安、心动过速和心律失常等症状有效。普萘洛尔适用于治疗偏头痛、肌震颤、肝硬化所致的上消化道出血等。噻吗洛尔用于青光眼的治疗。

【不良反应】

一般不良反应为消化道症状；偶见过敏反应，如皮疹、血小板减少；严重不良反应为诱发或加重支气管哮喘，诱发急性心力衰竭，诱发低血糖，长期用药后突然停用，可产生反跳现象，使原来的病症加剧，故应逐渐减小剂量至停药。

严重左室心功能不全、窦性心动过缓、重度房室传导阻滞和支气管哮喘患者禁用。

【知识链接】

心绞痛（angina pectoris）是冠状动脉供血不足、心肌急剧的暂时缺血与缺氧所引起的以发作性胸痛或胸部不适为主要表现的临床综合征。心绞痛是心脏缺血反射到身体表面所感觉的疼痛，特点为前胸阵发性、压榨性疼痛，可伴有其他症状。疼痛主要位于胸骨后部，可放射至心前区与左上肢，劳动或情绪激动时常发生，每次发作持续3~5min，可数日一次，也可一日数次，休息或用硝酸酯类制剂后消失。本病多见于男性，多数40岁以上，劳累、情绪激动、饱食、受寒、阴雨天气、急性循环衰竭等为常见诱因。

急性心肌梗死是冠状动脉急性、持续性缺血缺氧所引起的心肌坏死。临床上多有剧烈而持久的胸骨后疼痛，休息及用硝酸酯类药物不能完全缓解，伴有血清心肌酶活性增高及进行性心电图变化，可并发心律失常、休克或心力衰竭，常可危及生命。本病在欧美最常见，美国每年约有150万人发生心肌梗死。中国近年来呈明显上升趋势，每年新发至少50万人，现患者至少200万人。

患者发病多发生在冠状动脉粥样硬化狭窄的基础上，某些诱因致使冠状动脉粥样斑块破裂，血中的血小板在破裂的斑块表面聚集，形成血块（血栓），突然阻塞冠状动脉管腔，导致心肌缺血坏死；另外，心肌耗氧量剧烈增加或冠状动脉痉挛也可诱发急性心肌梗死，常见的诱因如下：过劳，激动，暴饮暴食，寒冷刺激，便秘，吸烟和大量饮酒。半数以上的急性心肌梗死患者，在起病前1~2d或1~2周有前驱症状，最常见的是原有的心绞痛加重，发作时间延长，或对硝酸甘油效果变差；或继往无心绞痛者，突然出现长时间心绞痛。

典型的心肌梗死症状包括：

（1）突然发生剧烈而持久的胸骨后或心前区压榨性疼痛，休息和含服硝酸甘油不能缓解，常伴有烦躁不安、出汗、恐惧或濒死感。

（2）少数患者无疼痛，一开始即表现为休克或急性心力衰竭。

（3）部分患者疼痛位于上腹部，可能误诊为胃穿孔、急性胰腺炎等急腹症；少数患者表现颈部、下颌、咽部及牙齿疼痛，易误诊。

（4）神志障碍，可见于高龄患者。

（5）全身症状，难以形容的不适、发热。

（6）胃肠道症状，表现为恶心、呕吐、腹胀等，下壁心肌梗死患者更常见。

（7）心律失常，见于75%~95%患者，发生在起病的1~2周内，以24h内多见，前壁心肌梗死易发生室性心律失常，下壁心肌梗死易发生心率减慢、房室传导阻滞。

（8）心力衰竭，主要是急性左心衰竭，在起病的最初几小时内易发生，也可在发病数日后发生，表现为呼吸困难、咳嗽、发绀、烦躁等症状。

（9）低血压、休克，急性心肌梗死时由于剧烈疼痛、恶心、呕吐、出汗、血容量不足、心律失常等可引起低血压，大面积心肌梗死（梗死面积大于40%）时心排血量急剧减少，可引起心源性休克，收缩压<80mmHg，面色苍白，皮肤湿冷，烦躁不安或神志淡漠，心率增快，尿量减少（<20mL/h）。

普萘洛尔的用药指导

【用药指导程序】

用药步骤	用药指导要点
用药前	1. 明确用药目的，可治疗心律失常、心绞痛、高血压，亦可用于甲状腺功能亢进症，能迅速控制心动过速、震颤、体温升高等症状。 2. 熟悉普萘洛尔的适应证和禁忌证，了解各种剂型和用法。
用药中	1. 普萘洛尔口服、静脉滴注。 2. 食物可延缓其吸收，故服用本药应避开用餐时间。 3. 因可引起多梦，故不宜睡前服用。 4. 静脉给药应用5%~10%葡萄糖液稀释后静脉滴注。 5. 若患者伴有糖尿病而又用β受体阻断剂时，尤其应注意其血糖变化，以免出现低血糖反应。 6. 老年人对普萘洛尔代谢与排泄能力低，应适当调节剂量。 7. 用量必须强调个体化，不同个体、不同疾病用量不尽相同。 8. 用药前后及用药时应当检查或监测血常规、血压、心功能、肝功能和肾功能。 9. 冠心病患者不宜骤停普萘洛尔，否则可出现心绞痛、心肌梗死或室性心动过速。
用药后	1. 密切观察用药后的疗效和不良反应。 2. 严密观察血压和心率的变化。

【常用制剂和用法】

盐酸肾上腺素　注射剂：0.5mg/0.5mL、1mg/mL。每次0.25～1.0mg，皮下或肌内注射。必要时可心室内注射，每次0.25～1.0mg，用0.9%氯化钠溶液稀释10倍。极量：皮下，每次1mg。

盐酸麻黄碱　片剂：15mg、30mg。注射剂：30mg/mL。每次15～30mg，皮下注射或肌内注射。极量：口服或注射，每次60mg，150mg/d。滴鼻剂：0.5%～1%。

盐酸多巴胺　注射剂：20mg/2mL。每次20mg，加入5%葡萄糖注射液200～500mL静脉滴注（75～100μg/min）。极量：静脉滴注每分钟20μg/kg。

重酒石酸去甲肾上腺素　注射剂：2mg/mL、10mg/2mL。每次2mg加入5%葡萄糖注射液500mL静脉滴注（4～8μg/min）。

甲磺酸酚妥拉明　注射剂：5mg/mL、10mg/mL。每次5mg，肌内注射或静脉注射；或用葡萄糖注射液稀释后静脉滴注，0.3mg/min。

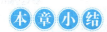

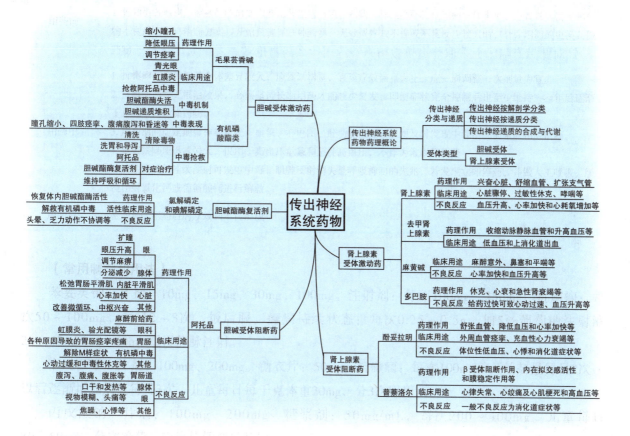

考点提示

1. 传出神经分类，传出神经分泌递质、受体的分类、分布与效应，传出神经系统药物分类。

2. 毛果芸香碱、阿托品、肾上腺素、去甲肾上腺素、多巴胺、酚妥拉明和胆碱酯酶复活剂的作用特点、临床用途、主要不良反应和注意事项。

3. 有机磷酸酯类的中毒表现及抢救措施。

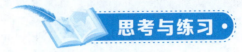

1. 传出神经系统的受体类型有哪些？有哪些效应？
2. 试述毛果芸香碱对眼的作用和用途。
3. 有机磷酸酯类药物的中毒表现及防治措施有哪些？
4. 试述阿托品的作用、用途和不良反应。
5. 肾上腺素、麻黄碱、多巴胺、去甲肾上腺素和酚妥拉明等主要有哪些药理作用、临床用途和不良反应？
6. 案例分析：

患者，女，19岁，发热一天，体温39.3℃，头痛，两侧扁桃体肿大，见有脓苔，给予青霉素皮试（－）后，给予青霉素注射剂80万U生理盐水稀释后肌内注射，注射完毕后患者突感呼吸困难、胸闷、心慌、四肢发凉，继之烦躁不安，神志不清。查体：体温（T）37℃；脉搏（P）85次/分；呼吸（R）30次/分；血压（BP）80/50mmHg；神志不清，叫之能应，口唇发绀，双肺（－）；心率（HR）85次/分；四肢末梢凉，发绀。临床诊断为青霉素所致的过敏性休克。

针对此患者临床上采取什么抢救措施？选用什么药物抢救患者？为什么？

（杨　光）

第六章　镇静催眠药

学习目标

1. 掌握地西泮的作用、用途与不良反应。
2. 熟悉巴比妥类、其他类镇静催眠药的作用特点。
3. 学会观察镇静催眠药的疗效及不良反应，能综合分析、判断及采取相应措施，正确指导患者合理用药。

引导案例

患者，女，52岁，半年前诊断为神经官能症，近日因家中琐事而病情加重，精神恍惚，夜不能寐。

医生制订用药方案：①地西泮片每次5mg，每日3次；②氯氮䓬片每次10mg，每日3次；③阿普唑仑片每次0.4mg，睡前服。

1. 该患者用药是否合理？为什么？
2. 针对此患者，用药注意事项有哪些？

第一节　睡眠障碍

一、睡眠障碍概述

睡眠障碍在精神症患者中极为普遍，其中失眠是睡眠障碍中最常见的形式。睡眠障碍是指睡眠量的障碍，如发作性睡病、睡眠减少、睡眠过度、缺睡、失眠等，及睡眠质的异常，如睡行症、梦言症、夜惊、梦魇等，或者是睡眠缺乏自我满足的体验。常见的睡眠障碍有失眠、嗜睡、睡眠倒错、梦言症、睡行症（梦游）等。

1. **失眠**　持续相当长时间的睡眠的质和（或）量令人不满意，睡眠缺乏自我满足的状况。包括入睡困难、多梦、易醒、中醒和通宵不眠。常见于神经官能症、躁狂抑郁症、更年期精神病、精神分裂症和感染中毒性精神障碍。

2. **嗜睡**　足够睡眠时间以外仍经常疲乏、欲睡。见于神经衰弱，也见于轻度意识障碍时。

3. **睡眠倒错**　白天昏昏欲睡，而夜间兴奋不眠，可见于神经衰弱、癔症、脑外伤性神经衰弱综合征和脑动脉硬化。

4. **梦言症**　患者于睡眠中说话、唱歌或哭笑，多见于神经质儿童、癫痫和具有遗传体质的人，亦可见于感染中毒患者。

5.睡行症（梦游） 患者熟睡之后，不由自主地起床在室内活动或到户外活动。在有人提问时可含糊答应，遇到强烈刺激时可以惊醒，但醒后对起床进行的活动不能记忆。见于神经质儿童、癫痫和神经官能症。睡行时患者意识处于朦胧状态，如果走到危险的地方，可发生伤亡等意外。

6.夜惊 出现于睡眠中极度恐惧和惊恐的动作，伴有强烈的语言、运动形式的自主神经的高度兴奋，多见于儿童，偶可延续至成年。

7.梦魇 为焦虑或恐惧所占据的梦境体验。患者能详细回忆，可发生于任何年龄。

二、失眠

【发病原因】

失眠的主要表现为入眠困难或早醒，常伴有睡眠不深与多梦。失眠是常见的睡眠障碍，可由多种原因引起，常见的有以下几种：

1.精神因素所致的失眠 精神紧张、焦虑、恐惧、兴奋等可引起短暂失眠，主要为入眠困难及易惊醒，精神因素解除后，失眠即可改善。

2.精神障碍 各类精神疾病大多伴有睡眠障碍，失眠往往是精神症状的一部分。神经衰弱患者常诉说入眠困难、睡眠不深、多梦，但脑电图记录上显示睡眠时间并无减少，而觉醒的时间和次数有所增加，这类患者常有头痛、头晕、健忘、乏力、易激动等症状；抑郁症的失眠多表现为早醒或睡眠不深，脑电图描记显示觉醒时间明显延长；躁狂症表现为入眠困难甚至整夜不眠；精神分裂症因受妄想影响可表现为入眠困难及睡眠不深。

3.躯体因素引起的失眠 各种躯体疾病引起的疼痛、痒、鼻塞、呼吸困难、气喘、咳嗽、尿频、恶心、呕吐、腹胀、腹泻、心悸等均可引起入眠困难和睡眠不深。

4.生理因素 由于生活工作环境的改变或初到异乡、不习惯的环境、饮浓茶咖啡等可引起失眠，短期适应后失眠即可改善。

5.药物因素引起的失眠 利血平、苯丙胺、甲状腺素、咖啡因、氨茶碱等可引起失眠，停药后失眠即可消失。

6.大脑弥散性病变 慢性中毒、内分泌疾病、营养代谢障碍、脑动脉硬化等各种因素引起的大脑弥散性病变，失眠常为早期症状。表现为睡眠时间减少、间断易醒、深睡期消失，病情加重时可出现嗜睡及意识障碍。

【临床表现】

在失眠患者中，难以入眠最多见，其次是睡眠浅表和早醒，有的表现为睡眠感缺乏，通常以上情况并存。对失眠产生越来越多的恐惧和对失眠后果的过分担心，使失眠者陷入一种恶性循环，久之不愈。就寝时，紧张、焦虑、担心或忧郁更加明显，清晨感到心力交瘁、疲乏无力。失眠者常常试图用药物来对付自己的紧张情绪，服药量越来越大，种类越来越多，疗效越来越差，信心越来越低。一旦形成恶性循环，失眠问题更加突出。长期使用镇静催眠药可造成药物依赖，个性改变，情绪不稳。

【诊断要点】

（1）诊断失眠症首先应排除躯体疾病和精神障碍导致的继发性失眠。偶尔失眠是一种普遍现象，诊断不宜扩大化。

（2）失眠每周3次、持续1个月以上，且对社会功能有损害或失眠引起显著的苦恼或精神活动效率低下方可诊断。

【治疗措施和药物治疗要点】

1. 治疗措施

（1）一般治疗：弄清导致失眠的原因、失眠的特点和规律，调整和改善睡眠环境，培养良好的生活习惯。

（2）心理治疗：帮助其妥善处理生活和工作中的矛盾。使患者理解睡眠是一种自然的生理过程，消除对失眠的焦虑和恐惧。

（3）行为治疗、生物反馈、自我催眠等方法可改善患者睡眠前的紧张状态。

2. 药物治疗　催眠药物可为辅助治疗手段，但应注意避免药物依赖的形成。一般选择半衰期短、副作用和成瘾性较少的抗焦虑药和镇静催眠药，睡前服用，疗程以1～2周为宜。对继发性失眠者以治疗原发病为主。

第二节　常用的镇静催眠药

引言

镇静催眠药能对中枢神经系统产生广泛的抑制作用，因剂量不同而表现出不同的药理作用：小剂量时可使患者安静或解除焦虑烦躁，表现为镇静作用；中等剂量可引起近似于生理性睡眠，表现为催眠作用；大剂量时可产生深度抑制，并有抗惊厥和麻醉作用；超大剂量时则可表现为对延髓呼吸中枢的强烈抑制，导致呼吸、循环衰竭而死亡。本类药物大多数为第二类精神药品，是处方药，严禁滥用。

常用的镇静催眠药分为3类：①苯二氮䓬类。地西泮，硝西泮，三唑仑，艾司唑仑等；②巴比妥类。苯巴比妥，异戊巴比妥，司可巴比妥，硫喷妥钠等；③其他。水合氯醛，佐匹克隆等。

一、苯二氮䓬类

苯二氮䓬类药物的基本化学结构为1,4-苯并二氮䓬，在此结构上引入不同的侧链或基团，得到衍生物的抗焦虑、镇静催眠、抗惊厥、肌肉松弛作用各有侧重。

地西泮（安定）

地西泮（diazepam），口服吸收良好，约1h达血药峰浓度。肌内注射吸收不规则且慢，临床上急需发挥疗效时应静脉注射给药。由于其脂溶性较高，注射后可迅速到达脑组织，随后进行再分布而蓄积于脂肪和肌组织中，故中枢抑制作用虽起效快，但作用时间较短。主要在肝脏代谢转化为去甲地西泮、奥沙西泮等，代谢物仍具药理活性，最后代谢物与葡萄糖醛酸结合经肾排泄。本品也可通过乳汁排出，注意哺乳儿安全。

【药理作用和临床应用】

1. **抗焦虑** 地西泮对各种原因引起的焦虑均有显著疗效，能缓解患者恐惧、紧张、忧虑、失眠、出汗、震颤等症状。无论是焦虑状态或焦虑症均为首选药。

2. **镇静催眠** 苯二氮䓬类随着剂量增大，出现镇静及催眠作用。能明显缩短入睡时间，显著延长睡眠持续时间，减少觉醒次数。主要延长非快动眼睡眠时相，对快动眼睡眠时相的影响较小，能产生近似生理性睡眠。加大剂量不引起全身麻醉，安全范围大。临床主要用于各种原因引起的失眠，也可用于麻醉前给药，可缓解患者对手术的恐惧情绪，减少麻醉药用量而增加其安全性，同时，地西泮可引起暂时性的记忆缺失，可使患者对术中的不良刺激在手术后不复记忆。

3. **抗惊厥、抗癫痫作用** 苯二氮䓬类有抗惊厥作用，临床上可用于辅助治疗破伤风、子痫、小儿高热惊厥及药物中毒性惊厥。地西泮静脉注射是目前治疗癫痫持续状态的首选。

4. **中枢性肌肉松弛作用** 苯二氮䓬类有较强的肌肉松弛作用，可缓解动物的去大脑僵直，也可缓解人类大脑损伤所致的肌肉僵直。临床上可用于脑血管意外、脊髓损伤等引起的中枢性肌肉强直，缓解局部关节病变、腰肌劳损及内镜检查所致的肌肉痉挛，并可加强全麻药的肌松作用。

目前认为，苯二氮䓬类的中枢作用机制：通过作用于γ-氨基丁酸（GABA）受体复合物上的苯二氮䓬结合位点，增强了中枢抑制神经元的神经传导功能及突触抑制效应，而产生中枢抑制作用。

5. **其他** 苯二氮䓬类可使血压下降，下降的程度取决于药物的剂量和给药途径，还取决于机体用药时的状态。对于低血容量或一般情况不良和（或）心力衰竭的患者，其降压的作用更明显，须慎用。对心肌收缩力无影响，心率轻度增加，临床上适用于心血管功能较差患者的全麻诱导。同时可导致患者短期的记忆缺失。

【不良反应】

1. **中枢神经系统反应** 最常见的是嗜睡、头昏、乏力和记忆力下降。大剂量偶见共济失调，故驾驶员、高空作业和机械操作者慎用。

2. **耐受性和依赖性** 长期应用仍可产生耐受性和依赖性，停药可出现戒断症状，表现为失眠、焦虑、激动、震颤等。

3. **急性中毒** 静脉注射速度过快可引起呼吸和循环功能抑制，严重者可致呼吸及心跳停止。过量中毒时除采用洗胃、对症治疗外，还可采用特效拮抗药氟马西尼。

【知识链接】

焦虑症（anxiety），又称为焦虑性神经症，是神经症这一大类疾病中最常见的一种，以焦虑情绪体验为主要特征。可分为慢性焦虑，即广泛性焦虑（generalized anxiety）和急性焦虑［惊恐发作（panic attack）］两种形式。主要表现：无明确客观对象的紧张担心，坐立不安，还有自主神经功能失调症状，如心悸、手抖、出汗、尿频等，及运动性不安。注意区分正常的焦虑情绪，如焦虑严重程度与客观事实或处境明显不符，或持续时间过长，则可能为病理性焦虑。目前病因尚不明确，可能与遗传因素、个性特点、认知过程、不良生活事件、生化、躯体疾病等均有关系。

临床表现

1. 慢性焦虑（广泛性焦虑）

（1）情绪症状：在没有明显诱因的情况下，患者经常出现与现实情境不符的过分担心、紧张害怕，这种紧张害怕常常没有明确的对象和内容。患者感觉自己一直处于一种紧张不安、提心吊胆、恐惧、害怕、忧虑的内心体验中。

（2）自主神经症状：头晕、胸闷、心慌、呼吸急促、口干、尿频、尿急、出汗、震颤等躯体方面的症状。

（3）运动性不安：坐立不安，坐卧不宁，烦躁，很难静下心来。

2. 急性焦虑（惊恐发作）

（1）濒死感或失控感：在正常的日常生活中，患者几乎跟正常人一样。而一旦发作（有的有特定触发情境，如封闭空间等），患者突然出现极度恐惧的心理，体验到濒死感或失控感。

（2）自主神经系统症状同时出现：如胸闷、心慌、呼吸困难、出汗、全身发抖等。

（3）一般持续几分钟到数小时：发作开始突然，发作时意识清楚。

（4）极易误诊：发作时患者往往拨打"120"急救电话，去看心内科的急诊。尽管患者看上去症状很重，但是相关检查结果大多正常，因此往往诊断不明确。发作后患者仍极度恐惧，担心自身病情，往往辗转于各大医院的各个科室，做各种各样的检查，但不能确诊，既耽误了治疗也造成了医疗资源的浪费。

氟马西尼（flumazenil）能与BZ（苯二氮䓬类）特异位点结合，竞争性拮抗BZ受体激动剂的中枢效应，能有效地催醒患者和改善BZ类中毒所致的呼吸和循环抑制。主要用于BZ类过量的治疗，也可用作BZ类过量的诊断，还可改善酒精性肝硬化患者的记忆缺失等症状。

二、巴比妥类

巴比妥类是巴比妥酸的衍生物。目前临床上常用的药物有苯巴比妥、异戊巴比妥、司可巴比妥、硫喷妥钠等。各药特点如下：

分类	药物	显效时间（min）	作用维持时间（h）	主要用途
长效	苯巴比妥	30~40	6~8	抗惊厥、抗癫痫
中效	异戊巴比妥	15~30	3~6	镇静催眠
短效	司可巴比妥	15	2~3	抗惊厥、镇静催眠
超短效	硫喷妥钠	立即	0.25	静脉麻醉

【药理作用和临床应用】

巴比妥类对中枢神经系统有普遍性抑制作用。随剂量增加，依次表现为镇静、催眠、抗惊厥及抗癫痫、麻醉等作用。大剂量对心血管系统也有抑制作用。由于安全性差，易发生依赖性，其应用已日渐减少，目前在临床上主要用于抗惊厥、抗癫痫和麻醉。

1. 镇静催眠 巴比妥类药物可改变正常睡眠模式，缩短快动眼睡眠时相，引起非生理性睡眠。久用停药后，可"反跳性"地显著延长快动眼睡眠时相，伴有多梦，引起睡眠障碍。因此，巴比妥类已不做镇静催眠药常规使用。

2. 抗惊厥、抗癫痫 苯巴比妥有较强的抗惊厥作用及抗癫痫作用，临床用于癫痫大发作和癫痫持续状态的治疗。也应用于小儿高热、破伤风、子痫、脑膜炎、脑炎及中枢兴奋药引起的惊厥。

3. 麻醉 硫喷妥钠可用作静脉麻醉。

【不良反应】

1. 后遗效应 催眠剂量的巴比妥类药物，次日晨可出现眩晕、困倦、嗜睡、精神不振及定向力障碍等。

2. 耐受性与依赖性 长期连续服用巴比妥类可使患者产生对该药的精神依赖性和躯体依赖性，迫使患者继续用药，终致成瘾。成瘾后停药，出现戒断症状，表现为激动、失眠、焦虑甚至惊厥。

3. 其他 少数患者可出现荨麻疹、血管神经性水肿、药热等过敏反应。

三、其他类

水合氯醛

水合氯醛（chloral hydrate）是三氯乙醛的水合物，口服吸收迅速，在肝中代谢为作用更强的三氯乙醇。口服15min起效，催眠作用维持6~8h。不缩短快动眼睡眠时相，无宿醉后遗效应。可用于顽固性失眠或对其他催眠药效果不佳的患者。大剂量有抗惊厥作用，可用于小儿高热、子痫以及破伤风等惊厥。安全范围较小，使用时应注意。口服因其具有强烈的胃黏膜刺激性，易引起恶心、呕吐及上腹部不适等，不宜用于胃炎及胃溃疡患者。大剂量能抑制心肌收缩，缩短心肌不应期，过量对心、肝、肾实质性脏器有损害，故对严重心、肝、肾疾病患者禁用。一般以10%溶液口服。直肠给药，可减少刺激性。久用可产生耐受和成瘾，戒断症状较严重，应防止滥用。

丁螺环酮

丁螺环酮（buspirone）是一新的非苯二氮䓬类，抗焦虑作用与地西泮相似，但无镇静、肌肉松弛和抗惊厥作用。许多资料表明，中枢神经系统5-HT是引起焦虑紊乱的重要递质。丁螺环酮为5-HT_{1A}受体的部分激动剂，激动突触前5-HT_{1A}受体，反馈抑制5-HT释放，而发挥抗焦虑作用。它对$GABA_A$受体并无作用。其抗焦虑作用在服药后1~2周才能显效，4周达到最大效应。口服吸收好，首关效应明显，在肝中代谢，$t_{1/2}$ 2~4h。临床适用于焦虑性激动、内心不安和紧张等急、慢性焦虑状态。不良反应有头晕、头痛及胃肠功能紊乱等，无明显的生理依赖性和成瘾性。

佐匹克隆

佐匹克隆（zopiclone，唑比酮，忆梦返）是一新型快速催眠药，属于环吡咯酮类。可缩短睡眠潜伏期，减少觉醒次数，提高睡眠质量。适用于各种类型的失眠症。

甲丙氨酯（meprobamate，眠尔通）、甲喹酮（methaqualone）也都有镇静催眠作用，但久服都可成瘾。

第三节 镇静催眠药的用药指导

【用药指导程序】

用药步骤	用药指导要点
用药前	1. 熟悉常用镇静催眠药的适应证和禁忌证，了解各种剂型和用法。 2. 告知患者精神疾病的防治知识及用药注意事项，服药期间不可从事驾车、操作机器或登高作业。
用药中	1. 地西泮静脉注射过快可引起心血管和呼吸抑制，故静脉注射宜缓慢，每分钟不超过5mg。 2. 地西泮过量中毒时可致昏迷和呼吸抑制，必要时可用拮抗药氟马西尼解救。 3. 巴比妥类急性中毒解救措施包括： ①口服巴比妥类药物未超过3h者，可用大量温生理盐水或1：2000的高锰酸钾溶液洗胃，洗毕再以10~15g硫酸钠（忌用硫酸镁）导泻。 ②碳酸氢钠或乳酸钠碱化尿液，加速毒物排泄。 ③保持呼吸道通畅，必要时气管切开或气管插管、吸氧或人工呼吸。 4. 孕妇、哺乳期妇女、重症肌无力、青光眼、严重心肝肾损害者禁用。
用药后	1. 密切观察用药后的疗效和不良反应。 2. 指导患者进行心理治疗，以配合药物治疗。

【非药物治疗指导】

一、心理治疗

认知行为疗法是目前采用最多的一种心理学疗法，它主要是让患者了解有关睡眠与失眠的基本知识，纠正患者对失眠后卧床的不良认知行为和睡眠改善后存在的不良认知，处理患者的求全责备心理，从而达到减轻焦虑、改善睡眠的目的；一般心理治疗，包括支持性的心理治疗、暗示疗法等。

二、行为治疗

（一）放松治疗

该疗法常用的方法有腹式呼吸放松法、渐进性肌肉放松法（应用肌肉紧张和放松交替的锻炼以达到入睡时的深度松弛）、自我暗示法等。

（二）控制程序疗法

该疗法包括控制入睡时间、起床时间、觉醒刺激、每天最少需要睡眠时间和紧张刺激。反常意向法，要求患者自己尽可能长地保持觉醒，出发点是制止执意想要入睡而通常可能产生的逆反意图。刺激控制疗法主要操作要点：

（1）无论夜里睡了多久，每天都坚持在固定的时间起床。

（2）只在卧室内睡眠。

（3）醒来后的15~20min一定要离开卧室。

（4）只在感到困倦时才上床。

（三）生物反馈法

该法有肌电图生物反馈和感觉运动皮质反馈两种，前者对有焦虑的入睡困难型失眠疗效较好，而后者对无焦虑的易醒型失眠疗效较好。

（四）物理治疗

物理因素通过对局部的直接作用和神经、体液的间接作用引起人体反应，调整血液循环，改善营养代谢，提高免疫功能，调节神经系统功能，从而进一步改善睡眠障碍。常见的物理疗法包括电疗法、声疗法、磁疗法以及光疗法等。

（五）其他治疗方法

褪黑素能有效治疗昼夜节律紊乱，但其长期使用安全性仍不清楚；据报道，中药治疗及香薰疗法也有一定疗效；调整生活习惯和适当地进行体育锻炼对睡眠也有促进作用。

【常用制剂和用法】

地西泮　片剂：2.5mg、5mg。抗焦虑、镇静，每次2.5～5mg，每日3次。失眠，每次5～10mg，睡前服。注射剂：10mg/2mL，癫痫持续状态每次5～20mg，缓慢静脉注射。

氟西泮　胶囊剂：10mg、30mg。催眠，每次15～30mg，睡前服。

苯巴比妥　片剂：10mg、30mg、100mg。镇静，每次15～30mg。催眠每次2～4mg，每日3次。抗癫痫，大发作从小剂量开始，每次15～30mg，每日3次。抗惊厥，每次0.1～0.2mg，每日1～2次。

佐匹克隆　口服，1片临睡时服，老年人最初临睡时服半片，必要时服1片，肝功能不全者服半片为宜。

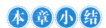

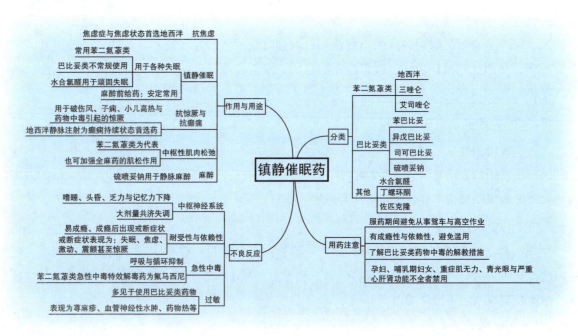

考点提示

1. 地西泮、巴比妥类与其他类镇静催眠药的作用、用途与不良反应比较。
2. 注意镇静催眠药的耐受性与依赖性，避免药物滥用。

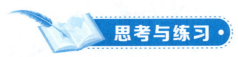

思考与练习

1. 简要说明巴比妥类药物对中枢的作用特点。
2. 试比较地西泮与苯巴比妥的作用和用途。
3. 简述巴比妥类药物中毒的抢救措施。
4. 案例分析：

（1）患者，男，20岁，神经官能症患者，近因失恋病情加重，常出现兴奋、多语、睡眠障碍，甚至幻觉。

试分析：①该患者应如何选药？②简述该药的不良反应及用药注意事项。

（2）患者，男，58岁，失眠、烦躁、高血压，为预防血管内栓塞，特在选用巴比妥类药物的同时又选择了双香豆素。

试分析：两药合用是否合理，为什么？

（刘　颖　覃济桓）

第七章　抗癫痫药及抗惊厥药

> **学习目标**
>
> 1. 掌握苯妥英钠的作用、临床用途及不良反应。
> 2. 熟悉卡马西平、丙戊酸钠、乙琥胺的作用特点及应用。
> 3. 了解其他抗癫痫药的作用特点、临床应用及主要不良反应。
> 4. 学会观察抗癫痫药及抗惊厥药的疗效及不良反应，能综合分析、判断及采用相应的防治措施，正确指导患者合理用药。

引导案例

患者，女，27岁，2h前与朋友生气后突然出现阵发性抽搐，眼球上蹿、瞳孔散大、口唇青紫、口吐白沫，持续约2min，5～6min后再次发作，发作期间意识不清。既往有癫痫发作史。

医生制订用药方案：地西泮每次5～20mg，缓慢静注，必要时可重复使用。

1. 该患者属于癫痫发作的哪一种类型？
2. 针对此患者，应如何进行用药指导？

第一节　癫痫

癫痫是脑神经元异常放电引起的慢性反复发作性短暂性脑功能失调综合征。一般人群个体的年发病率为（50～70）/10万，患病率为5‰，估计我国有600万以上的癫痫患者，是神经系统疾病中仅次于脑卒中的第二大常见疾病。

一、病因

（一）遗传倾向

家系调查显示，癫痫患者近亲患病明显高于一般人群，呈常染色体显性遗传或常染色体隐性遗传。

（二）各种中枢神经系统病变

脑结构异常或影响脑功能的各种因素，如染色体异常、先天性畸形、围生期损伤、颅脑外伤、中枢神经系统感染、中毒、脑肿瘤、脑血管疾病、代谢遗传性疾病、变性疾病等均可引起。

（三）未明确病因

临床表现提示为症状性癫痫，但无特定临床和脑电图的特征，这类患者占相当大的比例。

二、临床表现

（一）部分性发作

部分性发作又称局灶性发作，分为单纯部分性发作和复杂部分性发作，都可进一步泛化为全面性强直-阵挛发作，常规脑电图可记录到相应放电过程。

1.*单纯部分性发作*　持续时间较短，一般不超过1min，发作时意识保留，起始与结束均为突然。

2.*部分运动性发作*　多表现为局部的抽动，涉及一侧面部或肢体远端，有时表现为语言中断。

3.*部分感觉（体觉或特殊感觉）性发作*　体觉性发作表现为肢体麻木感和针刺感，多发生在口角、舌、手指或足趾。特殊感觉性发作可表现为视觉性、听觉性、嗅觉性、味觉性和眩晕性等。

4.*自主神经性发作*　出现苍白、潮红、多汗、立毛、瞳孔散大、呕吐、腹鸣、烦渴和预排尿感等，很少单独出现。

5.*神经性发作*　表现为记忆扭曲，情感异常，幻觉或错觉、语言困难和强制性思维等。

（二）复杂性发作

复杂性发作伴不同程度的意识障碍，临床表现有较大差异。

1.*表现意识障碍*　意识模糊常见，表现类似失神，起源以颞叶为多。

2.*表现意识障碍与自动症*　典型的复杂部分性发作可从上腹部异常感觉等先兆开始，随后出现意识障碍和动作停止，发作通常持续1~3min。复杂部分性发作的运动表现以协调的不自主活动为特征，称为自动症，可出现继发泛化。临床上以复杂部分性发作自动症最常见。

3.*表现意识障碍与运动症状*　复杂变化性发作可从出现意识障碍和各种运动症状开始，可表现为局灶性或者不对称强直、阵挛和变异性肌张力动作，也可为不同运动症状的组合或先后出现。

4.*部分性发作继化泛化*　单纯部分性发作可发展为复杂部分性发作，单纯或复杂部分性发作均可泛化为全面性强直-阵挛发作。

（三）全面性发作

全面性发作的临床表现形式多样，多伴有意识障碍。各类全面性发作的临床表现特征性较强，脑电图差异及特异性也较强。

1.*失神发作*　分为典型失神和非典型失神发作。

（1）典型失神发作：也称小发作，特征表现是突发短暂的意识丧失和正在进行的动作中断，双眼迷茫凝视，呼之不应，事后对发作全无记忆，每日发作数次至数百次，影响学业，发作时EEG呈双侧对称3Hz棘-慢综合波。背景活动正常。儿童期起病，青春期前停止发作。

（2）非典型失神发作：意识障碍发生及休止较典型者缓慢，EEG显示较慢的（2.0~2.5Hz）不规则棘-慢波或尖-慢波，背景活动异常。患儿预后较差。

2.*全面性强直-阵挛发作*　也称大发作，是常见的发作类型，主要表现全身肌肉强直和阵挛，可发生舌咬伤，伴意识丧失及自主神经功能障碍。分为3期：

（1）强直期：意识丧失突然，可摔倒，全身骨骼肌强直性收缩导致角弓反张，呼吸肌强直收缩导致呼吸暂停，眼球上翻。持续10~30s后，肢端出现细微震颤，幅度逐渐增大并延至全身，进入阵挛期。强直期典型脑电图改变为逐渐增强的10次/秒棘波样节律，然后频率不断降低，幅度不断增高。

（2）阵挛期：肌肉交替性收缩与松弛，阵挛频率逐渐变慢，松弛时间逐渐延长，持续30~60s或更长。最后一次强烈阵挛后抽搐突然终止，所有肌肉松弛。在上述两期伴有心率加快、血压升高、瞳孔散大和光反射消失等自主神经改变。阵挛期典型脑电图改变为弥散性慢波间歇发作棘波。

（3）痉挛后期：可出现暂时的面部和咬肌强直痉挛，导致牙关紧闭。全身肌肉松弛，括约肌松弛可发生尿失禁。呼吸首先恢复，心率、血压和瞳孔也随之恢复正常，意识改变为明显脑电抑制，发作时间越长，抑制越明显。

3. 强直性发作　可见于弥散性脑损伤儿童，表现为全身或部分肌肉强烈持续强直性收缩，躯干呈角弓反张，不伴阵挛期，伴短暂意识丧失、呼吸暂停和瞳孔散发等，发作时可剧烈摔倒。发作持续数秒至数十秒，发作期典型脑电图为爆发性多棘波。

（1）阵挛性发作：几乎全部发生于婴幼儿，表现为发作时全身肌肉重复阵挛性抽动伴意识丧失，之前无强直期，持续一至数分钟。脑电图变化缺乏特异性，可见快活动、慢波及不规则棘-慢波。

（2）肌阵挛发作：见于任何年龄，表现为突发短促的震颤样肌收缩，可对称累及双侧肌群，表现为全身闪电样抖动，也可表现为面部或某一肢体或个别肌群肉跳。发作期典型脑电图表现为多棘-慢波。

（3）失张力性发作：表现为部分或全身肌肉张力突然降低导致垂颈、张口、肢体下垂或摔倒发作，持续数秒至1min，时间长者有短暂意识丧失，发作后立即清醒或站起。发作期典型脑电图改变为多棘-慢波或低点位活动。

4. 癫痫持续状态　癫痫连续发作之间意识尚未完全恢复又频繁再发，或癫痫发作持续30s以上不自行停止。任何类型的癫痫均可出现癫痫持续状态，最常见的原因是治疗不规范。癫痫持续状态是内科常见的急症，若不及时治疗，可因高热、循环衰竭或神经元兴奋毒性损伤导致持久性脑损害，致残率和死亡率很高。

三、辅助检查

脑电图EEG是诊断癫痫最重要的辅助检查方法。发作间期EEG可见尖波、棘波、尖-慢波或棘-慢波等异常，对癫痫的诊断和定性也有一定帮助。视频脑电图可同步监测记录患者发作情况及相应EEG改变，对诊断和分类有很大的帮助。此外，神经影像学检查可确定脑结构的异常或病变，对病因诊断和定位诊断有帮助。

第二节　抗癫痫药

目前对癫痫的治疗以药物控制发作为主，常用的抗癫痫药有苯妥英钠、苯巴比妥、乙琥胺、丙戊酸钠、卡马西平等。

苯妥英钠

苯妥英钠（phenytoin sodium，大仑丁），口服吸收缓慢而不规则，个体差异大。因其呈强碱性，刺激性大故不宜肌内注射；癫痫持续状态时可静脉给药。约90%与血浆蛋白结合，游离型药物脂溶性高，易通过血-脑脊液屏障，脑中浓度比血液中浓度高2~3倍，主要在肝内代谢，$t_{1/2}$为20~40h。

【药理作用和临床应用】

1. 抗癫痫　治疗癫痫大发作的首选药，对精神运动性发作也有效，缓慢静脉注射可有效缓解癫痫持续状态，对小发作和肌阵挛性发作无效，有时甚至增加发作次数。

2. **抗心律失常** 治疗强心苷中毒引起的传导障碍和室性心律失常的首选药。

3. **治疗中枢疼痛综合征** 包括三叉神经痛、舌咽神经痛等，可减轻疼痛，减少发作次数。

4. **降压作用** 一定剂量可舒张血管，抑制血管平滑肌细胞膜兴奋性而降低外周阻力，对轻症高血压患者有降压作用。

【不良反应】

1. **局部刺激性** 苯妥英钠碱性大，刺激性大，不宜肌内注射；口服可引起食欲减退、上腹部疼痛、恶心、呕吐等；静脉给药刺激性较强，甚至引起静脉炎。

2. **牙龈增生** 儿童和青少年多见，应注意口腔卫生，经常按摩牙龈，一般停药后3～6个月可恢复。

3. **神经系统反应** 用药量过大或用药时间过长所致，可致眩晕、共济失调、头痛、眼球震颤等，甚至出现精神错乱或致昏睡或昏迷。

4. **血液系统反应** 长期应用可引起巨幼红细胞性贫血，补充甲酰四氢叶酸治疗有效。

5. **变态反应** 可出现药热、皮疹、粒细胞减少、血小板减少、再生障碍性贫血等，偶见肝损害。

6. **其他** 偶见男性乳房增大，女性多毛症，淋巴结肿大等；小儿长期服用易引起骨软化症，可服用维生素D预防；久服骤停可使癫痫加重，甚至诱发癫痫持续状态，故应逐渐停药；静脉注射过快时，可致心律失常、心脏抑制和血压下降。

苯巴比妥

苯巴比妥（phenobarbital）为长效巴比妥类药物，系镇静催眠药，兼有抗癫痫作用，既能抑制病灶异常高频放电，又能抑制放电扩散。对大发作和癫痫持续状态疗效较好，对精神运动性发作也有效，对小发作疗效差。其具有起效快、疗效好、毒性低、低廉等优点，但因中枢抑制作用明显而很少作为首选药使用。

卡马西平

卡马西平（carbamazepine，酰胺咪嗪）口服吸收良好，2～6h达峰值浓度，本品为药酶诱导剂，连续用3～4周后，半衰期可缩短50%。

【药理作用和临床应用】

（1）对精神运动性发作有良好疗效，对大发作和局限性发作也有效，尤其适用于伴有精神症状的癫痫。

（2）对三叉神经痛和舌咽神经痛疗效优于苯妥英钠。

（3）对癫痫并发的精神症状，以及锂盐治疗无效的躁狂、抑郁症也有效。

【不良反应】

（1）用药初期可见头昏、眩晕、恶心、呕吐和共济失调等。

（2）皮疹和心血管反应，一般不需要中断治疗，一周左右逐渐消失。

（3）大剂量可致甲状腺功能减低、房室传导阻滞，应注意控制剂量。

（4）其他：少数人可有骨髓造血功能抑制、肝损害，用药期间应定期检查血常规和肝功能。青光眼、心血管严重疾患和老年患者慎用，心、肝、肾功能不全者及妊娠初期和哺乳期妇女禁用。

乙琥胺

乙琥胺（ethosuximide）仅对小发作有效，为治疗小发作的首选药，对其他类型癫痫发作无效。常见不良反应有食欲缺乏、恶心、呕吐、嗜睡、眩晕等，偶见粒细胞减少、血小板减少及再生障碍性贫血。长期用药注意检查血常规。

【知识链接】

> 癫痫的非药物治疗
>
> （1）脑电三维精确制导微创激光手术，曾被称为"癫痫刀"。
> （2）迷走神经刺激术，是一个迷走神经刺激器，主要由脉冲发生器、迷走神经双极导联电极和可控性程序调节器所组成。
> （3）手术治疗，包括病灶切除、胼胝体切开、多处软膜下横纤维切断术。

第三节 抗惊厥药

惊厥是各种原因引起的中枢神经过度兴奋的一种症状，表现为骨骼肌痉挛收缩。多见于小儿高热、破伤风、癫痫大发作、子痫及中枢兴奋药中毒。

常用药物：巴比妥类、地西泮、水合氯醛、硫酸镁等。

硫酸镁

【药理作用和临床应用】

硫酸镁（magnesium sulfate）给药途径不同，药理作用则不同。口服有泻下和利胆作用，因为口服吸收很少，在肠内形成一定的渗透压，使肠内保存大量水分，刺激肠道蠕动。注射给药可引起中枢抑制和骨骼肌松弛，产生抗惊厥和降血压作用。

【不良反应及注意事项】

（1）注射过量或静注速度过快可引起呼吸抑制、血压下降甚至死亡。可用钙剂（氯化钙或葡糖酸钙）缓慢注射对抗。
（2）临床上用于利胆和导泻时不要大剂量反复使用，否则易导致水电解质紊乱。

【知识链接】

> 惊厥（convulsion）俗称抽筋、抽风、惊风，也称抽搐。表现为阵发性四肢和面部肌肉抽动，多伴有两侧眼球上翻、凝视或斜视，神志不清。有时伴有口吐白沫或嘴角牵动，呼吸暂停，面色青紫，发作时间多在3~5min，有时反复发作，甚至呈持续状态。惊厥是小儿常见的急症，尤以婴幼儿多见。6岁以下儿童期惊厥的发生率为4%~6%，较成人高10~15倍，年龄越小发生率越高。惊厥的频繁发作或持续状态可危及患儿生命或可使患儿遗留严重的后遗症，影响小儿的智力发育和健康。
>
> 惊厥是儿科常见急诊，也是最常见的小儿神经系统症状，是儿童时期常见的一种急重病症，以临床出现肢体节律性运动（抽搐）、昏迷为主要特征，任何季节均可发生。有些抽搐具有潜在危及生命的风险。一般短暂的抽搐几乎对大脑没有明显影响，但长程抽搐尤其是癫痫持续状态则可能导致永久性神经系统损害。
>
> 小儿惊厥可伴发热也可不伴发热，其中伴有发热者，多为感染性疾病所致，颅内感染性

疾病常见的有脑膜炎、脑脓肿、脑炎、脑寄生虫病等；颅外感染性疾病常见的有热性惊厥、各种严重感染（如中毒性菌痢、中毒性肺炎、败血症等）。不伴有发热者，多为非感染性疾病所致，除常见的癫痫外，还有水及电解质紊乱、低血糖、药物中毒、食物中毒、遗传代谢性疾病、脑外伤、脑瘤等。

第四节　抗癫痫药及抗惊厥药的用药指导

【用药指导程序】

用药步骤	用药指导要点
用药前	1. 熟悉常用抗癫痫药和抗惊厥药的适应证和禁忌证，了解各种剂型和用法。 2. 告知患者癫痫、惊厥的防治知识及用药注意事项，药物选择是必须根据癫痫发作类型、患者具体情况和药物不良反应制订给药方案，开始只选择一种药物，无效或疗效不佳或不良反应较大时，合并用药或更换其他药物。
用药中	1. 抗癫痫药有效剂量个体差异较大，应逐渐增量，直至疗效满意为止。应一周调整一次剂量为宜。 2. 抗癫痫药物无根治效果，必须坚持长期用药才能减少复发，即使症状完全控制后也至少维持3～4年后逐渐于1～2年内撤除药物。 3. 用药期间应定期做神经系统、血象、心电图、肝功能监测，以便及时发现中毒情况而采取相应措施。 4. 硫酸镁降压迅速强大，仅用于高血压危象和急性高血压，不作为常规降压药。 5. 硫酸镁反复连续注射可发生中毒，肌腱反射消失是呼吸抑制的先兆，若发现立即停药，并做人工呼吸，缓慢注射氯化钙或葡糖酸钙进行解救。
用药后	密切观察用药后的疗效和不良反应。

【常用制剂和用法】

苯妥英钠　片剂：10mg、15mg、30mg、100mg。注射剂：每瓶100mg、250mg。抗癫痫：每次50～100mg，每日2～3次，饭后服。癫痫持续状态：每次0.25～0.5g，加5%葡萄糖注射液20～40mL，6～10min缓慢静脉注射。

卡马西平　片剂：100mg、200mg。糖衣片：50mg。抗癫痫：每次100mg，开始剂量每日2次，以后逐渐增加剂量每日3次，儿童每日每千克体重20mg，分3次服用。

丙戊酸钠　片剂：100mg、200mg。糖浆剂：50mg/mL，每次200～400mg。儿童每日30～60mg，分次给药，应该从低剂量开始。

地西泮　片剂：2.5mg、5mg。注射剂：100mg/2mL。控制癫痫持续状态：每次5～20mg，缓慢静注，必要时可重复使用。

硫酸镁　注射剂：1g/10mL，2.5g/10mL，每次1～2.5g，肌肉注射用5%葡萄糖溶液稀释成1%缓慢静滴。

扑米酮　片剂：50mg、100mg、250mg。口服：开始每次0.15g，逐渐增至每次0.2g，每日3次。

本章小结

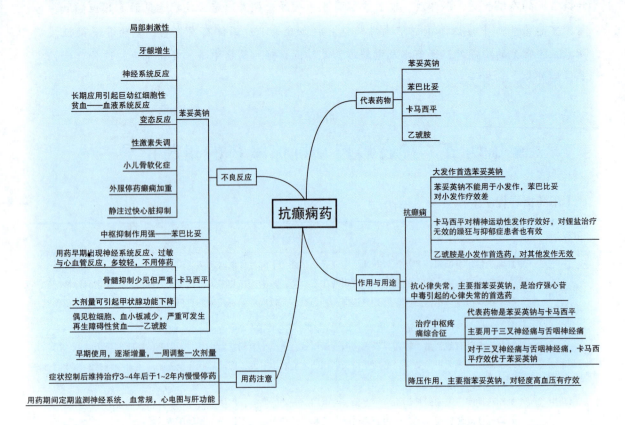

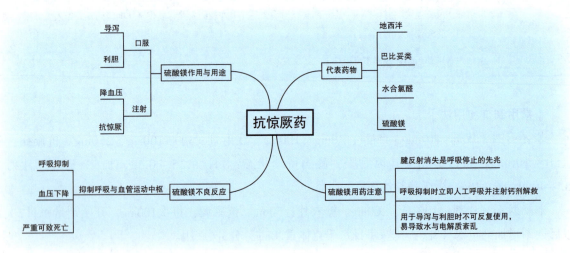

考点提示

1. 抗癫痫药苯妥英钠、卡马西平、乙琥胺的药理作用、用途与不良反应。苯巴比妥、地西泮的临床应用。
2. 注意各类药物治疗癫痫的特点与应用的区别比较,总结归纳癫痫各种发作类型的药物选择。
3. 抗惊厥药硫酸镁的药理作用与临床应用。

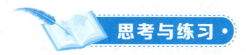

思考与练习

1. 试述苯妥英钠抗癫痫的作用特点。
2. 比较各类抗癫痫药的作用特点。
3. 硫酸镁为何具有抗惊厥作用？
4. 案例分析：

（1）患者，女，20岁，每次发作全身强直-阵挛性抽搐，右手麻木无力，3min左右自然清醒，醒后对发作过程无记忆。平时记忆力较差，缺乏语言沟通能力。

试分析：①针对此患者的治疗原则是什么？②应该选择什么药物进行治疗？

（2）患者，男，2岁，近期出现表情呆滞、手持物落地、唤之不应等症状，而且发病频率逐日增加。

试分析：①该患儿为癫痫的哪种类型？②在用药过程中有哪些注意事项？

（潘红丽）

第八章 抗精神失常药

> **学习目标**
>
> 1. 掌握氯丙嗪的作用、临床应用及不良反应。
> 2. 熟悉碳酸锂、丙米嗪的作用特点及临床应用。
> 3. 了解其他抗精神失常药的作用特点、临床应用及主要不良反应。
> 4. 学会观察抗精神失常药的疗效及不良反应,能综合分析、判断及采取相应措施,正确指导患者合理用药。

引导案例

患者,男,30岁,一年前因精神刺激,总认为自己被一名死者所控制,哭笑都不由自己支配,自己的事情总是通过遥控器被别人控制。检查:意识清晰,体格检查、神经系统检查及实验室检查均未出现异常。诊断为精神分裂症。

医生制订用药方案:盐酸氯丙嗪　片剂:每片12.5~50mg,每日3次,每次5~100mg。从小剂量开始,逐渐增加用量。

1. 该患者的治疗原则是什么?
2. 针对此患者,如何进行用药指导?

第一节 精神分裂症

精神分裂症是一组病因未明的精神病,多起病于青壮年,常有认知、思维、情感、行为等多方面的障碍和精神活动的不协调。一般无意识障碍和智力缺损,病程多迁延,呈反复加重或恶化,但部分患者可痊愈或基本痊愈。

【病因和发病机制】

(一)病因

病因未明,可能与下列因素有关:

1. **遗传因素**　遗传因素是精神分裂症最可能的一种素质因素。国内家系调查资料表明,精神分裂症患者亲属中的患病率比一般居民高6.2倍,血缘关系越近,患病率也越高。

2. **器质性因素**　中毒、感染、围生期并发症以及中枢神经系统损害或发育异常,可能是某些精神分裂症患者的病因。

3. **心理社会因素**　约40%的患者病前性格具有孤僻、冷淡、敏感、多疑、富于幻想等特征,即内向性性格。某些精神分裂症起病于精神刺激，如失恋、婚姻破裂、亲人死亡或长期精神压力。

（二）发病机制

发病机制尚不清楚，普遍接受的是多巴胺活动过度假说。其依据是有阻断多巴胺受体作用的药物，如氯丙嗪、氟哌啶醇等能有效控制精神分裂症的症状；而促进多巴胺释放的药物如苯丙胺、可卡因等能加重精神分裂症患者的症状，长期服用苯丙胺可引起精神分裂症样精神病。这种假说的直接证据尚不足，还存在着缺陷，部分患者的药物疗效不佳，因此不能都用多巴胺假说来解释。

【临床表现】

该病可发病于任何年龄，以青壮年最多，20～30岁发病患者约占1/2。男女发病率大致相近。一般起病缓慢，起病日期难以确定，也有急性或亚急性起病的。随着病情的进一步发展，精神分裂症的基本症状日益明显。

（一）主要精神症状

1. 思维障碍

（1）思维形式障碍：在意识清晰和注意力集中时出现的联想松弛和思维破裂是精神分裂症的特征性症状。患者的思维缺乏连贯性和逻辑性。患者的言谈虽然语法正确，但语句之间或上下文之间的内容缺乏紧密的有机联系（思维散漫），或完全没有联系（思维破裂）。思维的非自主性体验也是精神分裂症的特征性症状，如在无外界因素影响下，患者体验到思维突然出现短暂的停止（思维中断），甚至体验到思维被某种外力抽走了（思维被抽取）。有些患者体验到一些外来的思维强行进入自己的大脑（强制性思维），或者外来思维同时在脑中大量涌现（思维云集），甚至体验到这些思维是某种外力插入脑内（思维插入）。逻辑倒错性思维也是精神分裂症的特征性症状，如逻辑倒错、概念混乱和一些奇怪的逻辑推理方式。如患者用某种具体概念代表一种抽象概念，所代表的意义别人无法理解（病理性象征性思维），患者自创新词、新字、图像或符号，并赋予特殊意义（语词新作）。有的患者整天思考一些没有现实意义的或不可能实现的问题，或认为一些普通的问题具有深奥的哲理（内向性思维）。思维贫乏见于晚期退缩精神分裂症患者，患者感到脑子空空，词汇和概念贫乏，交谈时言语单调或重复一些简单句子。

（2）思维内容障碍：原发性妄想是本病的特征性症状。继发于幻觉，尤其是听、嗅、味幻觉的妄想更为常见。思维内容障碍多为各种妄想，其逻辑推理荒谬离奇，无系统，脱离现实，且常有泛化，涉及众人。妄想内容以被害、嫉妒等多见，也可有夸大、罪恶等妄想。还可有被控制感、思维播散、思维插入或思维被夺等。

2. 感知觉障碍 幻觉尤其是言语性幻听是本病的常见症状。患者听到有声音威胁、辱骂或赞扬他，听到命令他做这做那的声音（命令性幻听），或听到自己的思维（思维回想），或听到有声音说出他的思维（读心症）。这些特殊形式的幻听对精神分裂症具有诊断意义。幻视较少见。有的患者可有嗅或味幻觉，多为闻到或尝到不愉快的味道，由此怀疑有人投毒，继而发展成被害妄想。这种妄想、幻觉体验会给患者的思维、行为等带来显著影响，在妄想、幻觉的支配下，患者可能做出有悖于常理的冲动行为。

3. 情感障碍 情感淡漠和情感不协调为精神分裂症特征性的情感障碍。开始是高级情感（如亲情感）受损，随着病情的发展，患者的情感日益淡漠，甚至对与其自身有切身利害关系的事情也无动于衷。情感不协调也是突出表现，如使人高兴的事件或环境却引起患者悲伤的内心体验（情感倒错），或内心高兴的患者却表现为痛哭流涕（表情倒错）。

4. 意志和行为障碍 患者的意志活动减退或完全缺乏。变得孤僻、被动、不与人交谈往来，无故旷工或旷课；甚至不能维持基本的生活要求，如不注意个人清洁卫生，不洗澡、不理发、不更换衣服，不定时进餐或进食一些不能吃的东西。精神分裂症患者常做出一些常人难以理解的行为（怪异行为），或突然做出难以预料的行为，如攻击或破坏行为。有些精神病患者表现为言语和动作增加，但缺乏内心体验，与环境缺乏联系（不协调性精神运动性兴奋）。紧张型患者表现为精神运动性抑制，如木僵。

5. 自知力　绝大多数缺失。患者不愿意就医、服药，也不愿意住院，给治疗造成很大的困难。

除因躯体疾病可有意识障碍外，患者的意识是清晰的，幻觉、妄想和思维形式障碍都是在意识清晰状态下出现的。智能也不因患病明显受损。

（二）临床类型

1. 偏执型　或称妄想型。临床上最常见，多在青壮年发病，以妄想为主要临床表现。妄想结构不严密，关系和被害妄想最多见，其次为夸大、自罪、疑病、钟情和嫉妒等。妄想可单独存在，也可伴有以幻听为主的幻觉。不少患者的妄想是幻觉引起的继发性妄想。情感、意志、言语、行为障碍不突出。病程长，精神衰退不明显。

2. 青春型　较常见。多在青春期发病，起病较急，症状以精神活动活跃且杂乱多变为主。表现为言语增多，联想散漫，幻觉丰富，内容生动，妄想荒谬离奇，人格解体，病理性象征性思维，情感多变，行为幼稚、怪异或冲动。此型病情发展较快，症状显著，内容荒谬，虽可缓解，也易再发。

3. 单纯型　少年期起病。经过缓慢，初期常有头痛、失眠、记忆减退等类似神经衰弱的主诉，但求医心情不迫切，即使求医也容易被疏忽或误诊，直至经过一段时间后病情发展明显才引人注意。本型症状以精神活动逐渐减退为主要表现，情感逐渐淡漠，失去对家人及亲友的亲近感。学习或工作效率逐渐下降，行为变得孤僻、懒散、被动，甚至连日常生活都懒于自理。一般无幻觉和妄想，虽有也是片段的或一过性的，此型自动缓解者较少，治疗效果和预后差。

4. 紧张型　较少见。多在青春期或中年起病，起病较急，以紧张性木僵多见。轻者表现为动作缓慢、少说少动（亚木僵状态）；重者固定于某个姿势，不语、不动不食（木僵状态），甚至出现蜡样屈曲。木僵状态可持续几小时至数年，可自行消失或转为紧张性兴奋。此时，患者突然兴奋躁动，行为暴烈，常有毁物、自伤或攻击行为，兴奋状态可维持几小时至数日，可自行消失或转为木僵状态。部分患者也可表现为自动性顺从或违拗。此型疗效较好。

有些患者的精神症状较多，也很不固定，难以归类，称为未分化型或未定型。患者的主要症状已消失，仅残留个别阴性症状，如情感淡漠或社会性退缩，称为残留型。

有专家提出精神分裂症分为阳性症状型和阴性症状型。阳性症状型以阳性症状（如幻觉、妄想）为主，对药物治疗反应好，无智力障碍。阴性症状型以情感淡漠、主动性缺乏等阴性症状为主，对药物疗效差。

【诊断】

《中国精神障碍分类与诊断标准（第三版）》（CCMD-3）精神分裂症诊断标准：

1. 症状标准　至少有下列两项，并非继发于意识障碍、情感高涨或情感低落、智能障碍（单纯性精神分裂症另有规定）：①反复出现的言语性幻听；②明显的思维松弛、思维破裂、言语不连贯、思维贫乏或思维内容贫乏；③思想被插入、被撤走、被播散、思维中断或强制性思维；④被动、被控制或被洞悉体验；⑤原发性妄想、妄想内容自相矛盾、毫无联系的两个妄想、妄想内容变化不定或妄想内容荒谬离奇；⑥思维逻辑倒错、病理性象征性思维或语词新作；⑦情感倒错或明显的情感淡漠；⑧紧张综合征、怪异行为或愚蠢行为；⑨明显的意志减退或缺乏。

2. 严重标准 丧失自知力；丧失工作（包括家务）和学习能力；生活不能自理；无法与患者进行有效的交谈。

3. 病程标准 包括：①符合症状标准和严重标准至少已持续1个月，单纯型另有规定（病程至少2年）；②若同时符合精神分裂症和心境障碍的症状标准，当情感症状减轻到不符合心境障碍标准时，分裂症状须继续符合精神分裂症的症状标准至少2周，方可诊断为精神分裂症。

4. 排除标准 排除器质性精神障碍及精神活性物质和非成瘾物质所致精神障碍。尚未明确的精神分裂症患者，若又罹患本项中前述两类疾病，应并列诊。

【治疗】

由于精神分裂症的病因与发病机制未明，目前尚无病因治疗方法，以缓解急性精神症状、改善病况和减少慢性残缺为主要目标。通常采用抗精神分裂症药物等躯体治疗，辅以心理治疗的综合治疗措施。在症状明显阶段，以躯体治疗为主，尽快控制精神症状。当症状开始缓解时，在坚持治疗的同时，适时地加入心理学治疗，解除患者的精神负担，鼓励其参加集体活动和工娱治疗，促进其精神活动的社会康复。对慢性期患者仍应持积极治疗的态度，同时加强患者与社会的联系，活跃患者的生活，防止衰退。

抗精神病药物是本病的主要治疗方式。心理治疗、康复措施和技巧训练的目的在于减少复发，提高患者的生活质量和社会适应能力。

1. 药物治疗 能有效控制精神分裂症的幻觉、妄想、思维联想障碍和精神运动性兴奋的药物称为抗精神病药。

抗精神病药按结构可分为：①吩噻嗪类。如氯丙嗪、奋乃静和硫利达嗪；②丁酰苯类。如氟哌利多醇和五氟利多；③硫杂蒽类。如氟哌噻吨；④苯甲酰胺类。如舒必利；⑤二苯二氮。如氯氮平、奥氮平等。

按药物作用机制分为经典与非经典两类。经典药物又称神经阻滞剂，主要通过阻断多巴胺受体起到抗幻觉的作用。

按临床特点分为高效和低效两类。前者以氯丙嗪为代表，镇静作用强，抗胆碱作用强，对心血管和肝功能影响较大，锥体外系不良反应较小，治疗剂量比较大；后者以氟哌啶醇为代表，抗幻觉妄想作用突出，镇静作用弱，心血管及肝毒性小，但锥体外系不良反应较大。

2. 环境治疗、心理治疗和社会康复 减少不良刺激，对患者的心理问题及时给予疏导，协助患者解决家庭、生活和工作中的困难以防止复发。通过参加集体活动和公共娱乐活动使患者回归社会，动员家庭和社会力量开展心理社会康复，对预防复发有着重要作用。

对临床痊愈的患者，鼓励其参加社会活动和从事力所能及的工作。对慢性精神障碍有退缩表现的患者，鼓励人际交往，进行职业技能训练，使患者尽可能保留部分社会生活能力，提高生活自理能力，减轻残疾程度。

向患者的亲属和健康人群大力开展卫生知识宣教，使家庭、社会对精神障碍者消除歧视、偏见和隔阂，多给予患者一些理解和关爱。

3. 电抽搐治疗 对紧张型精神分裂症尤其是木僵、严重精神运动性兴奋、拒食、有自伤自杀和攻击破坏行为的患者有很好的疗效。电抽搐治疗应严格掌握适应证，在专科医院进行治疗。随着药物治疗的进步，此种疗法已逐渐被药物治疗替代。

第二节 抗精神病药

本类药物主要用于治疗精神分裂症，对其他精神失常的躁狂症状也有效。

一、吩噻嗪类

氯丙嗪

氯丙嗪（chlorpromazine，冬眠灵）口服吸收慢而不规则，个体差异大，2~4h血药浓度达高峰，分布广泛，脑组织内浓度可达血浆浓度的10倍。主要由肝脏代谢，排泄缓慢，其代谢和消除随年龄的增大而递减，停药数月后，尿中仍可检出原形药物和代谢产物。

【知识链接】

精神分裂症的多巴胺学说认为精神分裂症的发生与脑内的多巴胺神经系统的功能亢进有关：

脑内的多巴胺神经通路主要有3种：

（1）黑质-纹状体通路　与锥体外系运动有关。

（2）中脑-边缘通路与中脑-皮质通路　与精神活动、情感、行为有关。

（3）下丘脑结节-漏斗通路　与内分泌有关。

当抑制脑内的多巴胺神经通路时可以有效地减轻精神分裂的症状，同时可以产生相应的锥体外系反应及对内分泌的影响。

【药理作用】

1. 中枢神经系统

（1）镇静、安定和抗精神病作用：正常人服用治疗量氯丙嗪后可出现安定、镇静、感情淡漠和对周围事物不感兴趣，活动减少，在安静环境易诱导入睡，醒后神志清楚。加大剂量也无麻醉作用。精神病患者用药后，可迅速控制兴奋躁动症状，连续用药6周~6个月后，可使幻觉、妄想、躁狂及精神运动性兴奋等症状逐渐消失，理智恢复，生活自理。此作用无耐受性。

（2）镇吐作用：氯丙嗪具有强大的镇吐作用。小剂量抑制延髓催吐化学感受区（CTZ）的多巴胺受体，大剂量能直接抑制呕吐中枢，但对刺激前庭引起的呕吐无效；对顽固性呃逆也有缓解作用。

（3）对体温调节中枢的影响：氯丙嗪作用于下丘脑体温调节中枢，使体温调节功能减退，体温随环境温度的变化而升降。在低温环境中能使发热患者的体温及正常人的体温降至34℃以下；若在高温条件下，则可使体温升高。

（4）加强中枢抑制药的作用：氯丙嗪可加强镇静催眠药、镇痛药、麻醉药等的作用。上述药与氯丙嗪合用时应适当减量，以免加深中枢抑制。

2. 对自主神经系统的影响

（1）阻断α受体：扩张血管，降低血压，翻转肾上腺素的升压效应。反复用药可产生耐受性，且有较多的不良反应，故不适用于高血压的治疗。

（2）阻断M受体：较大剂量可引起口干、便秘、瞳孔散大等"阿托品样"作用。

3. 对内分泌系统的影响

（1）抑制催乳素抑制因子的释放，间接使催乳素分泌增加，可致乳房肿大、溢乳。

（2）抑制促性腺激素释放，使尿促卵泡素和黄体生成素分泌减少，出现排卵延迟和停经等。

(3)抑制肾上腺皮质激素分泌,可致肾上腺皮质功能减退。

(4)抑制生长激素分泌,可影响儿童的生长发育。

【临床应用】

1. 治疗精神病　氯丙嗪对急、慢性精神分裂症都有效,能解除患者的幻觉、妄想及躁狂症状,使患者的思维、情感及行为趋于一致,恢复正常生活及工作能力。但对精神病无根治作用,须长期用药维持疗效。也可用于治疗躁狂症及其他伴有兴奋、紧张及妄想的精神病患者。

2. 止吐　对尿毒症、放射病、胃肠炎等疾病及药物(如吗啡、四环素、抗恶性肿瘤药等)所致的呕吐有显著的镇吐作用,但对晕动病所致的呕吐无效。此外,对顽固性呃逆也有效。

3. 人工冬眠　氯丙嗪抑制下丘脑体温调节中枢,使体温调节失灵,因而机体的体温随环境的变化而升降。氯丙嗪不但能降低发热患者的体温,而且也能降低正常人的体温,临床上辅以物理降温,用于低温麻醉。若合用某些中枢抑制药,可使患者深睡、体温、代谢及组织耗氧量均降低,称为人工冬眠疗法。(冬眠合剂Ⅰ号:氯丙嗪、异丙嗪各50mg,哌替啶100mg及5%葡萄糖溶液250mL配成。)临床上可辅助治疗严重感染、中枢性高热、甲亢危象。

【不良反应】

1. 中枢抑制症状　嗜睡、乏力、淡漠等。

2. α受体阻断症状　鼻塞、直立性低血压、心悸等。

3. M受体阻断症状　口干、便秘、视力模糊、皮肤干燥等。

4. 锥体外系反应

(1)帕金森综合征:表现为肌张力增高、面容呆板、动作迟缓、肌肉震颤、流涎等,可选用中枢抗胆碱药东莨菪碱或苯海索治疗。

(2)急性肌张力障碍:表现为舌、面、颈部肌肉痉挛,致苦笑面容、斜颈、伸舌、呼吸运动障碍、吞咽困难等。

(3)静坐不能:表现为坐立不安、反复徘徊,多在治疗最初的2个月内发生。

(4)迟发性运动障碍:表现为嚼肌、舌肌、颊肌等反复不自主的刻板运动(口–舌–腮三联症),睡觉时可消失。目前尚无可靠的治疗方法,一旦出现应及早停药或减量,禁用中枢性抗胆碱药。此反应是氯丙嗪阻断黑质–纹状体通路的多巴胺受体,使纹状体内多巴胺能神经功能减弱,胆碱能神经功能占优势所致。

5. 急性中毒　短时间内应用超大剂量氯丙嗪可致急性中毒,表现为昏睡、低血压、休克、心动过缓、心电图异常等,应立即停药并进行对症治疗。

6. 过敏反应　皮疹和光敏皮炎。

7. 其他　长期用药可见乳腺增大、泌乳、月经停止、儿童生长发育迟缓等内分泌系统紊乱症状。偶见肝脏损害、粒细胞减少、贫血和再生障碍性贫血。

二、其他抗精神失常药

(一)硫杂蒽类

本类药物的药理作用与吩噻嗪类相似,兼有类似三环类抗抑郁药的作用。适用于伴有抑郁、焦虑症状的精神分裂症、更年期抑郁症及焦虑症等。

氯普噻吨

氯普噻吨(chlorprothixene,泰尔登),与氯丙嗪相比,其抗幻觉、妄想作用和α受体、M受体阻断作用均较弱,不良反应较轻。对伴有焦虑或抑郁症患者较适用。

(二)丁酰苯类

本类药物作用和临床应用与吩噻嗪类相似,为强效抗精神病药。

氟哌啶醇

氟哌啶醇(haloperidol),与氯丙嗪相比,其抗精神病作用迅速、强大而持久,镇静、降压作用弱,对以兴奋、幻觉和妄想为主要表现的各种急、慢性精神病症状有较好的疗效。镇吐作用较强,用于多种疾病及药物引起的呕吐,对持续性呃逆也有效。但锥体外系不良反应发生率高(80%),程度严重。

(三)其他类

氯氮平

氯氮平(clozapine)为新型抗精神病药。临床上主要用于急、慢性精神分裂症,对其他药物治疗无效的案例仍可有效,几乎无锥体外系反应。但有时可引起粒细胞减少,所以用药期间应定期检查血象。

利培酮

利培酮(risperidone)是新一代抗精神病药物。因其用药剂量小、起效快、锥体外系副作用轻及患者依从性好等特点,明显优于其他抗精神病药物。久服大剂量可引起心肌损害及心律失常。

第三节 抗抑郁症药及抗躁狂症药

一、抗抑郁症药

抗抑郁症药是一类能增强5-羟色胺能神经和(或)去甲肾上腺素能神经功能,使情绪提高、精神振奋的药物。抗抑郁症药根据化学结构可分为三环类抗抑郁药、四环类抗抑郁药和其他类抗抑郁药。常用的是三环类抗抑郁药,主要包括丙米嗪、地昔帕明、阿米替林、多赛平等。

丙米嗪

丙米嗪(imipramine,米帕明),口服吸收良好,但个体差异较大,2~8h血药浓度达高峰,约70%与血浆蛋白结合,广泛分布于全身组织,以脑、肝、肾分布较多,主要在肝内转化为去甲丙米嗪,后者也有良好的抗抑郁作用,代谢产物最终经尿液排出体外。

【药理作用和临床应用】

1. 抗抑郁症 正常人口服本药表现为困倦、头晕、视力模糊等,连续用药数天,以上症状加剧,并出现注意力不集中、思维能力下降。而抑郁症患者连续服药后,则表现为情绪提高,消除抑郁。起效缓慢,连续用药2~3周后见效。对内源性、反应性及更年期抑郁症均有较好的疗效,但对精神分裂症伴有抑郁状态疗效较差。

2. 其他 可用于小儿遗尿症、焦虑和恐惧症的治疗。

【不良反应】

1. M胆碱受体阻断症状 可出现口干、便秘、视力模糊、心动过速,尚有直立性低血压、心律失常、房室传导阻滞等。

2. 中枢神经系统症状 无力、震颤,患者可由抑郁转为兴奋状态。

阿米替林

阿米替林（amitriptyline）抗抑郁作用与丙米嗪相似，起效快，镇静和抗胆碱作用较强，有抗焦虑作用。主要用于各种抑郁症和抑郁状态，对伴有焦虑、不安的患者疗效更好。也可用于小儿遗尿症。阻断M胆碱受体引起的副作用较多见。

多塞平

多塞平（doxepin，多虑平）具有抗抑郁和抗焦虑作用，其抗抑郁作用不如丙米嗪和阿米替林，但其抗焦虑作用较强。适用于各型抑郁症伴有焦虑的患者。不良反应与丙米嗪相似。青光眼及癫痫患者慎用。

二、抗躁狂症药

躁狂症是一种以情感活动呈病态的过分高涨为基本表现的精神失常。抗精神分裂症药氯丙嗪、氟奋乃静、氟哌啶醇均有治疗躁狂症的作用，但仍以锂盐最常用。

碳酸锂

碳酸锂（lithium carbonate），口服吸收快而完全，2~4h血药浓度达高峰。但通过血-脑脊液屏障进入脑组织和神经细胞较慢。主要经肾排泄，增加钠盐摄入，可促进锂排出。

【药理作用和临床应用】

治疗量对正常人的精神活动几乎无影响，但对躁狂症状则有显著疗效。主要用于治疗情感性精神病的躁狂症状，起效较慢，与抗精神病药合用，可增强疗效，减少精神病药的剂量，而抗精神病药又可缓解锂盐引起的恶心、呕吐等症状。

【不良反应】

（1）用药早期出现恶心、呕吐、腹泻、乏力、肌无力、手微细震颤、口渴、多尿等，常在继续治疗1~2周后症状逐渐减轻或消失。

（2）甲状腺功能低下或甲状腺肿，停药后可恢复。

（3）中毒反应：锂盐安全范围较小，最高有效血药浓度为1.5mmol/L，而大于2.0mmol/L即可中毒，主要表现为意识障碍甚至昏迷、肌张力增高，深反射亢进、共济失调、眼球震颤等，此药中毒没有特异解毒药，主要是对症处理。静脉注射生理盐水可加速锂排泄。对服用锂盐的患者，每日应测定血锂浓度，当血锂浓度升高至1.5~2.0mmol/L时，应立即减量或停药。

【知识链接】

抑郁症又称抑郁障碍，以显著而持久的心境低落为主要临床特征，是心境障碍的主要类型。临床可见心境低落与其处境不相称，情绪的消沉可以从闷闷不乐到悲痛欲绝，自卑抑郁，甚至悲观厌世，可有自杀企图或行为；甚至发生木僵；部分病例有明显的焦虑和运动性激越；严重者可出现幻觉、妄想等精神病性症状。每次发作持续2周以上，长者甚或数年，多数病例有反复发作的倾向，每次发作大多数可以缓解，部分可有残留症状或转为慢性。

迄今，抑郁症的病因并不是非常清楚，但可以肯定的是，生物、心理与社会环境诸多方面因素参与了抑郁症的发病过程。生物学因素主要涉及遗传、神经生化、神经内分泌、神经再生等方面；与抑郁症关系密切的心理学易患素质是病前性格特征，如抑郁气质。成年期遭遇应激性的生活事件，是导致出现具有临床意义的抑郁发作的重要触发条件。然而，以上这些因素并不是单独起作用的，强调遗传与环境或应激因素之间的交互作用，以及这种交互作用的出现时点在抑郁症发生过程中具有重要的影响。

抑郁症可以表现为单次或反复多次的抑郁发作，以下是抑郁发作的主要表现。

（1）心境低落：主要表现为显著而持久的情感低落，抑郁悲观。轻者闷闷不乐、无愉快感、兴趣减退，重者痛不欲生、悲观绝望、度日如年、生不如死。典型患者的抑郁心境有晨重夜轻的节律变化。在心境低落的基础上，患者会出现自我评价降低，产生无用感、无望感、无助感和无价值感，常伴有自责自罪，严重者出现罪恶妄想和疑病妄想，部分患者可出现幻觉。

（2）思维迟缓：患者思维联想速度缓慢，反应迟钝，思路闭塞，自觉"脑子好像是生了锈的机器""脑子像涂了一层糨糊一样"。临床上可见主动言语减少，语速明显减慢，声音低沉，对答困难，严重者交流无法顺利进行。

（3）意志活动减退：患者意志活动呈显著持久的抑制。临床表现行为缓慢，生活被动、疏懒，不想做事，不愿和周围人接触交往，常独坐一旁，或整日卧床，闭门独居、疏远亲友、回避社交。严重时连吃、喝等生理需要和个人卫生都不顾，蓬头垢面、不修边幅，甚至发展为不语、不动、不食，称为"抑郁性木僵"，仔细进行精神检查，患者仍流露痛苦抑郁情绪。伴有焦虑的患者，可有坐立不安、手指抓握、搓手顿足或踱来踱去等症状。严重的患者常伴有消极自杀的观念或行为。调查显示，我国每年有28.7万人死于自杀，其中63%有精神障碍，40%患有抑郁症。

（4）认知功能损害：研究认为，抑郁症患者存在认知功能损害。主要表现为近事记忆力下降、注意力障碍、反应时间延长、警觉性增高、抽象思维能力差、学习困难、语言流畅性差、空间知觉、眼手协调及思维灵活性等能力减退。认知功能损害导致患者社会功能障碍，而且影响患者的远期预后。

（5）躯体症状：主要有睡眠障碍、乏力、食欲减退、体重下降、便秘、身体任何部位的疼痛、性欲减退、阳痿、闭经等。躯体不适的体诉可涉及各脏器，如恶心、呕吐、心慌、胸闷、出汗等。自主神经功能失调的症状也较常见。病前躯体疾病的主诉通常会加重。睡眠障碍主要表现为早醒，一般比平时早醒2~3h，醒后不能再入睡，这对抑郁发作具有特征性意义。有的表现为入睡困难、睡眠不深；少数患者表现为睡眠过多。体重减轻与食欲减退不一定成正比例，少数患者可出现食欲增强、体重增加。

第四节 抗精神失常药的用药指导

【用药指导程序】

用药步骤	用药指导要点
用药前	熟悉常用抗精神失常药的适应证和禁忌证，了解各种剂型和用法。
用药中	1. 氯丙嗪局部给药刺激性强，不宜皮下注射；静脉给药应稀释后缓慢注射，以防发生血栓静脉炎。 2. 本类药品服药期间不宜从事驾车、操纵机器等工作；为预防发生直立性低血压，注射或大剂量给药后应卧床休息1~2h。 3. 氯丙嗪对于乳腺增生和乳腺癌患者、有癫痫病史者、6岁以下儿童禁用。严重的心肝疾病、骨髓抑制、青光眼、癫痫患者慎用。 4. 丙米嗪起效慢，须连续用药2~3周后方可见效，对有严重自杀倾向的抑郁患者，须加用其他医疗措施预防。 5. 青光眼、前列腺肥大、心肝肾功能不全、妊娠妇女及癫痫患者禁用抗抑郁药。
用药后	1. 密切观察用药后的疗效和不良反应。 2. 症状严重者应配合心理治疗。

【常用制剂和用法】

盐酸氯丙嗪　片剂：12.5mg、25mg。从小剂量开始，口服，每次12.5～50mg，每日3次。

氟哌啶醇　片剂：2mg、4mg。口服，每次2～10mg，每日2～3次。

氯普噻吨　片剂：12.5mg、25mg、50mg。口服，精神病，轻症150mg/d，重症300～600mg，分3～4次。

舒必利　片剂：100mg。呕吐，口服，每次50～100mg，每日2～3次。

丙米嗪　片剂：12.5mg、25mg。口服，每次12.5mg，每日3次。

曲唑酮　片剂：10mg、25mg、50mg、75mg，开始剂量，每日25～100mg，分次服用，至少持续两周。

碳酸锂　从小剂量开始，0.5g/d，递增0.9～1.8g/d，分3～4次口服。

本章小结

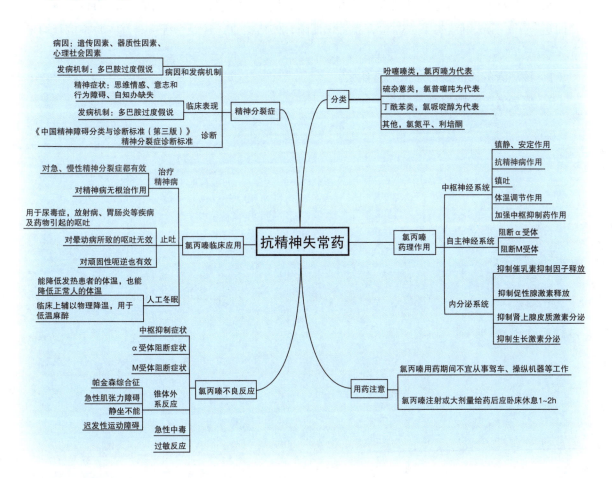

考点提示

1. 氯丙嗪、氯氮平、碳酸锂的药理作用、临床应用与不良反应。

2. 抗抑郁症药物的分类，丙米嗪、阿米替林的药理作用、临床应用与不良反应。

思考与练习

1. 试述氯丙嗪对中枢神经系统的作用是什么?
2. 比较氯丙嗪与解热镇痛抗炎药对体温的影响有何不同?
3. 简述碳酸锂的主要临床应用。
4. 简述丙米嗪的药理作用。
5. 案例分析:

某男,22岁,一年前因精神刺激表现为郁郁不乐,认为自己有罪,耳边听到有说话声,内容说不出,有时侧耳倾听"地球隆隆响声",问家人"为什么我想的事别人都知道",看见小汽车非常恐惧,不出门,独处一隅,喝酒,自娱自笑。一次他突然对着打开的电风扇下跪说:"我有罪,该死。"近期听到电风扇里有一男人说:"你是叛徒,内奸。"认为自己大脑被一名死者控制着,哭笑都不受自己支配,自己想事是别人通过遥控器控制他,有时想事想到一半时,认为想法被一个死人"抽走"了,无法继续想下去。检查:意识清晰,体格检查、神经系统检查及实验室检查均未见异常。

(1) 该患者的诊断及诊断依据是什么?
(2) 该患者的治疗原则是什么?

(文秀云 何 宁)

第九章　镇痛药

学习目标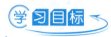

1. 掌握吗啡的作用、临床用途及不良反应。
2. 熟悉哌替啶的作用特点。
3. 了解其他镇痛药的作用特点、临床应用及主要不良反应。
4. 学会观察镇痛药的疗效及不良反应，能综合分析、判断及采取相应措施，正确指导患者合理用药。

引导案例

患者，女，30岁，产妇，医生确定胎儿在2h内可以娩出，为缓解患者的疼痛，选择了盐酸吗啡。

医生制订用药方案：盐酸吗啡注射液 10mg×1支

用法：每次10mg，立即肌注

请分析用药是否合理，为什么？

疼痛是机体受到伤害性刺激时产生的一种主观感觉，是机体的保护性反应，也是临床上多种疾病的主要症状。镇痛药是一类主要作用于中枢神经系统，具有选择性消除或减轻疼痛以及疼痛引起的精神紧张和烦躁不安等情绪反应的药物，本类药品包括麻醉性镇痛药和非麻醉性镇痛药两类。麻醉性镇痛药是指选择性作用于中枢神经系统特定部位的阿片受体的药物，易产生依赖性，也称成瘾性镇痛药，包括阿片生物碱类镇痛药和人工合成的镇痛药。非麻醉性镇痛药作用与阿片受体无关。

第一节　阿片受体激动药

"阿片"一词源于希腊文，原意为"浆汁"。阿片是罂粟科植物罂粟未成熟蒴果浆汁的干燥物，含二十余种生物碱，其中具有药用价值的为吗啡、可待因、罂粟碱等。

吗啡

【体内过程】

吗啡（morphine）是阿片的主要成分，镇痛效果良好，至今仍用于临床，并且被列入我国国家基本药物目录。本品口服易吸收，但因首关效应显著，口服生物利用度低，仅为25%，故常采用注射途径给药，其中皮下注射吸收不恒定，肌内注射吸收良好。少量通过血-脑脊液屏障进入中枢发挥作用。60%~70%在肝中与葡萄糖醛酸结合，10%脱甲基生成去甲吗啡；代谢物及原形主要经肾排泄，少量经胆汁和乳汁排出，$t_{1/2}$为2.5～3h。

【药理作用】

1. 中枢神经系统

（1）镇痛作用：吗啡镇痛作用强大，皮下注射吗啡5～10mg显著减轻或消除疼痛，镇痛作用维持4～5h。对慢性持续性钝痛的效果优于急性间断性锐痛，同时不影响意识和其他感觉。

（2）镇静作用：可消除因疼痛（特别是持续性钝痛）引起的焦虑、紧张等情绪，降低机体对伤害性刺激的反应，提高痛阈。如外界环境安静时易入睡，但睡眠较浅。

（3）欣快作用：表现为满足感，与患者所处的状态有关，既是吗啡镇痛作用良好的因素之一，也是产生依赖性和成瘾性的原因之一。

（4）抑制呼吸：吗啡通过降低呼吸中枢对二氧化碳的敏感性以及直接抑制呼吸调节中枢产生呼吸抑制作用。治疗量吗啡即可抑制呼吸，使呼吸频率变慢，潮气量减少，急性中毒时呼吸频率可减少至每分钟2～3次。

（5）催吐：兴奋延髓催吐化学感受区（CTZ），引起恶心和呕吐。连续用药时催吐作用可消失。

（6）镇咳：抑制延髓咳嗽中枢，抑制咳嗽反射减弱，镇咳作用强，因易成瘾，临床常用可待因代替。镇咳作用机制可能与吗啡激动延髓孤束核阿片受体有关。

（7）其他：兴奋动眼神经缩瞳核，引起瞳孔缩小。针尖样瞳孔可作为诊断吗啡过量中毒的重要依据之一，可促进抗利尿激素、催乳素和促生长激素释放，抑制黄体生成素释放。

2. 心血管系统

（1）降低血压：与吗啡促进组胺释放和扩张阻力血管和容量血管有关，临床上易引起直立性低血压。

（2）升高颅内压：与吗啡抑制呼吸中枢，造成二氧化碳潴留，引起脑血管扩张和脑血流量增加有关，故颅脑外伤和颅内占位性病变者禁用。

3. 平滑肌

（1）胃肠道平滑肌：可兴奋胃肠道平滑肌和括约肌，引起痉挛，使胃排空和推进性肠蠕动减弱。吗啡尚可抑制消化液分泌，同时还可抑制中枢，使患者便意迟钝，最终导致肠内容物推进受阻，引起便秘。

（2）胆管平滑肌：治疗量吗啡可引起胆管平滑肌和括约肌收缩，升高胆管和胆囊内压，引起上腹部不适，甚至引起胆绞痛。

（3）其他平滑肌：治疗量吗啡增强子宫平滑肌张力，影响分娩，延长产程。增强膀胱括约肌张力，收缩输尿管，导致尿潴留。对支气管哮喘患者，治疗量吗啡可诱发哮喘，故哮喘患者禁用。

4. 免疫系统

阿片类药物对细胞免疫和体液免疫均有抑制作用，临床意义尚不清楚，但有证据表明长期滥用药物者机体免疫功能低下，易患感染性疾病。

【临床应用】

1. 镇痛　吗啡对各种疼痛均有效。但是，反复应用易成瘾。临床上除晚期癌症诱发的剧痛可以长期应用外，短期则应用于其他镇痛药无效的急性锐痛，如严重外伤、骨折和烧伤等。对急性心肌梗死引起的剧烈疼痛者，如血压正常，不仅止痛，还可减轻患者焦虑情绪和心脏负担。治疗内脏绞痛时，应与解痉药阿托品合用。

2. 心源性哮喘

（1）抑制呼吸中枢，降低其对二氧化碳的敏感性，缓解反射性的呼吸急促。

（2）扩张外周血管，降低外周阻力，减轻心脏的负荷。

（3）消除患者的焦虑紧张情绪、间接减轻心脏负担。

除应用吗啡、吸氧外，还可同时应用强心苷、支气管扩张药、利尿药、扩血管药等综合治疗措施。

3. 止泻 可选用阿片酊或复方樟脑酊，用于急、慢性消耗性腹泻。若有感染，应同时服用抗生素。

【不良反应】

1. 一般不良反应 治疗量吗啡可引起恶心、呕吐、不安、眩晕、意识模糊、便秘、尿潴留、低血压、鼻周围瘙痒、荨麻疹和呼吸抑制等。

2. 急性中毒 表现为昏迷、呼吸抑制、针尖样瞳孔、血压下降甚至休克或死亡。致死的主要原因为呼吸麻痹。抢救时应采取人工呼吸、吸氧和应用阿片受体阻断药纳洛酮等措施。

3. 耐受性和依赖性 连续多次应用后易产生。必须按国家颁布的《麻醉药品管理条例》限制使用，一般连续用药不得超过1周。耐受性表现为对吗啡的需求量增大及用药间隔时间缩短；产生依赖性的患者，在停药后6~10h出现戒断症状，36~48h症状最严重。表现为流涕、流泪、出汗、呕吐、腹泻、发热、瞳孔散大、震颤、肌肉疼痛、焦虑、兴奋、失眠，甚至虚脱和意识丧失等。产生依赖性的患者往往不择手段地获取药物，对家庭和社会危害极大。

可待因

可待因（codeine，甲基吗啡），可待因作用与吗啡相似，镇痛作用为吗啡的1/12，具有明显的镇咳作用，属中枢性镇咳药，主要用于无痰干咳及剧烈频繁的咳嗽。

【知识链接】

吸毒多久会成瘾

吸毒者对毒品成瘾时间的快慢与所使用的毒品的性质、类别、毒性的强弱、吸毒的方式、吸食的剂量、次数和吸毒者个人的心理素质、身体耐受程度及社会环境等多种因素有关。一般而言，吗啡、海洛因，如采用静脉注射方式，每天2次，每次0.1g，2~3d即可成瘾。

第二节 其他镇痛药

哌替啶（度冷丁）

【体内过程】

哌替啶（pethidine，度冷丁）为临床上常用的人工合成的镇痛药，口服易吸收，生物利用度为52%；故临床常采用注射给药。哌替啶血浆蛋白结合率约为60%，$t_{1/2}$约为3h。主要在肝脏代谢为哌替啶酸和去甲哌替啶。去甲哌替啶具有中枢兴奋作用，可产生幻觉甚至惊厥。

【药理作用和临床应用】

1. 镇痛 镇痛强度约为吗啡的1/10，镇痛作用可维持2~4h。可替代吗啡用于各种剧烈的疼痛如外伤、癌症晚期和手术后疼痛治疗。内脏绞痛如胆绞痛等应与阿托品合用，也可用于分娩止痛，但产前4h内不宜使用，以免抑制新生儿呼吸。

2. 人工冬眠 与氯丙嗪和异丙嗪组成人工冬眠合剂。

3. 心源性哮喘 作用及作用机制同吗啡，可代替吗啡辅助用于心源性哮喘的治疗。

4. 麻醉前给药 其镇静作用可消除患者术前紧张、恐惧情绪、减少麻醉药用量。

【不良反应】

（1）一般不良反应 可见头晕、出汗、恶心、呕吐、心悸、直立性低血压等。

（2）大剂量可抑制呼吸，偶见震颤、肌肉痉挛、反射亢进甚至惊厥等中枢兴奋症状。对出现中枢兴奋症状的中毒患者，除应用纳洛酮外，还应配合使用巴比妥类药物。

（3）久用也可产生耐受性和依赖性。

美沙酮

美沙酮（methadone，美散痛）口服吸收良好，30min左右起效，作用持续时间明显长于吗啡，$t_{1/2}$超过24h。镇痛效价强度与吗啡相同，而其耐受性和成瘾性发生缓慢，停药后的戒断症状亦较轻；可用于创伤、术后、晚期癌症及多种原因引起的剧烈疼痛，也可用于吗啡或海洛因成瘾者的脱毒治疗。可抑制呼吸，临产妇女、呼吸功能不全者及婴幼儿禁用。

喷他佐辛

喷他佐辛（pentazocine，镇痛新）为吗啡受体部分激动剂，口服和注射给药均可。主要在肝脏代谢，$t_{1/2}$为2~4h。镇痛效价强度是吗啡的1/3，呼吸抑制效价强度是吗啡的1/2；镇静作用、兴奋胃肠道平滑肌作用较吗啡弱。对心血管系统作用与吗啡不同，大剂量可使心率增快，血压升高。临床主要用于各种慢性剧痛及术后疼痛。不良反应有眩晕、恶心、出汗等。大剂量可引起呼吸抑制、血压升高、心动过速。剂量过大可引起精神症状，如焦虑、噩梦、幻觉甚至惊厥。本品依赖性较小，已不列入麻醉药品管理范围。

曲马朵

曲马朵（tramadol）镇痛作用强度与喷他佐辛相似，镇咳效价强度是可待因的1/2，临床用于手术后、创伤、晚期肿瘤引起的疼痛，也可用于剧烈的关节痛、神经痛、外科和产科手术引起的疼痛。不良反应有恶心、呕吐、出汗、眩晕等，长期使用亦可引起耐受性与依赖性。

罗通定

罗通定（rotundine，左旋四氢帕马丁）系由罂粟科植物延胡索的块茎中提取分离得到的生物碱，现已人工合成。作用特点：

（1）镇痛作用弱于哌替啶，强于解热镇痛药。主要用于头痛、月经痛、胃肠及肝胆系统等内科疾病引起的钝痛。

（2）因对产程及胎儿无不良影响，也可用于分娩痛。

（3）罗通定尚有安定、镇静及催眠作用，临床可用于失眠。

第三节　阿片受体阻断药

纳洛酮

纳洛酮（naloxone，丙烯吗啡酮）的化学结构与吗啡相似，与阿片受体有较强的亲和力，无内在活性，对各型阿片受体均有竞争性阻断作用。临床用于：

1. **阿片类药物依赖者的鉴别诊断**　正常情况下应用，无药理作用，但阿片药物依赖者使用，立即出现戒断症状。

2. **解救吗啡急性中毒**　解救呼吸抑制及其他中枢症状，促进中毒昏迷者的苏醒。

3. **其他**　用于急性乙醇中毒、一氧化碳中毒、脑卒中等各种原因引起的休克，对脑及脊髓损伤也具有一定的疗效。

第四节　镇痛药的用药指导

【用药指导程序】

用药步骤	用药指导要点
用药前	1. 熟悉常用镇痛药的适应证和禁忌证，了解各种剂型和用法。 2. 告知患者滥用镇痛药的危害和用药注意事项。
用药中	1. 吗啡禁用于分娩止痛、哺乳期妇女止痛、支气管哮喘、肺心病患者、颅脑损伤致颅内压增高患者、肝功能严重减退及新生儿和婴儿等。 2. 应用单胺氧化酶抑制药的患者，同时使用哌替啶可干扰去甲哌替啶的代谢而使之蓄积，导致中枢兴奋、高热、惊厥，故禁止合用。
用药后	1. 密切观察用药后的疗效和不良反应。 2. 做好禁毒的宣传工作。

【知识链接】

癌症患者三级止痛阶梯治疗

癌痛治疗的三阶梯疗法，就是根据癌症患者疼痛的程度、性质和原因，选择适宜的镇痛药。

（1）对轻度疼痛的患者，应主要选用解热镇痛抗炎药，如阿司匹林、吲哚美辛等。

（2）对中度疼痛应选用弱效麻醉性镇痛药，如布桂嗪、可待因等。

（3）对重度疼痛应选用强效麻醉性镇痛药，如吗啡、哌替啶、二氢埃托啡等。在用药过程中要尽量选择口服给药、有规律地按时给药、剂量个体化，必要时可加用辅助药物，如解痉药阿托品、精神治疗药地西泮等。

某患者现已至肝癌晚期，经常疼痛不止，请给出治疗方案，并说明依据和注意事项。

【常用制剂和用法】

盐酸吗啡　片剂：5mg、10mg，每次5~10mg，每日1~3次。注射剂：5mg/0.5mL，10mg/mL，每次10mg，每日3次，皮下或肌内注射。极量：每次30mg，每日100mg。

盐酸哌替啶　片剂：25mg、50mg，口服，每次50~100mg，每日2~4次。注射剂：50mg/mL，100mg/2mL，皮下或肌内注射，每次50~100mg，每日2~4次。

枸橼酸芬太尼　注射剂：0.1mg/2mL，皮下或肌内注射，每次0.05~0.1mg。

盐酸美沙酮　片剂：2.5mg，每次5~10mg，每日2~3次。注射剂：5mg/mL，每次5~10mg，每日2~3次，肌内注射。

盐酸喷他佐辛　片剂：25mg、50mg，口服，每次50~100mg。注射剂：30mg/mL，每次30mg，

皮下或肌内注射。

盐酸罗通定 片剂：30mg，每次60~120mg，每日3次。

纳洛酮 注射剂：0.4mg/mL，每次0.4~0.8mg，肌内或静脉注射。

引导案例解析

该用药方案不合理，因为：首先，吗啡能通过胎盘屏障进入胎儿体内，抑制胎儿的呼吸中枢，使新生儿的自主呼吸受到抑制；其次，吗啡能对抗催产素兴奋子宫的作用而延长产程。

本章小结

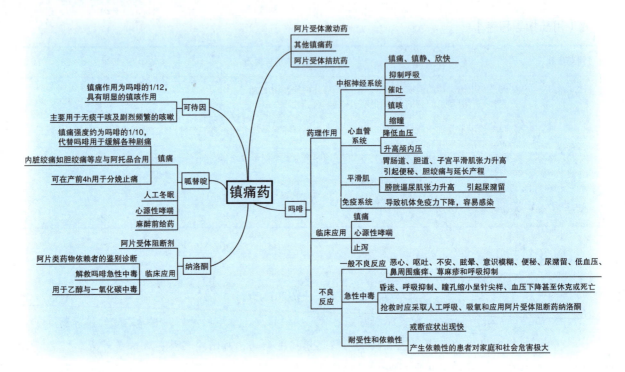

考点提示

1. 吗啡在体内的过程特点、药理作用、临床应用与不良反应。
2. 可待因、哌替啶、喷他佐辛、曲马朵、罗通定、纳洛酮的药理作用、临床应用与不良反应。
3. 阿片类药物滥用的危害与治疗。

思考与练习

1. 简述吗啡治疗心源性哮喘的机制。
2. 比较阿片受体激动药和阻断药的药理作用和临床应用。

（张瑞光　李美册）

第十章 解热镇痛抗炎药

学习目标

1. 掌握阿司匹林的作用、临床用途及不良反应。
2. 熟悉对乙酰氨基酚、布洛芬、吲哚美辛的作用特点。
3. 了解其他解热镇痛药的作用特点、临床应用及主要不良反应。
4. 学会观察解热镇痛药的疗效及不良反应,能综合分析、判断及采取相应措施,正确指导患者合理用药。

引导案例

患者,男,40岁,多关节肿痛4月余,从1月中旬出现右手近端指关节、掌指关节肿痛,晨僵10min,病情逐渐加重,无皮疹、皮下结节。查体:一般状况良好,类风湿因子阳性。初步诊断:类风湿关节炎。

医生制订用药方案:①阿司匹林片剂每次1.0g,每日3次;②硫酸罗通定片剂每次60mg,每日3次。

1. 该患者的治疗原则是什么?
2. 针对此患者,应如何进行用药指导?

第一节 概 述

解热镇痛抗炎药是一类具有解热、镇痛,而且大多数还有抗炎、抗风湿作用的药物。它们在化学结构上虽属不同类别,但有共同的药理学作用基础,可抑制体内前列腺素的生物合成。由于这类药物化学结构及作用机制与甾体激素不同,故又称为非甾体抗炎药。

一、解热作用

发热是机体的一种防御反应,并且热型也是诊断疾病的重要依据,故对一般发热患者可不必急于使用解热药。但体温过高或持久发热将会消耗体力,引起头痛、失眠、谵妄、昏迷,小儿高热易发生惊厥,严重者可危及生命,这时应及时用解热药降低体温,缓解高热引起的并发症。

【发热机制】

由于各种外热源(如病原体及其毒素、致炎物、抗原抗体复合物等)刺激中性粒细胞,产生与释放内热源,作用于下丘脑体温调节中枢,使中枢合成与释放PG增多,将调定点提高至37℃以上,此时产热增加,散热减少,因此体温升高。

【解热机制】

解热镇痛药可抑制环氧酶（COX，PG合成酶），减少PG的合成，使体温调节点恢复到正常水平，通过散热增加而降低发热者体温。

二、镇痛作用

【疼痛产生的机制】

在组织损伤或发炎时，局部产生并释放某些致痛化学物质（也是致炎物质）如缓激肽、PG、白三烯等。缓激肽作用于痛觉感受器引起疼痛，PG则可使痛觉感受器对缓激肽等致痛物质的敏感性提高，称之为"痛觉增敏"作用。

【镇痛机制】

解热镇痛药镇痛作用部位主要在外周，通过抑制COX，减少外周PG的合成，产生镇痛作用。本类药物对中低等程度疼痛效果较好，对各种严重创伤性剧痛及内脏平滑肌绞痛无效；对临床常见的慢性钝痛如头痛、牙痛、神经痛、肌肉痛、关节痛、痛经等镇痛效果理想，久用不产生耐受性与依赖性，故临床应用广泛。

三、抗炎抗风湿作用

本类药除苯胺类外都具有抗炎、抗风湿作用，能显著减轻炎症的红、肿、热、痛等症状。目前认为，PG是参与炎症反应的重要活性物质，它不仅能扩张血管，增加血管通透性，引起局部充血、水肿和疼痛，还能协同增强其他致痛致炎物质（如缓激肽、5-羟色胺、白三烯等）的作用。但无病因治疗作用，也不能完全阻止病程发展及并发症的发生。

第二节　常用解热镇痛抗炎药

常用的解热镇痛抗炎药按化学结构可分为水杨酸类、苯胺类、吡唑酮类和其他有机酸类等4类。

一、水杨酸类

阿司匹林

【体内过程】

口服后，小部分在胃、大部分在小肠上部吸收。被胃肠黏膜、血浆、红细胞及肝中的酯酶水解产生水杨酸，故阿司匹林的$t_{1/2}$仅有15min左右。水解后以水杨酸盐的形式迅速分布至全身组织，可进入关节腔及脑脊液，并可通过胎盘。水杨酸与血浆蛋白结合率高，可达80%~90%。水杨酸经肝脏代谢，大部分代谢物与甘氨酸结合，少部分与葡萄糖醛酸结合，自肾排泄。

【药理作用和临床应用】

1. 解热镇痛　有较强的解热、镇痛作用，常与其他解热镇痛药配成复方，用于头痛、牙痛、肌肉痛、神经痛、痛经及感冒发热等。

2. 抗风湿　较大剂量有明显的抗风湿作用，可使急性风湿热患者于24~48h内退热，关节红、肿及疼痛缓解，血沉下降，患者主观感觉好转。由于控制急性风湿热的疗效迅速而确实，故也可用于鉴别诊断。对类风湿关节炎也可迅速镇痛，消退关节炎症，减轻关节损伤，目前仍是首选药。

【知识链接】

类风湿因子与类风湿

自身免疫学说认为，本病起病应先有感染源（细菌、病毒、支原体等）侵入关节腔，抗原抗体复合物形成后，抗体转变为异体，再刺激浆细胞就会产生新的抗体，就是类风湿因子。类风湿因子和免疫球蛋白结合成免疫复合物。为了消除这些免疫复合物，类风湿细胞自我破裂，释放出大量的酶，它们专门破坏滑膜、关节囊、软骨和软骨下骨的基质，造成关节的局部破坏。

3. 影响血栓形成

（1）小剂量阿司匹林可抑制COX，因而减少血小板中TXA_2的生成，抑制血小板聚集，防止血栓形成。

（2）剂量较大时，阿司匹林也能抑制血管壁中的PG合成酶，减少了前列环素合成，PGI_2是TXA_2的生理对抗剂，它的合成减少可能促进血栓形成。

因而建议采用小剂量（每日口服50~100mg）用于预防血栓形成。治疗缺血性心脏病如稳定型、不稳定型心绞痛及进展性心肌梗死患者，能降低病死率及再梗死率。此外，应用于血管成形术及旁路移植术也有效。对一过性脑缺血发作者，服用小剂量阿司匹林（30~50mg），可防止脑血栓形成。

【不良反应】

1. 胃肠道反应 最为常见，口服可直接刺激胃黏膜，引起上腹不适、恶心、呕吐。较大剂量长期服用可引起胃溃疡及不易察觉的胃出血（无痛性出血），这与本药抑制胃黏膜PG合成有关，因为内源性PG对胃黏膜有保护作用。饭后服药，将药片嚼碎，同服抗酸药如碳酸钙，或服用肠溶片可减轻以上反应。

2. 凝血障碍 一般剂量阿司匹林可抑制血小板聚集，延长出血时间。大剂量长期服用，能抑制凝血酶原形成，从而导致出血时间和凝血时间延长，易引起出血，可用维生素K防治。严重肝损害、低凝血酶原血症、维生素K缺乏等均应避免服用阿司匹林。手术前一周应停用。

3. 过敏反应 少数患者可出现荨麻疹、血管神经性水肿、过敏性休克。某些患者可诱发支气管哮喘，称为"阿司匹林哮喘"，可能与白三烯以及其他脂氧酶代谢产物合成增加有关。用β受体激动剂治疗效果不佳。

4. 水杨酸反应 剂量过大（5g/d）时，可出现头痛、眩晕、恶心、呕吐、耳鸣、视、听力减退，严重者可出现精神错乱、昏迷等症状，称为水杨酸反应。应立即停药，静脉滴入碳酸氢钠加速水杨酸的排泄。

5. 瑞夷综合征 患病毒性感染伴有发热的儿童或青年应用阿司匹林后，出现严重肝功能异常、惊厥、昏迷及急性脑水肿等症状称为瑞夷综合征，虽少见，但可致死，故14岁以下患病毒性感染的儿童禁用本药。

6. 对肾功能的影响 对肾功能正常的患者一般无影响，但对少数人，特别是伴有心、肝、肾功能不全的老年人，可引起水肿、多尿等肾功能损害症状。偶见间质性肾炎、肾病综合征甚至肾衰竭。

二、苯胺类

苯胺类包括非那西丁和对乙酰氨基酚，后者是前者在体内的活性代谢物，药理作用相同。因非那西丁毒性较大，已不单独使用，仅作为复方制剂的成分之一。

对乙酰氨基酚

对乙酰氨基酚（acetaminophen，扑热息痛）口服吸收快而完全，0.5~1h血药浓度达高峰，$t_{1/2}$约为2h。在肝内与葡萄糖醛酸、硫酸结合后经肾排泄。

【药理作用和临床应用】

抑制下丘脑体温调节中枢的PG合成酶，作用强度与阿司匹林相似，但抑制外周组织PG合成酶作用较弱，因此解热作用较强而持久，镇痛作用较弱，几乎无抗炎、抗风湿作用。临床用于感冒发热、头痛、神经痛及对阿司匹林过敏或不能耐受的患者。

【不良反应】

（1）治疗量不良反应少见，对胃刺激小，不诱发溃疡、出血及凝血障碍等，偶见皮疹等过敏反应。

（2）长期使用或过量中毒（成人10~15g）可致严重的肝、肾损害。

三、吡唑酮类

吡唑酮类包括氨基比林、保泰松及其活性代谢物羟基保泰松。氨基比林可引起致死性粒细胞减少，已不单独使用，仅在解热镇痛复方制剂中应用。

保泰松

保泰松（phenylbutazone）口服吸收迅速、完全，2h血药浓度达高峰。血浆蛋白结合率高，关节腔内药物浓度可达血药浓度的50%。保泰松主要在肝代谢为羟基保泰松和γ-羟基保泰松，前者具有与保泰松相似的药理作用，$t_{1/2}$长达几天，易在体内蓄积；后者可明显促进尿酸排泄，主要经肾排泄。

抗炎、抗风湿作用强，解热镇痛作用较弱。主要用于风湿及类风湿关节炎，强直性脊髓炎。不良反应多，主要有胃肠道反应、水钠潴留、过敏等，禁用于溃疡病、高血压及心、肝、肾功能不良者。

四、其他抗炎有机酸类

吲哚美辛

吲哚美辛（indomethacin，消炎痛）口服易吸收，血浆蛋白结合率约90%，主要经肝代谢、经肾排泄，$t_{1/2}$为2~3h。为最强的COX抑制剂之一，一般不用于解热镇痛，主要用于风湿及类风湿关节炎、骨关节炎和痛风等。不良反应较多，且与阿司匹林有交叉过敏反应，哮喘、精神失常、溃疡、癫痫、帕金森病患者，以及孕妇和儿童禁用。

吡罗昔康

吡罗昔康（piroxicam，炎痛喜康）属长效、强效镇痛抗炎药。其抑制COX的效力与吲哚美辛相似，对风湿及类风湿关节炎的疗效与阿司匹林、吲哚美辛相同。其主要特点为$t_{1/2}$长（36~45h），作用维持时间长，每日服药1次（20mg）即产生满意疗效；用药剂量小，不良反应相对较少，剂量过大或长期服用可致消化性溃疡、出血。

布洛芬

布洛芬（ibuprofen，芬必得）为苯丙酸的衍生物。口服易吸收，1~2h血药浓度达峰值，血浆蛋白结合率高达99%，缓慢进入滑膜腔并保持高浓度，主要经肝代谢，经肾排泄。布洛芬抑制COX的作用强度与阿司匹林相似，有较强的解热、镇痛、抗炎、抗风湿作用，主要用于风湿性及类风湿关节炎、骨关节炎及一般的解热镇痛，其特点是胃肠道反应较轻，但长期服用仍可诱发消化性溃疡。偶见视力模糊及中毒性弱视，如出现视力障碍应立即停药。

萘普生

萘普生（naproxen，消炎灵）作用及应用与布洛芬相似，但萘普生$t_{1/2}$较长，达12~15h。

双氯芬酸

双氯芬酸（diclofenac sodium，扶他林）与甲芬那酸（扑湿痛）、氯芬那酸（抗风湿灵）均是邻氨苯甲酸衍生物，具有解热、镇痛、抗炎、抗风湿作用。其中双氯芬酸的抗炎作用强大，临床主要用于风湿性及类风湿关节炎的治疗，不良反应少，偶致白细胞减少、肝功能异常。氯芬那酸不良反应为头晕、头痛。甲芬那酸的不良反应多见，临床较少使用。

第三节　解热镇痛药的复方制剂

为增强药物疗效，减少不良反应，解热镇痛药常制成复方制剂应用。在常用的复方制剂中，除含有不同组分的解热镇痛药外，还常与巴比妥类、抗组胺药、咖啡因等配伍，配伍依据：

（1）巴比妥类能增强解热镇痛药的镇痛作用。
（2）咖啡因能收缩脑血管、缓解头痛。
（3）抗组胺药可对抗某些过敏症状或促进睡眠。

氨酚伪麻那敏分散片

【成分】

本品为复方制剂，每片含主要成分：对乙酰氨基酚325mg，盐酸伪麻黄碱30mg，马来酸氯苯那敏2mg，辅料为微晶纤维素、糖精钠、羧甲基淀粉钠、淀粉、硬脂酸镁和蔗糖。

【药理作用】

本品中对乙酰氨基酚能抑制前列腺素的合成而产生解热镇痛作用；盐酸伪麻黄碱具有选择性收缩上呼吸道毛细血管、消除鼻咽部黏膜充血、减轻鼻塞症状的作用；马来酸氯苯那敏系抗组胺药，有消除或减轻流泪、打喷嚏和流涕的作用。

【不良反应】

可有口干、困倦、头晕现象，停药后可自行恢复。

第四节　治疗痛风的药

痛风是由于嘌呤代谢紊乱所致的疾病。临床特点为高尿酸血症，尿酸盐在关节、肾及结缔组织中析出结晶，急性发作时尿酸盐微结晶沉积于关节而引起局部粒细胞浸润及炎症反应。如未及时治疗，可发展为慢性痛风性关节炎或肾病变，急性痛风的治疗在于缓解急性关节炎、纠正高尿酸血症，慢性痛风的治疗在于降低血中尿酸浓度。

别嘌呤醇

别嘌呤醇（allopurinol，痛风宁）口服易吸收，经肝代谢。本药及其代谢产物均可抑制黄嘌呤氧化酶，使尿酸的生成减少。多用于慢性痛风，尤其适用于痛风肾病患者，不仅可以缓解症状，也可减少肾尿酸结石的生成。不良反应相对较少，偶见胃肠反应、皮疹、氨基酸转移酶升高和白细胞减少。

秋水仙碱

秋水仙碱（colchicine）对急性痛风性关节炎有选择性消炎作用，用药后数小时关节红、肿、热、痛症状即可消失，对一般性疼痛和其他类型的关节炎无效。不良反应较多，常见的有消化道反应，对肾和骨髓也有损害作用。

第五节 解热镇痛抗炎药的用药指导

【用药指导程序】

用药步骤	用药指导要点
用药前	熟悉常用解热镇痛抗炎药的适应证和禁忌证，了解各种剂型和用法。
用药中	1. 阿司匹林与香豆素类抗凝药、磺酰脲类降糖药等合用时，因发生与血浆蛋白结合的置换作用，能增强上述药物的作用，如延长出血时间、低血糖反应等。 2. 碱性药物如碳酸氢钠可降低阿司匹林疗效；酸性药物可使水杨酸盐的血药浓度增加。 3. 阿司匹林与布洛芬等非甾体消炎药合用时，可使后者的血药水平明显降低，胃肠道不良反应增加。 4. 对乙酰氨基酚与肝药酶诱导药如巴比妥类合用时，易发生肝脏毒性反应。 5. 对乙酰氨基酚可延长氯霉素的半衰期，并增加其毒性。
用药后	1. 密切观察用药后的疗效和不良反应。 2. 解热镇痛药是临床常用的药物之一，然而滥用或加大剂量应用，可产生显著的副作用和不良反应，因此，老年人使用解热镇痛药要特别注意。

【常用制剂和用法】

阿司匹林 片剂：0.05g、0.1g、0.3g、0.5g。肠溶片剂：0.3g。解热镇痛：每次0.3~0.6g，每日3次。抗风湿：每日3~5g，分4次服。预防血栓形成：每日0.05~0.1g。

对乙酰氨基酚 片剂：0.1g、0.3g、0.5g，每次0.3~0.5g，每日3~4次。胶囊剂：0.3g，用量同片剂。栓剂：0.15g、0.3g、0.6g，每次0.3~0.6g，每日1~2次，直肠给药。注射剂：75mg/mL、250mg/2mL，肌内注射。

吲哚美辛 片剂或胶囊剂25mg，每次25mg，每日2~3次，餐中服，以后每周递增25mg，至每日总量100~150mg。

布洛芬 片剂：0.1g、0.2g。每次0.2~0.4g，每日3次，餐中服。

吡罗昔康 片剂：20mg，每次20mg，每日1次，饭后服。注射剂：20mg/2mL，每次10~20mg，每日1次，肌内注射。

引导案例解析

该患者治疗原则是早诊断、早治疗，对进行性或侵蚀性疾病患者主张联合用药。风湿性关节炎的对症治疗主要选用非甾体类抗炎药，疗效不佳时可换用糖皮质激素进行治疗。罗通定为非麻醉性镇痛药，可协助阿司匹林达到止痛的目的。

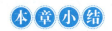

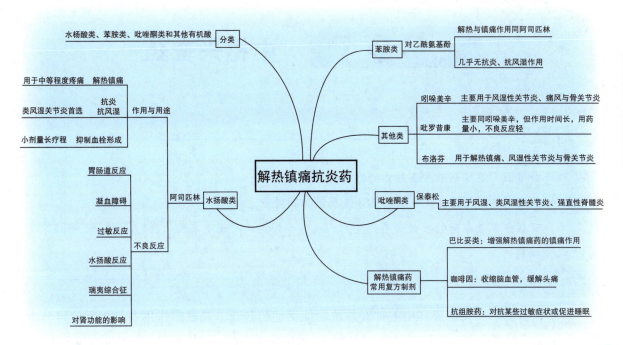

考点提示

1. 阿司匹林的药理作用、临床应用、不良反应与药物间的相互作用。
2. 对乙酰氨基酚、吲哚美辛、布洛芬的药理作用与临床应用。
3. 别嘌呤醇、秋水仙碱的药理作用与临床应用。

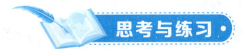

1. 比较阿司匹林和吗啡镇痛作用的区别。
2. 简述阿司匹林用药后的不良反应。
3. 简述解热镇痛抗炎药复方制剂的作用特点。
4. 案例分析：

（1）某4岁儿童，发热3天，体温达39.6℃。请选择最佳的治疗药物，并说明用药依据、可能发生的不良反应及用药监护要点。

（2）某女性患者，经常出现游走性关节疼痛，有胃溃疡病史，请选择较为理想的治疗药物，并说明用药依据、可能发生的不良反应和用药监护要点。

（王雁群）

第十一章 中枢兴奋药

> **学习目标**
> 1. 熟悉咖啡因、尼可刹米、洛贝林的作用特点。
> 2. 了解中枢兴奋药的分类、大脑功能恢复药的用药特点。
> 3. 学会观察中枢兴奋药的疗效及不良反应，能综合分析、判断及采用相应的措施，正确指导患者合理用药。

中枢兴奋药是一类能提高中枢神经系统功能活动的药物。其根据作用及作用部位可分为3类：①大脑皮层兴奋药，如咖啡因等；②延髓呼吸中枢兴奋药，如尼可刹米等；③大脑功能恢复药，如吡拉西坦等。

第一节 大脑皮层兴奋药

咖啡因

咖啡因（caffeine）是咖啡豆或茶叶中的主要生物碱。药用其复盐即安钠咖，被列入一类精神药品管理范围。咖啡因既是中枢兴奋药，也是某些日常饮品中的成分，一杯速溶咖啡中含咖啡因60～65mg。

【药理作用】

1. 中枢神经系统 咖啡因兴奋中枢神经系统的范围与剂量有关。

（1）小剂量（50～200mg）能兴奋大脑皮层，可使人睡意消失、疲劳减轻、精神振奋、思维敏捷、工作效率提高。

（2）较大剂量（250～500mg）则可直接兴奋延髓呼吸中枢、血管运动中枢，使呼吸加深加快，血压升高。

（3）剂量过大可兴奋脊髓，引起惊厥。

2. 心血管系统 咖啡因对心血管系统具有中枢性和外周性的双重作用。可使心脏兴奋、心肌收缩力加强、心率加快、心排出量增加；使外周血管平滑肌松弛，血管扩张，血压下降；兴奋迷走神经中枢，使心率减慢；兴奋血管运动中枢，使血管收缩，血压升高。以上咖啡因对心血管系统的综合作用结果是血压无明显改变。

当心血管功能低下时，咖啡因则呈现强心、升压、改善循环的作用。

咖啡因对脑血管的作用不同于外周血管，可使脑血管收缩，降低其波动幅度，可缓解因脑血管扩张所致的搏动性头痛症状。

3.其他 使支气管平滑肌和胆管平滑肌舒张，但作用较弱。咖啡因还具有利尿作用，促进胃酸和胃蛋白酶分泌的作用。

【临床应用】

（1）主要用于严重传染病或镇静催眠药等中枢抑制药中毒引起的昏睡、呼吸和循环抑制。

（2）与麦角胺配伍制成麦角胺咖啡因片，治疗偏头痛。

（3）与解热镇痛配伍治疗一般性头痛。

【不良反应】

（1）治疗量不良反应较少。

（2）较大剂量可致失眠、心悸、头痛等，剂量过大可致惊厥。

（3）久用可产生耐受性和依赖性。

（4）婴幼儿高热时易发生惊厥，故不宜选用含咖啡因的复方解热药，消化性溃疡者不宜久用。

哌甲酯

哌甲酯（methylphenidate，利他林）系苯丙胺类药物，其作用性质与苯丙胺相似，但拟交感作用很弱。对大脑皮质和皮质下中枢有兴奋作用，能振奋精神，缓解抑郁状态，减轻疲乏感。较大剂量兴奋呼吸中枢。临床用于小儿遗尿症，对儿童多动综合征有较好疗效，也可用于轻度抑郁症、发作性睡病和中枢抑制药过量中毒。治疗量时不良反应较少，偶有失眠、兴奋、心悸、焦虑、厌食和口干。大剂量时可使血压升高而致眩晕、头痛等。中毒剂量引起惊厥，长期服用可产生耐受性和依赖性，因可抑制儿童生长发育，6岁以下儿童禁用。

第二节 呼吸中枢兴奋药

尼可刹米

尼可刹米（nikethamide，可拉明）系烟酰胺衍生物。

【药理作用和临床应用】

治疗量尼可刹米可直接兴奋延髓呼吸中枢，也可刺激颈动脉体和主动脉体的化学感受器，反射性兴奋呼吸中枢，提高呼吸中枢对CO_2的敏感性，使呼吸加深加快，当呼吸中枢处于抑制状态时，其兴奋作用更明显。对血管运动中枢有较弱的兴奋作用。

临床用于各种原因引起的中枢性呼吸抑制，尤其对吗啡中毒的呼吸抑制解救效果好。尼可刹米作用温和，安全范围大。因作用维持时间较短，一次用药维持5～10min，故须间歇多次给药。过量可致血压升高、心率加快、肌肉震颤甚至惊厥。

【知识链接】

休克与昏迷

休克是指有效循环血量锐减而导致组织器官灌流不足，细胞缺氧、代谢紊乱和功能受损，脑细胞功能受损可引起功能障碍而出现昏迷。昏迷使中枢神经系统对内外刺激处于抑制状态，较少有循环障碍。故休克可伴随昏迷，而昏迷并不伴有休克。

二甲弗林

二甲弗林（dimefline，回苏灵）为人工合成品。可直接兴奋延髓呼吸中枢，其作用比尼可刹米强100倍。但维持时间较短，可增加肺换气量，提高动脉血氧饱和度，降低血中CO_2分压。临床主要用于各种原因引起的中枢性呼吸抑制，也可用于肺性脑病。安全范围小，过量可致惊厥，静脉注射须用葡萄糖液稀释后缓慢注射。

洛贝林

洛贝林（lobeline，山梗菜碱）为从山梗菜中提取的生物碱，现已人工合成。可通过选择性刺激颈动脉体和主动脉体的化学感受器，反射性兴奋呼吸中枢，作用快，维持时间短。治疗量安全范围大，较少引起惊厥。临床常用于新生儿窒息、小儿感染性疾病所致的呼吸衰竭及CO中毒，过量可引起心动过速、房室传导阻滞甚至惊厥。

第三节　大脑功能恢复药

吡拉西坦

吡拉西坦（piracetam，脑复康）是GABA的衍生物，能促进脑组织对葡萄糖、氨基酸和磷脂的利用，促进脑内蛋白质和核酸的合成，提高大脑中的ATP及ADP比值，具有激活、保护和修复脑细胞的作用。实验证明，吡拉西坦能提高学习和记忆的能力，不影响运动和行为，无镇痛和镇静作用，亦不产生兴奋作用。口服吸收良好，$t_{1/2}$为5~6h。临床用于老年精神衰退综合征、阿尔茨海默病、脑动脉硬化症、脑血管意外等原因引起的思维与记忆功能减退，也可用于儿童智力低下者。对巴比妥、氰化物、CO、乙醇中毒后的意识恢复有一定疗效。偶见口干、失眠、食欲低下、呕吐等不良反应。

胞磷胆碱

胞磷胆碱（citicoline，尼可灵）为核苷酸衍生物，作为辅酶参与脑细胞内卵磷脂生物合成。其能增加脑血流量和氧的消耗，对改善脑组织代谢、促进大脑功能恢复和苏醒有一定作用。

主要用于急性颅脑外伤和脑手术后所致的意识障碍，也可用于帕金森病、脑栓塞后遗症的辅助治疗，颅内出血急性期不宜使用。

第四节　中枢兴奋药的用药指导

【用药指导程序】

用药步骤	用药指导要点
用药前	熟悉常用中枢兴奋药的适应证和禁忌证，了解各种剂型和用法。
用药中	中枢兴奋药临床上可用于抢救中枢性呼吸衰竭，它们的选择性一般不高，安全范围小，兴奋呼吸中枢的剂量与致惊厥剂量之间的距离小，故必须严格控制剂量及用药间隔时间。
用药后	密切观察用药后的疗效和不良反应。

【常用制剂和用法】

安钠咖　注射剂：0.25g/mL、0.5g/2mL，每次0.25~0.5g，皮下或肌内注射。

哌甲酯　片剂：10mg，每次10mg，每日2～3次；注射剂：20mg/mL，每次10～20mg，每日1～3次。

吡拉西坦　片剂：0.2g、0.4g，每日0.4～0.8g，每日2～3次。

尼可刹米　注射剂：250mg/mL、375mg/1.5mL、500mg/2mL，每次250～500mg，皮下或肌内注射。

洛贝林　注射剂：3mg/mL、10mg/mL，每次3～10mg，皮下或肌内注射。

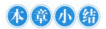

本章小结

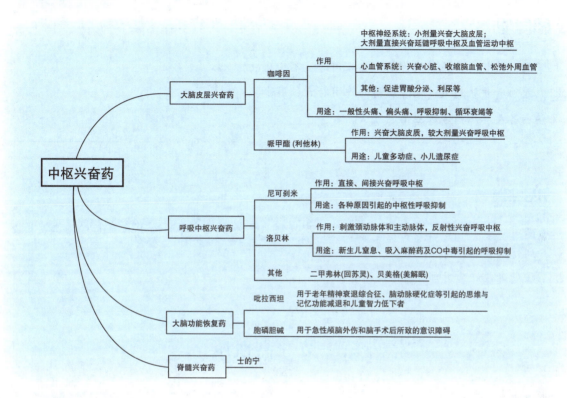

考点提示

1. 咖啡因、尼可刹米、洛贝林的药理作用、临床应用及不良反应。
2. 中枢兴奋药的分类，大脑功能恢复药的用药特点。

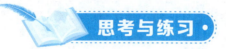

思考与练习

1. 简述中枢兴奋药的分类。
2. 简述尼可刹米的临床应用。
3. 案例分析：

患者，男，63岁，退休工人，近期因呼吸困难、发绀而入院。入院时：P_{O_2}50mmHg，P_{CO_2}分压56mmHg。查体：体温36.7℃，呼吸80次/分，血压90/50 mmHg。诊断：慢性呼吸衰竭。

（1）该患者的治疗原则是什么？

（2）选用什么药物治疗？

（3）针对此患者，应如何进行用药指导？

（杨　光　周书春）

第十二章 抗高血压药

> **学习目标**
> 1. 掌握一线抗高血压药的作用、临床用途及不良反应。
> 2. 熟悉血管扩张药及其他降压药的作用特点和用途。
> 3. 学会各类降压药合理应用的方法。

引导案例

患者，男，64岁，嗜酒，在一次体检中发现自己得了高血压，还有左室肥厚，他惊恐万分，到处找医生开药。

该患者最好选用哪种降压药治疗？

第一节 高血压

【概述】

高血压是以体循环动脉血压[收缩压和（或）舒张压]增高为主要表现的临床综合征。高血压是严重危害人类健康的常见心血管疾病，不仅患病率高，而且可引起心、脑、肾等靶器官的严重并发症，是脑卒中、冠心病的主要危险因素。高血压分为继发性高血压和原发性高血压。原发性高血压又称高血压病，与遗传、环境因素有关，约占高血压患者的95%。继发性高血压约占5%，常继发于原发性醛固酮增多症、嗜铬细胞瘤、肾动脉狭窄等疾病。

【病因与发病机制】

目前认为，原发性高血压是在一定遗传因素的前提下由多种后天环境因素作用的结果。一般认为遗传因素约占40%，环境因素约占60%。

1. **遗传因素** 发病有明显的家庭聚集性，父母均有高血压病，其子女的发病概率高达46%。

2. **精神因素** 脑力劳动者、长期精神紧张度高者易发生高血压病。

3. **血管内皮功能异常** 血管内皮通过代谢、生成、激活和释放各种血管活性物质调节血压。高血压时舒张血管物质生成减少，收缩血管物质生成增多，血管平滑肌细胞对舒张因子的反应减弱，而对收缩因子的反应增强。

4. **其他因素** 饮食、肥胖、服避孕药、阻塞性睡眠呼吸暂停综合征与高血压的发生有关。

【临床表现】

1. **一般症状** 原发性高血压多数起病缓慢,早期常无症状,可于查体时发现血压升高。常见症状有头晕、头痛、颈项僵硬、疲劳、心悸、眼花、耳鸣、失眠、多梦、注意力不集中等症状,在紧张或劳累时加重。

2. **并发症** 血压持久升高可导致心、脑、肾、视网膜等靶器官损害。

(1)心:长期高血压引起的心脏形态和功能改变称为高血压性心脏病。

(2)脑:高血压后期常并发急性脑血管病,包括:①出血性脑血管病,如高血压性脑出血、蛛网膜下腔出血等;②缺血性脑血管病,如短暂性脑缺血发作、脑血栓形成、腔隙性梗死等。

(3)肾:长期持久的高血压可致进行性肾硬化,并加速肾动脉粥样硬化的形成,可出现蛋白尿、肾功能损害等。

(4)视网膜:视网膜小动脉早期发生痉挛,随着病情进展出现硬化改变。血压急骤升高可引起眼底出血、渗出和视神经盘水肿。

(5)血管:严重的高血压可促使形成主动脉夹层并破裂,常可致命。

【辅助检查】

1. **实验室检查** 常规检查项目是血常规、尿常规、血糖、血胆固醇、血甘油三酯、血尿酸、肾功能等。

2. **心电图检查** 可见左心室电压并继发ST-T改变、心律失常等。

3. **胸部X线检查** 可见主动脉升部、弓部、降部迂曲延长,心界向左下方扩大。

4. **动态血压监测** 24h动态血压监测可知血压升高程度、昼夜变化及降压治疗效果。

5. **眼底检查** 有助于发现眼底血管与视网膜病变。

【诊断要点】

高血压诊断标准 在未服抗高血压药物的情况下,收缩压≥140mmHg和(或)舒张压≥90mmHg。

原发性高血压的确定 未服抗高血压药物、休息15min、非同日3次测血压均达到或超过成人高血压标准,并排除继发性高血压,可诊断为原发性高血压。

根据血压增高的水平,可进一步分为高血压Ⅰ、Ⅱ、Ⅲ期级(见表12-1)。

表12-1 血压水平的定义和分类(世界卫生组织/国际高血压联盟)

类别	收缩压(mmHg)	舒张压(mmHg)
正常血压	<130	<85
正常高值	130~139	85~89
Ⅰ期高血压(轻度)	140~159	90~99
Ⅱ期高血压(中度)	160~179	100~109
Ⅲ期高血压(重度)	≥180	≥110

【知识链接】

高血压的临床分期

Ⅰ期：血压达到确诊高血压的水平，临床无心、脑、肾并发症表现。

Ⅱ期：血压达到高血压的水平，并有下列一项者：①体格检查、X线检查、心电图或超声心动图检查示左心室肥大者；②眼底血管病变达Ⅱ级；③蛋白尿或血浆肌酐浓度轻度增高。

Ⅲ期：血压达到确诊高血压的水平，有下列一项者：①脑血管意外或高血压脑病；②心力衰竭；③肾衰竭；④眼底血管病变达Ⅲ级以上。

第二节 常用抗高血压药

凡能降低血压而用于高血压治疗的药物称为抗高血压药。目前，国内外广泛应用或称为第一线抗高血压药的是利尿药、钙通道阻滞药、β受体阻断药和血管紧张素转化酶抑制药及血管紧张素Ⅱ受体阻断药。

一、利尿药

利尿药常作为治疗高血压的基础药物。各类利尿药单用即有降压作用。许多降压药在长期使用过程中，可引起不同程度的水钠潴留，影响降压效果。合用利尿药能消除水钠潴留，使降压作用增强。利尿药包括高效、中效和低效利尿类三大类，临床治疗高血压以噻嗪类利尿药为主，其中氢氯噻嗪最为常用。

氢氯噻嗪

【药理作用】

氢氯噻嗪的降压作用确切、温和、持久，降压过程平稳，可使收缩压与舒张压成比例地下降，对卧位和立位均有降压作用。长期应用不易发生耐受性。大多数患者一般用药2~4周可以达到最大疗效。噻嗪类利尿药降压的确切机制尚不清楚，初期降压作用可能是通过排钠利尿，使细胞外液及血容量减少；长期应用排钠使体内轻度缺钠，小动脉细胞内低钠，通过Na^+-Ca^{2+}交换机制减少Ca^{2+}内流，从而使血管平滑肌对去甲肾上腺素等加压物质的反应性减弱。

【临床应用】

噻嗪类利尿药是治疗高血压的基础药物。可单用治疗轻度高血压，与其他降压药合用治疗各类高血压，联合用药可增强降压作用，并防止其他药物引起的水钠潴留。对于老年高血压患者，因肾单位减少，水钠容量增加，血浆肾素活性降低，这类药物疗效更佳。

【不良反应】

长期大剂量应用可引起低血钾、高血糖、高血脂、高尿酸血症等。吲达帕胺属非噻嗪类利尿药，降压作用温和，疗效确切，不引起血脂改变，对伴有高脂血症患者可用吲达帕胺替代噻嗪类利尿药。

二、钙通道阻滞药

钙通道阻滞药是通过抑制细胞外Ca^{2+}的内流，导致血管平滑肌松弛，血压下降。临床上常用的钙通道阻滞药共有3类：①二氢吡啶类：硝苯地平、尼群地平等，可由于交感神经兴奋引起心率加快；②苯烷胺类：维拉帕米、戈洛帕米等；③苯硫氮䓬类：地尔硫䓬、克仑硫䓬等。各类钙通道阻滞药对心脏和血管的选择性不同，以苯烷胺类对心脏作用最强，二氢吡啶类对血管作用较强，苯硫氮䓬类介于两者之间。

硝苯地平

【体内过程】

口服易吸收，生物利用度为45%~70%，舌下含服、口服硝苯地平片剂，分别在3min、20min后出现降压作用。药物主要在肝脏代谢，少量以原形的形式经肾排泄。

【药理作用】

降压作用快而强，但对正常血压者影响不明显。降压时伴有反射性心率加快，血浆肾素活性增高，合用β受体阻断药可对抗。本类药物对糖、脂质代谢无不良影响。短效制剂口服30min起效，作用持续4~6h，但长期用药可加重心肌缺血、增加心性猝死率。现主张应用长效制剂，安全可靠、疗效显著，可明显提高生存率。

【临床应用】

适用于轻、中、重度高血压，可单用或与利尿药、β受体阻断药、ACEI合用，以增强疗效，减少不良反应。目前多采用缓释剂或控释剂等长效制剂，以延长其作用时间并减轻迅速降压造成反射性的交感神经活性增强。

【不良反应】

一般较轻，常见面部潮红、头痛、眩晕、心悸、踝部水肿等，与该药扩张血管作用有关。

尼群地平

尼群地平药理作用、用途与硝苯地平相似，对血管平滑肌松弛作用较硝苯地平强，降压作用维持时间较长。适用于各型高血压。不良反应与硝苯地平相似，肝功能不良者慎用或减量。

氨氯地平

为长效钙通道阻断药。作用与硝苯地平相似，起效慢，作用平稳而持久，由血管扩张引起的头痛、颜面潮红、心率加快等症状不明显。口服吸收好，生物利用度高，$t_{1/2}$长达40~50h，每日只需服药一次，降压作用可维持24h，血药浓度较稳定，可减少血压波动造成的器官损伤，用于治疗各型高血压。不良反应与硝苯地平相似，但发生率低。

三、β受体阻断药

β受体阻断药除用于治疗心律失常、心绞痛外，也是疗效确切的抗高血压药，主要有普萘洛尔、美托洛尔、阿替洛尔、纳多洛尔、吲哚洛尔等。

普萘洛尔

【体内过程】

普萘洛尔为高度亲脂性化合物，口服吸收完全，但肝脏首过消除显著，生物利用度约为25%，且个体差异较大。主要经肝脏代谢、肾脏排泄。

【药理作用】

为非选择性β受体阻断药，对$β_1$、$β_2$受体都有作用。降压作用缓慢、平稳，收缩压、舒张压均降低。

普萘洛尔可通过多种机制降压，主要与下列作用有关：①减少心排血量：阻断心肌$β_1$受体，使心肌收缩力减弱，心率减慢，心排血量减少而发挥作用；②抑制肾素分泌：阻断肾小球旁器部位的

β₁受体，减少肾素分泌，从而抑制肾素-血管紧张素-醛固酮系统活性；③降低外周交感神经活性：阻断去甲肾上腺素能神经突触前膜β₂受体，消除正反馈作用，减少NA的释放；④中枢性降压：阻断血管运动中枢的β受体，从而抑制外周交感神经张力而降压；⑤促进具有扩张血管作用的前列环素合成。

【临床应用】

用于治疗各种程度的原发性高血压，可单独应用，也可与其他抗高血压药合用。对伴有心排血量或肾素活性偏高者疗效较好，对高血压伴有心率快、心绞痛、偏头痛、焦虑症等尤为适用。

【不良反应】

抑制心脏功能，可导致心动过缓、心肌收缩力减弱，甚至心功能不全，长期用药可导致血脂升高。可诱发或加重支气管哮喘。支气管哮喘、严重左心衰竭及重度房室传导阻滞者禁用。长期用药突然停药，可使血压反跳性升高，病情复发或加重。

美托洛尔、阿替洛尔

美托洛尔和阿替洛尔的降压作用优于普萘洛尔，对心脏β₁受体有较大选择性，对支气管的β₂受体影响较小。口服用于各种程度的高血压，降压作用持续时间较长，每日服用1~2次。

拉贝洛尔

拉贝洛尔能阻断α受体和β受体，其阻断β受体的作用比阻断α₁受体的作用强，对α₂受体无作用。降压作用温和，对心排血量和心率影响小，适用于各型高血压及高血压伴有心绞痛的患者，静脉注射可以治疗高血压危象。不良反应轻。由于α₁受体阻断作用，可产生直立性低血压。头皮刺麻感是该药的特殊反应，其他尚有胃肠道反应、头痛、乏力、皮疹和过敏反应。

四、肾素-血管紧张素系统抑制药

肾素-血管紧张素-醛固酮系统（RAAS）在血压调节及体液的平衡中起到十分重要的作用，对高血压发病有重大影响。除存在整体的RAAS外，组织中也存在独立的RAAS。作用于该系统的药物主要有血管紧张素转化酶抑制药（ACEI）和血管紧张素Ⅱ受体阻断药。

（一）血管紧张素转化酶抑制药

卡托普利1977年首先用于治疗高血压，是第一个口服有效的ACEI。近年来又合成了十余种高效、长效且不良反应较少的ACEI。该类药物的作用特点：①降压时不伴有反射性心率加快，对心排血量没有明显影响；②可预防和逆转心肌和血管构型重建；③能增加肾血流量，保护肾脏；④能改善胰岛素抵抗，不引起电解质紊乱和脂质代谢改变；⑤久用不易产生耐受性。

卡托普利

【体内过程】

口服生物利用度约70%，胃肠道食物可影响其吸收，宜在饭前1h服用。口服后15~30min血压开始下降，1~1.5h达降压高峰，降压持续4~9h，剂量超过25mg时可延长作用时间。部分在肝脏代谢，主要经肾排出，40%~50%为原形药物。肾功能不全者药物有蓄积，$t_{1/2}$为2~3h，乳汁中有少量分泌，不透过血-脑脊液屏障。

【药理作用】

具有中等强度的降压作用，可降低外周阻力，不伴有反射性心率加快，同时可以增加肾血流量。降压机制主要涉及：①抑制血管紧张素Ⅰ转化酶（ACE），减少AngⅡ形成，从而取消AngⅡ收缩血管、促进儿茶酚胺释放的作用。②抑制AngⅡ生成的同时，可减少醛固酮分泌，有利于水、钠排出。其特异性扩张肾血管作用也有利于促进水、钠排泄。③ACE又称激肽酶Ⅱ，能降解缓激肽等，使之失活。抑制ACE，可减少缓激肽降解，提高缓激肽在血中的含量，进而促进一氧化氮（NO）及前列环素（PGI_2）的生成，增强扩张血管效应。

【临床应用】

用于各型高血压，降压作用与血浆肾素水平相关，对血浆肾素活性高者疗效较好，尤其适用于合并有糖尿病、左心室肥厚、心力衰竭、心肌梗死的高血压患者。重型及顽固性高血压宜与利尿药及β受体阻断药合用。

【不良反应】

耐受性良好，但应从小剂量开始使用。主要不良反应有咳嗽、血管神经性水肿、皮疹、味觉及嗅觉改变等。久用可发生中性粒细胞减少，应定期检查血象。因减少AngⅡ生成的同时减少醛固酮分泌，可致高血钾。禁用于伴有双侧肾动脉狭窄、高血钾及妊娠期的患者。

依那普利

依那普利的降压作用机制与卡托普利相似，但抑制ACE的作用较卡托普利强10倍，降压作用强而持久，主要用于高血压，对心功能的有益影响优于卡托普利。因其不含-SH基团，无青霉胺样反应（皮疹、嗜酸细胞增多）。其他不良反应与卡托普利相似。

其他ACE抑制药还有赖诺普利、喹那普利、培哚普利、雷米普利、福辛普利等。这些药物的共同特点是长效，每日只需服用一次。作用及临床应用与依那普利相似。

（二）血管紧张素Ⅱ受体拮抗药

血管紧张素Ⅱ受体拮抗药可直接阻断AngⅡ的缩血管作用而降压，与ACEI相比，选择性更强，不影响缓激肽的降解，对AngⅡ的拮抗作用更完全，不良反应较ACEI少，是继ACEI后的新一代肾素-血管紧张素系统抑制药。常用药有氯沙坦、缬沙坦、厄贝沙坦等。

氯沙坦

氯沙坦选择性地与AT_1受体结合，阻断AngⅡ引起的血管收缩，从而降低血压。用于各型高血压，效能与依那普利相似，每日口服50mg即可有效控制血压，作用可维持24h。长期应用还有促进尿酸排泄的作用。对伴有糖尿病、肾病和慢性心功能不全患者有良好疗效。

不良反应较ACEI少，不引起咳嗽，主要有头晕、高血钾、与剂量相关的直立性低血压。孕妇及哺乳期妇女禁用。

缬沙坦

缬沙坦对AT_1受体亲和力比氯沙坦强5倍。降压平稳，用药后2h出现降压作用，可持续24h。连续用药2~4周降压达最大效应。临床应用同氯沙坦。不良反应少，主要有头痛、眩晕、疲劳等。孕妇禁用。

第三节 其他抗高血压药

一、影响交感神经递质药

利血平

【药理作用和临床应用】

抑制交感神经末梢摄取NA，耗竭递质而产生降压作用。降压作用缓慢、温和、持久，口服给药1周显效，2~3周作用达高峰，可维持3~4周。因不良反应多，目前已不单独应用，常与利尿药等制成复方制剂，用于轻中度高血压，特别是对伴有情绪紧张的高血压患者疗效较好。

【不良反应】

可有鼻塞、乏力、心率减慢、胃酸分泌增多、腹泻、阳痿等。中枢抑制作用可有镇静、嗜睡、情绪低落，较严重的可出现抑郁症，一旦发生应立即停药。胃、十二指肠溃疡患者慎用或禁用，有精神抑郁病史者禁用。

二、中枢性降压药

可乐定

【药理作用和临床应用】

降压作用中等偏强，降压时可伴有心率减慢，心排血量减少，外周血管阻力降低。本药对肾血流量和肾小球滤过率无明显影响。此外，可乐定还具有镇静、镇痛、抑制胃肠运动和分泌作用。

用于治疗中度高血压，特别是肾性高血压或伴有溃疡病的高血压患者较为适用。也可用于阿片类镇痛药成瘾者的脱毒治疗。

【不良反应】

常见不良反应是口干和便秘。其他有镇静、睡、抑郁、眩晕、血管神经性水肿、恶心、心动过缓和食欲缺乏等。长期用药突然停药可能引起停药反应。恢复给药或用α受体阻断药可缓解其"反跳"现象。

甲基多巴

甲基多巴的作用与可乐定相似，降压作用中等偏强。降压时伴心率减慢、心排血量减少、外周血管阻力降低，以肾血管阻力降低最为明显。适用于中度高血压，特别是伴有肾功能不全的高血压患者。不良反应有嗜睡、口干、便秘，有时可出现肝损害和黄疸，肝功能不全患者禁用。

三、α受体阻断药

哌唑嗪

【药理作用和临床应用】

降压作用中等偏强。可选择性阻断血管平滑肌突触后膜$α_1$受体，扩张血管降低外周阻力，使血压下降。降压的同时不引起心率加快及肾素分泌增加。对前列腺肥大患者能改善排尿困难症状。此外，长期应用哌唑嗪可降低血浆甘油三酯、总胆固醇、低密度脂蛋白和极低密度脂蛋白，增加高密度脂蛋白，对缓解冠状动脉病变有利。

适用于轻、中度高血压，与利尿药或β受体阻断药合用可增强疗效。对高血压伴肾功能不良者较适用，特别是伴有高脂血症或前列腺肥大的高血压患者。

【不良反应】

部分患者首次给药后0.5~1h可出现直立性低血压、眩晕、出汗、心悸等反应，称为"首剂现象"。发生率高达50%，尤其已用利尿药或β受体阻断药者更易发生。将首次剂量减半（0.5mg）并于睡前服用可避免发生。其他有眩晕、乏力、口干等不良反应，一般不影响用药。

四、血管平滑肌扩张药

肼屈嗪

【药理作用和临床应用】

直接扩张小动脉血管平滑肌，降低外周阻力而降压。降压时伴有反射性心率加快，心排血量增多，血浆肾素活性增高及水钠潴留，从而减弱其降压作用，故一般不单独使用。合用利尿药和β受体阻断药可增效。

【不良反应】

有头痛、颜面潮红、黏膜充血、心动过速，并可诱发心绞痛和心力衰竭等，大剂量长期应用可引起全身性红斑狼疮样综合征，停药后可自行痊愈，少数严重者可致死。

硝普钠

【药理作用和临床应用】

该药为快速、强效、血管扩张药，通过扩张小静脉、小动脉血管平滑肌，减少心脏前后负荷，利于改善心功能。口服不吸收，静脉给药1~2min起效，停药后5min血压回升。

主要用于治疗高血压危象，可作为首选药。亦用于高血压合并难治性心衰、嗜铬细胞瘤引起的高血压等。

【不良反应】

血压降低过快可出现恶心、出汗、头痛、心悸等，停药或减慢滴速后症状消失。

第四节 抗高血压药的用药指导

【用药指导程序】

用药步骤	用药指导要点
用药前	1. 熟悉一线降压药的作用特点和适应证，知道其他降压药的适应证及禁忌证。 2. 熟悉各类降压药的用量及服药时间。
用药中	1. 抗高血压药可以控制血压但不能治愈高血压，必须长期治疗以控制血压及预防其对身体多个系统的损害。告知患者坚持按医嘱服药，在没有医生建议的情况下，不能随意开始或停止服药。 2. 长期服用降压药的过程中，患者可能会出现药物不良反应，应准确告知患者所服药物的不良反应以及如何处理。 3. 新加用降压药物的患者若出现相应不良反应（如面部潮红、干咳等）且不能耐受时，应及时就医换药。 4. 高血压患者出现胸闷、气短、运动耐力下降者应及时到医院就诊。
用药后	1. 注意用药后观察药物的疗效及不良反应，需要规律地监测血压，可以使用水银血压计和电子血压计，后者使用方便、简单，适用于家庭保健。 2. 按医嘱规范治疗，改善治疗依从性，尽可能实现降压达标；坚持长期平稳有效地控制血压。

【非药物治疗指导】

高血压的非药物治疗和患者的自我管理非常重要，包括提倡健康的生活方式，消除不利的心理和身体健康的行为和习惯，减少高血压以及心血管病的发病危险。

高血压患者应限制盐的摄入，增加体育锻炼控制体重，减少脂肪的摄入，多吃新鲜的蔬菜和水果，戒烟限酒，减轻精神压力、保持心态平衡。

【抗高血压药应用原则】

1. 有效治疗与终身治疗 有效治疗就是使血压控制达标。一般的高血压患者，其血压应控制在140/90mmHg以下，如可耐受，可继续降到130/80mmHg以下。对于老年人，血压降到150/90mmHg以下，对伴有糖尿病、肾病或者脑血管病的高血压患者，一般可将血压降到130/80mmHg以下。原发性高血压病因不明、无法根治，一般需要长期甚至终身治疗。

2. 坚持个体化治疗 应根据患者年龄、性别、病情程度以及合并症等情况制订治疗方案。

3.联合用药 为增加疗效，减少不良反应的发生，在低剂量单药治疗效果不好时，可采取联合用药。

4.平稳降压和保护靶器官 一线降压药中对靶器官有良好保护作用的有长效钙通道阻滞药，血管紧张素转化酶抑制药和血管紧张素Ⅱ受体阻断药，临床推荐使用长效制剂能平稳控制血压，保护靶器官，减少心血管疾病危险性的发生。

【常用制剂和用法】

氢氯噻嗪　片剂：25mg。口服，每次25～50mg，1～2次/天。

硝苯地平　片剂：10mg。口服，每次5～10mg，3次/天。

氨氯地平　片剂：5mg。口服，每次5～10mg，1次/天。

盐酸普萘洛尔　片剂：10mg。口服，每次10～20mg，3～4次/天。以后每周增加剂量10～20mg，直到达到满意疗效。

阿替洛尔　片剂：25mg、50mg、100mg。口服，每次50～100mg，1次/天。

卡托普利　片剂：25mg、50mg、100mg。口服，开始每次25mg，3次/天，饭前服，逐渐增至每次50mg，3次/天。

氯沙坦　片剂：25mg、50mg。口服，每次25mg，2次/天，每次50mg，1次/天。

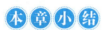

本章小结

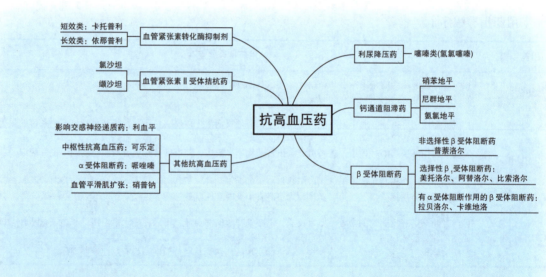

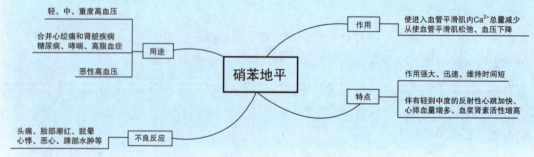

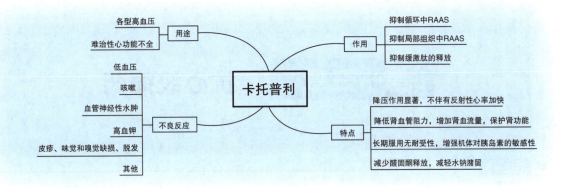

引导案例分析

该患者高血压伴有左室肥厚，应选择能够防止和逆转心肌肥厚的降压药，血管紧张素转化酶抑制药和血管紧张Ⅱ受体阻断药对伴有左室肥厚高血压疗效好。

考点提示

1. 抗高血压药物的分类及各类代表药。
2. 常用抗高血压药卡托普利、普萘洛尔、哌唑嗪、硝苯地平、氢氯噻嗪和氯沙坦抗高血压的药理作用、作用机制和不良反应。
3. 抗高血压药的合理用药原则。

思考与练习

1. 临床常用的一线抗高血压药有哪几类？各举一代表药物。
2. 抗高血压药的临床应用原则。
3. 病例分析：

患者，女，72岁，高血压病史10年，血压在170～190/80～90mmHg范围波动。有吸烟史，高脂血症，餐后2h血糖9.2mmol/L。

用药：普萘洛尔25mg，每日2次，口服；氢氯噻嗪25mg，每日2次，口服。

（1）该处方是否合理？说明原因。
（2）请为该患者选择最佳的降压药物。
（3）说明选择该药的理由。

（王惠乔）

第十三章 抗心绞痛药

> **学习目标**
> 1. 掌握各类抗心绞痛药的作用、临床用途及不良反应。
> 2. 学会合理应用各类药物。

引导案例

患者，男，66岁，近两个月在劳累、情绪激动时反复发作心前区闷痛，每次持续数分钟，经休息或含服速效速心丸后症状可缓解，每个月发作5~6次。有原发性高血压病史10年，控制情况不详，经检查，诊断为"稳定型心绞痛"。

请思考上述案例可选用什么药物治疗。

第一节 心绞痛

【概述】

心绞痛是在冠状动脉粥样硬化的基础上，一过性冠状动脉供血不足，心肌突然缺血、缺氧引起的以发作性胸痛或胸部不适为主要表现的临床综合征。本病男性多于女性，多数患者在40岁以上，劳累、情绪激动、饱食、受寒等为常见的诱因。

临床上通常将心绞痛分为3型：①稳定型心绞痛。一般不发作，可稳定数月，常在劳累或情绪激动时发作，持续数分钟，休息或用硝酸酯类药物后消失。此型最为常见。与冠状动脉内斑块形成有关，在冠状动脉狭窄的基础上，因劳累或情绪激动，使心脏耗氧量增加而诱发的绞痛。②不稳定型心绞痛。临床上颇不稳定，不定时地频繁发作，在劳累、休息时均可发作。发作强度和频度逐渐增加。常由冠状动脉内斑块破溃、血小板聚集、血栓形成引起。③变异型心绞痛。常于休息或梦醒时因冠状动脉收缩性增加而引起的心绞痛发作。多无明显诱因，发作与心肌耗氧量增加无明显关系，与冠状动脉血流贮备量减少有关。

【病因和发病机制】

心绞痛的基本病因为冠状动脉粥样硬化造成冠状动脉管腔狭窄和痉挛导致心肌血液供应障碍。心肌平时对冠状动脉中氧的利用率很高，当心肌需氧量增加时，只能靠增加冠状动脉血流量来维持。正常冠状动脉的储备力很大，当运动、情绪激动等使心肌耗氧量增加时，通过神经、体液的调节，冠状动脉扩张，以增加血流量来进行代偿，因此正常人在此情况下不出现心绞痛。当冠状动粥样硬化后，管壁弹性降低、管腔狭窄或附壁血栓刺激导致冠状动脉痉挛，限制了血流量的增加，一旦心脏负荷增加，心肌耗氧量增加，需血量增加，而狭窄或痉挛的冠状动脉不能明显增加心肌供血，致使心肌对血、氧的供需矛盾突出，心肌缺血，氧供给不足，则发生心绞痛。

【临床表现】

心绞痛以发作性胸痛为主要临床表现，典型的胸痛具有如下特点：

(一)症状

(1) 诱因：体力劳动、情绪激动最常见，其他如受寒、饱餐、心动过速、休克、吸烟等亦可引起。

(2) 部位：主要在胸骨后或心前区，常放射至左肩、左上肢内侧达无名指和小指。

(3) 性质：胸痛常为压榨性或窒息性闷痛。偶可伴濒死的恐惧感。

(4) 持续时间：1~5min，一般不超过15min。可数天、数周或更长时间发作一次，亦可一日内多次发作。

(5) 缓解方式：休息或含服硝酸甘油可缓解。

(二)体征

发作时可见表情痛苦、面色苍白、皮肤冷汗、心率增快、血压升高、心尖部出现第四心音、第三心音奔马律或一过性收缩期杂音等。

【知识链接】

心情不好引发心绞痛

长期负性情绪通过中枢神经内分泌系统影响机体的生理和心理健康。长期情绪应激可导致垂体-肾上腺皮质系统兴奋，加速动脉硬化、粥样斑块内在损伤的进程，增进或诱发触发因素的形成。过量的去甲肾上腺素可导致血小板反复被激活，释放多种促凝血物质及强烈血管收缩物质，形成血栓或导致冠状动脉痉挛，成为冠心病冠脉事件的重要促发因素。

【辅助检查】

(1) 心电图检查是冠心病的首选检查和基本检查，可发现心肌缺血情况。

(2) 冠状动脉造影具有确诊价值，可显示冠状动脉狭窄的部位、程度，并对选择治疗方案及预后判断有极为重要的帮助。

【诊断要点】

1. 心绞痛发作史。
2. 心绞痛胸痛的典型特点。
3. 发作时心电图显示心肌缺血的征象。
4. 必要时可通过冠状动脉造影确诊。

第二节　常用抗心绞痛药

抗心绞痛药是一类能调节心肌需氧与供氧平衡失调的药物,目前常用的抗心绞痛药主要有3类:硝酸酯类、β受体阻断药及钙通道阻滞药。

一、硝酸酯类

硝酸酯类药物包括硝酸甘油、硝酸异山梨酯(又称消心痛)、单硝酸异山梨酯等。此类药物作用相似,只是起效快慢和持续时间有所不同。其中以硝酸甘油最为常见,它起效快、疗效确切,且使用方便。

硝酸甘油

【体内过程】

硝酸甘油脂溶性大,口服易吸收,但首关消除强,生物利用度仅为8%,故不宜采用口服给药。舌下含服易经口腔黏膜吸收,且可避免首关消除的影响,含服后1~2min起效,维持20~30min,生物利用度达80%。舌下含服为硝酸甘油最常用的给药方法。也可经皮肤吸收,将硝酸甘油软膏或贴膜剂涂抹或贴在皮肤上,作用持续时间较长。

【药理作用】

硝酸甘油的基本作用是松弛平滑肌,特别是松弛血管平滑肌,扩张静脉、动脉和冠状血管,降低心肌耗氧并增加心肌供氧。

1.降低心肌耗氧量　硝酸甘油明显扩张静脉血管,减少回心血量,降低心脏前负荷并使心室容积缩小,进而使心室壁肌张力下降,降低心肌耗氧量;扩张动脉血管,减轻心脏后负荷,使心脏的射血阻力降低,从而降低心肌耗氧量。

2.扩张冠状动脉,增加缺血区血液灌注　硝酸甘油选择性扩张较大的心外膜血管、输送血管及侧支血管,尤其是在冠状动脉痉挛时更为明显,而对阻力血管的舒张作用较弱。当冠状动脉因粥样硬化或痉挛而发生狭窄时,缺血区域的阻力血管已因缺氧和代谢产物的堆积而处于舒张状态。这样,非缺血区阻力就比缺血区大,用药后血液将顺压力差从输送血管经侧支血管流向缺血区,从而增加缺血区的血液供应(图13-1)。

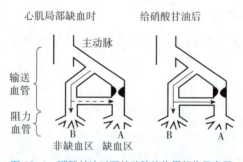

图13-1　硝酸甘油对冠状动脉的作用部位示意图

3.降低左室充盈压,增加心内膜供血　冠状动脉从心外膜呈直角分支,贯穿心室壁呈网状分布于心内膜下。因此,心内膜下血流易受心室壁肌张力及室内压力的影响。当心绞痛发作时,因心肌组织缺血缺氧、左室舒张末压增高,降低了心外膜血流与心内膜血流的压力差,使心内膜下区域缺血更为严重。硝酸甘油扩张静脉血管,减少回心血量,降低心室内压;扩张动脉血管,降低心室壁张力,从而增加了心外膜向心内膜的有效灌注压,有利于血液从心外膜流向心内膜缺血区。

【临床应用】

1.心绞痛　硝酸甘油是缓解心绞痛最常用的药物，可用于预防和治疗各型心绞痛，为稳定型心绞痛的首选药物。采用舌下含服给药，控制心绞痛急性发作。对于不稳定型心绞痛，宜采用静脉给药的方式，并辅以阿司匹林等其他治疗药物。

2.急性心肌梗死　早期应用可减少心肌的耗氧量，缩小梗死面积，降低梗死的病死率。但血压过低者不宜采用，且剂量不可过大，否则血压下降明显，冠脉的灌注压下降，心肌供血减少，将加重病情。

3.心功能不全　硝酸甘油扩张静、动脉血管，减轻心脏的前、后负荷，用于重度及难治性心功能不全的治疗。

【不良反应】

1.常见的不良反应　多为扩张血管所引起，如颅内血管扩张，引起搏动性头痛、颅内压升高，颅脑损伤、颅内出血者禁用。外周血管扩张，引起颜面潮红，严重时可引起直立性低血压和昏厥。眼内血管扩张可升高眼内压，青光眼患者慎用。剂量过大使血管扩张明显，血压降低，反射性引起交感神经兴奋，心率加快，心肌收缩力加强，反而可使耗氧量增加而加重心绞痛发作。

2.高铁血红蛋白血症　超剂量时还会引起高铁血红蛋白血症，表现为呕吐、发绀等。

3.耐受性　连续用药2～3周或不间断地静脉输注数小时后可出现耐受性，停药1～2周后可恢复。

硝酸异山梨酯（消心痛）

其作用与硝酸甘油相似，但起效缓慢，作用维持时间较长。舌下含服，2～3min起效，作用维持时间2～3h。口服给药吸收完全，但生物利用度低，仅为25%，需要口服较大剂量才能达到有效血药浓度。对心绞痛发作疗效不如硝酸甘油确切可靠，主要口服，用于心绞痛的预防和心肌梗死后心衰的长期治疗。

单硝酸异山梨酯口服生物利用度高，作用持续时间长达8h，主要用于预防心绞痛，效果较硝酸异山梨酯好。

二、β受体阻断药

β受体阻断药包括非选择性$β_1$、$β_2$受体阻断药及选择性$β_1$受体阻断药，用于心绞痛治疗的此类药物有十余种，普萘洛尔为常用的抗心绞痛药物。

普萘洛尔

【药理作用】

1.降低心肌耗氧量　阻断心脏$β_1$受体，可使心率减慢，心肌收缩力减弱，心排血量减少，血压下降，心肌耗氧量降低。阻断肾脏$β_1$受体，肾素分泌减少，肾素-血管紧张素-醛固酮系统功能降低，舒张动脉和静脉血管，减少心脏前、后负荷，降低心肌耗氧量。

2.增加缺血区血液供应　阻断$β_1$受体，减慢心率而使舒张期延长，增加了冠脉的灌注时间，有利于血液从心外膜流向心内膜下层缺血区；阻断$β_2$受体，使非缺血区阻力血管收缩，而缺血区血管则由于缺氧呈代偿性舒张状态，促使血液从非缺血区流向缺血区。

3.改善心肌代谢　阻断β受体，减少心肌脂肪代谢，改善糖代谢，降低心肌的耗氧量。

4. 其他 促进氧合血红蛋白的解离，促进氧的释放，增加组织供氧；抑制缺血时血小板聚集，改善心肌血液循环。

【临床应用】

1. 稳定型心绞痛 主要用于对硝酸酯类不敏感或疗效差的患者，疗效肯定，常和硝酸酯类联合应用，可以取长补短，提高疗效，减少不良反应。特别适用于伴有心率快和高血压的心绞痛患者。

2. 不稳定型心绞痛 其发病机制是冠脉器质性狭窄和痉挛，应用普萘洛尔可降低心肌耗氧量，增加缺血心肌血供，预防缺血复发和猝死。

3. 变异型心绞痛 普萘洛尔阻断冠脉血管上的$β_2$受体，使α受体作用占优势，易致冠脉痉挛，加重病情，故β受体阻断药不宜应用。

普萘洛尔与硝酸酯类合用治疗心绞痛，可获得较好的协同效果，又可互补不足。硝酸酯类因扩张血管引起心率加快、心肌收缩增强，使心肌耗氧量增加，可使被普萘洛尔减慢心率，抑制心肌收缩性的作用有所减弱。普萘洛尔增大心室容积导致耗氧量增加的作用也可被硝酸酯类缩小心室容积的作用所抵消。但由于两类药均有降压作用，剂量过大，血压下降明显，冠脉的灌注压降低，冠脉血流减少，加重心绞痛发作，故合用时应减少剂量。其他β受体阻断药，如醋丁洛尔、美托洛尔、阿替洛尔等也可应用。

【不良反应】

与心脏有关的不良反应为心功能抑制，心率减慢，严重者可致心动过缓、房室传导阻滞和心功能不全。本类药物可诱发和加重支气管哮喘，支气管哮喘及慢性阻塞性肺部疾病患者禁用。低血压患者不宜应用。久用应逐渐减量至停药，如果突然停药，可导致心绞痛加剧或诱发心肌梗死。

三、钙通道阻滞药

常用的抗心绞痛钙通道阻滞剂有维拉帕米、硝苯地平、地尔硫䓬、尼群地平及氨氯地平等。

【药理作用】

1. 降低心肌耗氧量

（1）作用于心肌细胞，阻断Ca^{2+}内流，使心肌收缩力减弱，心率减慢，从而降低心肌耗氧量。对心脏的抑制作用以维拉帕米最强，地尔硫䓬次之，硝苯地平较弱。

（2）阻滞血管平滑肌细胞Ca^{2+}内流，使外周血管扩张，对动脉的扩张明显，减轻心脏负荷，从而降低心肌耗氧量。其中硝苯地平的扩张血管作用较强，应用后可能出现反射性心率加快，可能使心肌耗氧量增加，维拉帕米、地尔硫䓬的扩血管作用较弱。

（3）阻断Ca^{2+}进入突触前膜，抑制交感神经递质的释放，降低交感神经活性，降低心肌耗氧量。

2. 增加心肌血液供应 能明显扩张冠脉，对较大的冠状血管包括输送血管和侧支血管以及小阻力血管均有扩张作用，能改善缺血区的血液供应，且能抑制血小板聚集，改善心肌供血。

3. 保护缺血心肌细胞 心肌缺血或再灌注时细胞内"钙超载"，可造成心肌细胞尤其是线粒体功能严重受损，可促使心肌细胞死亡。钙通道阻滞药可通过抑制Ca^{2+}内流，减轻心肌细胞Ca^{2+}超负荷，可起到保护心肌细胞的作用。

【临床应用】

该药对各型心绞痛均有效，尤其对变异型心绞痛最为有效，也可用于稳定型和不稳定型心绞痛。不同的钙通道阻滞药对各型心绞痛疗效不同。硝苯地平扩张冠脉作用强,是治疗变异型心绞痛的首选药。维拉帕米对心脏抑制作用强,对血管的扩张作用弱,对劳累型心绞痛疗效好。地尔硫䓬可用于各型心绞痛。

与硝酸酯类联合应用治疗心绞痛可产生协同作用,但应注意减量,因为两类药都有降压作用,剂量过大,血压下降明显,冠脉的灌注压降低,心肌供氧减少,可加重心绞痛。

硝苯地平与β受体阻断药合用,疗效增加。维拉帕米、地尔硫䓬不宜与β受体阻断药合用,因其均对心脏有较强的抑制作用。钙通道阻滞剂特别适用于伴有高血压、快速型心律失常、哮喘及脑缺血患者。

第三节 抗心绞痛药的用药指导

【用药指导程序】

用药步骤	用药指导要点
用药前	1. 熟悉各类抗心绞痛药的适应证和禁忌证。 2. 指导患者掌握硝酸甘油正确的用药方法及用量。 3. 告知患者坚持按医嘱服药,自我监测药物副作用。 4. 外出时随时携带硝酸甘油以应急;在家中,硝酸甘油应放在易取之处,用完放回原处,以便需要时能及时找到。 5. 硝酸甘油见光易分解,应放在棕色瓶中,6个月更换1次,以防药物受潮、变质而失效。
用药中	1. 硝酸甘油连续用药2~3周可出现耐受性,可采取间歇给药方法。 2. 病情加重或服用硝酸甘油不缓解者,心绞痛时间超过30min时应及时就医。 3. β受体阻断药适用于稳定型心绞痛,不稳定型心绞痛者慎用,变异型心绞痛者禁用。 4. 硝酸甘油可使颅内血管扩张,引起血管搏动性头痛,颅内压升高,颅脑损伤、颅内出血者禁用。外周血管扩张可出现面部潮红、头部胀痛、头昏、心动过速、心悸等不适。 5. 长期服用阿司匹林和给予有效的降血脂药物治疗,可降低不稳定型心绞痛和心肌梗死发生的概率。
用药后	1. 注意用药后疼痛变化情况,定期监测心电图的变化。 2. 指导患者总结心绞痛发作的诱因及预防发作的方法。

【非药物治疗指导】

1. **生活起居** 环境保持安静,走路、说话要轻,要避免噪声刺激。要注意休息,胸痛发作时立即停止活动,轻者可适当活动,如散步等,重者则绝对卧床休息。注意防寒保暖,预防感冒发生。

2. **饮食指导** 患者应坚持低脂、低盐、低胆固醇饮食,少食多餐,勿饱餐。不吸烟,少饮酒,少喝咖啡或浓茶。忌食辛辣、肥甘厚腻之品。

3. **心理指导** 避免情绪紧张及不良刺激,指导患者掌握自我排解不良情绪的方法。要针对患者的具体情况做好心理护理,使患者心情舒畅、积极配合治疗。尤其对年老患者应注意态度和蔼,耐心解释,解除其忧虑和恐惧心理。同时还要做好家属思想工作,共同为患者创造一个温馨和谐、宁静舒畅的环境,以使患者情绪稳定。

4. **适量运动** 患者要劳逸适度,参加适量的体力劳动和运动,可进行散步、打太极拳等缓和运动,避免剧烈活动。运动强度以不出现胸闷气短,不增加心率和血压,不出现新的心律失常为原则。

5. **紧急救护** 患者及家属在病情突然变化时应采取简易的应急措施。如心绞痛发作时,立即停止活动,就地休息,舌下含服硝酸甘油。硝酸甘油平时应随身携带,避光密闭保存,每半年更换。如频繁发作时应立即去医院就诊,严重发作患者须拨打120急救电话。

【常用制剂和用法】

硝酸甘油　片剂：0.3mg、0.5mg、0.6mg。每次0.3~0.6mg，舌下含化。每5min可重复1次，如果15min内总量达3片后疼痛持续存在，应立即就医。

贴剂，宜夜间贴用，1次/天，贴皮时间不超过8h。

硝苯地平　片剂：10mg。口服，每次10~20mg，3次/天。

维拉帕米　片剂：40mg。口服，每次40~120mg，3~4次/天。

地尔硫䓬　片剂：30mg。口服，每次30mg，3~4次/天。按需可增至每日360~480mg。

普萘洛尔　片剂：10mg。口服，每次10mg，3次/天。逐渐增加剂量至每日100~200mg。

引导案例分析

心绞痛发作期可选择硝酸甘油片剂或滴丸剂舌下含服，对于发作频繁的，也可静脉滴注硝酸甘油控制症状。

本章小结

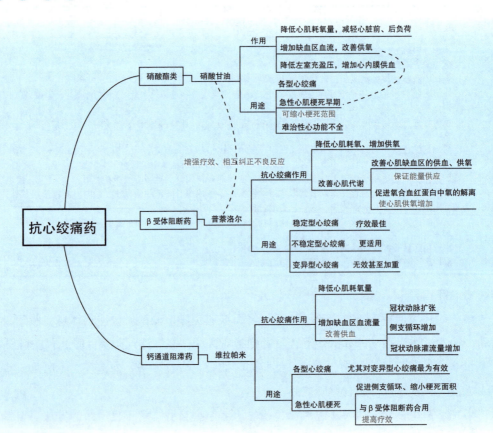

考点提示

1. 硝酸甘油药的动学特点、药理作用、作用机制、临床应用及不良反应。
2. 单硝酸异山梨酯的临床应用。
3. 普萘洛尔等β受体阻断药抗心绞痛的药理作用及机制，与硝酸酯类合用的合理性。
4. 硝苯地平和地尔硫䓬抗心绞痛的药理作用及其临床应用。

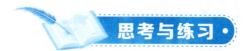

思考与练习

1. 简述硝酸甘油的药理作用。

2. 简述硝酸甘油与普萘洛尔联合应用的意义。

3. 案例分析：

患者，男性，57岁，患高血压伴动脉粥样硬化8年，1月来，常感劳累后或情绪激动后心前区闷痛，经检查医生诊断为劳累型心绞痛。

医生制订用药方案：①硝酸甘油片 0.5mg×20片，用法：每次0.5mg，舌下含服；②普萘洛尔 10mg×20片，用法：10mg，每日3次，口服。

（1）请分析该处方是否合理。

（2）说明理由。

（李红妍　张凤珍）

第十四章 调血脂药

> **学习目标**
> 1. 了解各类调血脂药的作用特点、临床用途及不良反应。
> 2. 学会合理应用各类药物。

引导案例

患者，男，50岁，皮肤黄色斑块近两年。查体：血脂测定结果为TG1.8mmol/L，TC7.6mmol/L，HDL1.1mmol/L，LDL5.7mmol/L。
1. 针对此患者临床治疗的目的是什么？
2. 该患者可以选择哪些药物治疗？

第一节 高脂血症

【概述】

高脂血症是指血浆中的脂质浓度超过正常范围。由于血浆中脂质大部分与血浆中蛋白质结合，因此本病又称为高脂蛋白血症。血脂包括类脂质及脂肪，类脂质主要是磷脂、糖脂、固醇及类固醇；脂肪主要是甘油三酯（TG）。血浆中的胆固醇（TC）除来自食物外，人体的肝及大肠也能合成。当食物中摄入胆固醇过多或肝内合成过多，胆固醇排泄过少，胆管阻塞，都会造成高胆固醇血症。甘油三酯是食物中的脂肪经小肠吸收后，被消化为游离脂肪酸及甘油单酯，进入肠腔，经肠黏膜细胞再合成甘油三酯，并形成乳糜微粒，经胸导管进入血液循环。同样，甘油三酯也可在肝内利用碳水化合物——糖类为原料而合成，可见多食糖类亦可使甘油三酯升高。

血浆中的脂蛋白是脂质与蛋白质结合的复合体，按密度不同，可分为乳糜微粒（CM）、极低密度脂蛋白（VLDL）、低密度脂蛋白（LDL）及高密度脂蛋白（HDL）4种，其中，高密度脂蛋白是高脂血症的克星，高密度脂蛋白越高，血脂利用率越高。

高脂血症的诊断依据目前根据电泳可分成Ⅰ、Ⅱa、Ⅱb、Ⅲ、Ⅳ、Ⅴ共6型，各型的原因、临床表现及治疗原则也不一致（表14-1）。

高脂蛋白血症是动脉粥样硬化的主要原因，动脉粥样硬化可引起心、脑、血管疾病；高脂血症还可引起胆石症、胰腺炎等。防治血脂异常对提高生活质量、延长寿命具有重要意义。

表14-1 高脂蛋白血压症WHO分型法

分型	脂蛋白变化	血脂变化	
		甘油三酯	胆固醇
Ⅰ	CM↑	↑↑↑	↑
Ⅱa	LDL↑		↑↑
Ⅱb	LDL↑、VLDL↑	↑↑	↑↑
Ⅲ	IDL↑	↑↑	↑↑
Ⅳ	VLDL↑	↑↑	
Ⅴ	VLDL↑、CM↑	↑↑↑	↑

【诊断要点】

早期的血脂紊乱可在相当长的时间内无症状，许多人是在查体、体检时发现已经有血脂紊乱。主要的诊断标准是血胆固醇水平、甘油三酯及低密度脂蛋白升高、高密度脂蛋白降低。

一般成年人的空腹血清中，总胆固醇＜5.18mmol/L，甘油三酯＜1.70mmol/L，低密度脂蛋白＜3.37mmol/L为正常指数。

血脂异常的4种结果：

（1）高胆固醇血症：血清总胆固醇含量增高，＞5.18mmol/L，而甘油三酯含量正常，即甘油三酯＜1.70mmol/L。

（2）高甘油三酯血症：血清中甘油三酯含量增高，＞1.70mmol/L，而总胆固醇含量正常，即总胆固醇＜5.18mmol/L。

（3）混合型高脂血症：血清中总胆固醇和甘油三酯含量均增高，即总胆固醇＞5.18mmol/L，甘油三酯＞1.70mmol/L。

（4）低高密度脂蛋白血症：血清高密度脂蛋白-胆固醇含量降低，＜1.04mmol/L。

第二节 常用调血脂药

对于血浆脂质代谢紊乱，首先要调节饮食，食用低热卡、低脂肪、低胆固醇类食品，加强体育锻炼及克服吸烟等不良习惯。如血脂仍不正常，再用药物治疗。凡能使LDL、VLDL、TC（总胆固醇）、TG、apo B降低，或使HDL、apo A升高的药物，都有抗动脉粥样硬化作用。

一、胆汁酸螯合剂

考来烯胺（消胆胺）和考来替泊（降胆宁）都为碱性阴离子交换树脂，不溶于水，不易被消化酶破坏。

【药理作用】

该药能明显降低血浆TC和LDL-C（LDL-胆固醇）浓度，轻度增高HDL浓度。本类药物口服不被消化道吸收，在肠道与胆汁酸形成络合物随粪便排出，故能阻断胆汁酸的重吸收。由于肝中胆汁酸减少，使胆固醇向胆汁酸转化的限速酶更多地处于激活状态，肝中胆固醇向胆汁酸转化加强。胆汁酸也是肠道吸收胆固醇所必需，树脂与胆汁酸络合，也影响胆固醇吸收。以上作用使肝中胆固醇水平下降，肝脏产生代偿性改变：一是肝细胞表面LDL受体数量增加，促进血浆中LDL向肝中转移,导致血浆LDL-C和TC浓度下降;二是可使羟甲基戊二酰辅酶A(HMG-CoA)还原酶(肝脏合成胆固醇限速酶)活性增加,使肝脏胆固醇合成增多。因此,本类药物与HMG-CoA还原酶抑制剂合用,降脂作用增强。

【临床应用】

用于Ⅱa型高脂血症,4~7d生效,2周内达最大效应,使血浆LDL、胆固醇浓度明显降低。对纯合子家族性高脂血症,因患者肝细胞表面缺乏LDL受体功能,本类药物无效。对Ⅱb型高脂蛋白血症者,应与降TG和VLDL的药物配合使用。

【不良反应】

由于应用剂量大,可出现胃肠道不良反应,常致恶心、腹胀、便秘等。长期应用,可引起脂溶性维生素缺乏。考来烯胺因以氯化物形式应用,可引起高氯性酸血症。也可妨碍噻嗪类、香豆素类、洋地黄类药物吸收,它们应在本类药用前1h或用后4h服用。

二、烟酸类

烟酸类是一种维生素,是许多重要代谢过程的必需物质,用量较大时有调血脂作用。

【体内过程】

口服后吸收迅速,生物利用度95%,血浆$t_{1/2}$为45min。血浆蛋白结合率低,迅速被肝、肾和脂肪组织摄取,代谢物及原形经肾排出。

【药理作用】

该药为广谱调血脂药,大剂量烟酸能使VLDL和TG浓度下降,1~4d生效,血浆TG浓度可下降20%~50%,作用程度与原VLDL水平有关。5~7d后,LDL-C也下降。与考来烯胺合用,降LDL-C作用加强。降脂作用可能与抑制脂肪组织中脂肪分解、抑制肝脏TG酯化等因素有关。本品能使细胞cAMP浓度升高,有抑制血小板聚集和扩张血管的作用,也可使HDL-C浓度增高。

【临床应用】

用于各型高脂蛋白血症,对Ⅱ和Ⅳ型作用最好。也可用于心肌梗死。

【不良反应】

有皮肤潮红、瘙痒等不良反应,是前列腺素引起的皮肤血管扩张所引起,服药前30min服用阿司匹林可以减轻。胃肠刺激症状如恶心、呕吐、腹泻也较常见。大剂量服用可引起血糖升高、尿酸增加、肝功异常。

三、苯氧芳酸类(贝特类)

氯贝特(氯贝丁酯)又名安妥明,是最早应用的苯氧酸衍生物,降脂作用明显,但不良反应多而严重。新的苯氧酸类药效强毒性低,有吉非贝齐、苯扎贝特、非诺贝特等。

【体内过程】

口服吸收迅速而完全,数小时即达血药浓度高峰,与血浆蛋白结合率达到92%~96%,不易分布到外周组织,主要以葡萄糖醛酸结合物形式从肾脏排出。

【药理作用】

该药能明显降低患者的血浆TG、VLDL-C和LDL-C含量,而使HDL-C升高。对LDL-C的作用与患者血浆中的TG水平有关。对单纯高甘油三酯血症患者的LDL-C无影响,但对单纯高胆固醇血症患者的LDL-C可下降15%。此外,本类药物也有抗血小板聚集、抗凝血和降低血浆黏度、增加纤溶酶活性等作用。降低血浆TG、VLDL-C、IDL-C作用与增加脂蛋白脂酶活性、促进TG代谢有关,也与减少VLDL-C在肝脏中合成与分泌有关。升高HDL-C作用是降低VLDL-C的结果。正常时,VLDL-C中的甘油三酯与HDL-C中的胆固醇酯有相互交换的作用。VLDL-C减少,使交换减弱,胆固醇酯留于HDL-C中，使HDL升高。

【临床应用】

本类药物以降TG、VLDL及IDL为主，所以临床应用于Ⅱb、Ⅲ、Ⅳ型高脂血症。尤其对家族性Ⅲ型高脂血症效果更好，也可用于消退黄色瘤。对HDL-C下降的轻度高胆固醇血症也有较好疗效。

【不良反应】

苯氧酸类药物不良反应较轻。有轻度腹痛、腹泻、恶心等胃肠道反应。偶有皮疹、脱发、视物模糊、血象异常等。

四、羟甲戊二酸单酰辅酶A还原酶抑制剂

HMG-CoA还原酶抑制剂，简称他汀类药物，现在临床上常用的有辛伐他汀、洛伐他汀、普伐他汀、氟伐他汀、阿托伐他汀、瑞舒伐他汀等。

【体内过程】

洛伐他汀和辛伐他汀口服后在肝脏将内酯环打开才转化成活性物质。用药后1.3~2.4h血药浓度达到高峰。原药和代谢活性物质与血浆蛋白的结合率为95%左右。大部分药物分布于肝脏，随胆汁排出，少部分由肾排出。

【药理作用】

该药能明显降低血浆TC和LDL-C，患者每天服用本类药物10~40mg，血浆TC与LDL-C可下降20%~40%。如与胆汁酸结合树脂合用作用更强，也使VLDL-C明显下降，对TG作用较弱，可使HDL-C上升。能抑制肝脏合成胆固醇的限速酶HMG-CoA还原酶活性，从而阻断HMG-CoA向甲基二羟戊酸转化，使肝内胆固醇合成减少。由于肝内胆固醇含量下降，可解除对LDL受体基因的抑制，使LDL受体合成增加，从而使血浆中的LDL、LDL大量被摄入肝脏，使血浆LDL-C、IDL-C降低。由于肝脏胆固醇减少，使VLDL-C合成减少。

【临床应用】

该药对原发性高胆固醇血症、杂合子家族性高胆固醇血症、Ⅲ型高脂蛋白血症，以及糖尿病性、肾性高脂血症均为首选药物。多数他汀类药物对纯合子家族性高胆固醇血症无效，而阿托伐他汀有效。

【不良反应】

本类药物不良反应轻。约10%的患者有轻度胃肠症状、头痛或皮疹。少数患者有血清转氨酶、碱性磷酸酶。个别患者发生肌痛、无力、肌酸、磷酸激酶升高等横纹肌溶解症。

五、多烯脂肪酸

该药包括亚油酸、γ-亚麻油酸，主要含于玉米油、葵花籽油、亚麻籽油等植物油中，降脂作用较弱，临床应用疗效不确切。海生动物油脂中所含的多价不饱和脂肪酸，长期服用能预防动脉粥样硬化的形成，并使斑块消退。主要药理作用为降低血浆中的甘油三酯，可轻度升高HDL-C。抑制血小板聚集，降低血液黏滞度。

常做成胶丸或与其他调血脂药和抗氧化药制成多种复方制剂应用。

【知识链接】

远离冠心病的"法宝"

合理饮食和规律运动是防治血脂异常的根本手段和基础。当饮食少油和适度运动达不到目的时，服用调血脂药物，可降低血脂水平，防治心脑血管疾病。因此"低脂饮食、适量运动、降脂药物"是远离冠心病的"法宝"。

第三节　调血脂药的用药指导

【用药指导程序】

用药步骤	用药指导要点
用药前	1. 熟悉常用抗高脂血症药的适应证和禁忌证，了解各种剂型和用法。 2. 告知患者高脂血症的防治知识及用药注意事项。
用药中	1. 他汀类为胆固醇合成酶抑制剂，可抑制胆固醇在体内生成，所以晚餐或睡觉前服用疗效更好。 2. 在用药期间应定期随访，定期复查血脂、肝功能、肌酶和血尿酸等，以便医生调整药物或换药、停药。 3. 单用一种调血脂药物治疗，往往治疗效果不太理想，应采用联合用药以提高疗效，但应注意联合用药的安全性，尽量避免不良反应的发生。其中，他汀类+贝特类，如吉非贝齐与辛伐他汀合用时，肌病（骨骼肌毒性和横纹肌溶解症）的发生率可比单一种药应用时增高10~20倍。 4. 他汀类药物与免疫抑制剂、红霉素类抗生素、抗真菌类药物合用可发生药物相互作用，使他汀类药物血药浓度增高，增加肌病发生的危险。 5. 贝特类如吉非贝齐+华法林（抗凝血药）合用，可增加华法林抗凝血作用和毒性。
用药后	1. 密切观察用药后的疗效和不良反应。 2. 指导患者遵医嘱用药，以提高药物治疗效果。

【非药物治疗指导】

高脂血症与饮食和生活方式密切相关，无论是否在进行药物治疗都要注意坚持控制饮食和改善生活方式。

（1）控制能量摄入，对于高脂血症患者热能供给不宜过高，控制或减轻体重。

（2）减少饱和脂肪酸和胆固醇的摄入，减少动物脂肪，多吃蔬菜、水果和谷物。

（3）戒烟：烟能降低"好的胆固醇"，使血清甘油三酯水平升高，也是冠状动脉粥样硬化的主要危险因素，因此戒烟越早越有益。

（4）限制钠盐的摄入：饮食应以清淡为宜，少吃咸食。吃盐过多，会使血管硬化和血压升高。每天吃盐在6g以下为宜。

（5）禁止饮酒：酒精含有高热能，1g酒精可以产生7kcal的热量，是导致肥胖的重要饮食因素；饮酒时大量食物摄入，使更多的热量与脂肪进入体内。

（6）积极治疗原发病：高血压、高血糖、脂肪肝、病毒性肝炎、肝硬化；甲状腺功能低下、肾病综合征、急慢性肾衰竭及急性胰腺炎都会引起血脂升高。

【常用制剂和用法】

洛伐他汀　片剂：10mg、20mg。口服，开始时10mg，晚餐时顿服。4周后根据血脂变化调整剂量。

辛伐他汀　片剂：5mg、10mg。口服，每次10mg，1次/天。

普伐他汀　片剂：10mg、20mg。口服，每日5~10mg，分两次服用。

阿伐他汀　片剂：10mg、20mg。口服，初始剂量10mg/d。必要时4周后可增加剂量，最多可达80mg/d。

考来烯胺　粉剂：每次4~5g，3次/天。饭前或饭时加于饮料中混合服。

考来替泊　粉剂：每次4~5g，3次/天。饭前或饭时加于饮料中混合服。

吉非贝齐　片剂：600mg。口服，每次600mg，2次/天。

菲诺贝特　片剂：100mg。口服，每次100mg，3次/天。

烟酸　片剂：0.1g、0.5g。口服，由小剂量开始（每次0.1g，3次/天），逐渐增加剂量。饭后服用。

引导案例分析

该患者的TC、LDL明显高于正常指数，导致动脉粥样硬化的危险性高，因此应降低血脂水平，降低冠心病的患病率。他汀类可降低TC、LDL-C轻度升高HDL-C，对该患者疗效好，可为首选。

本章小结

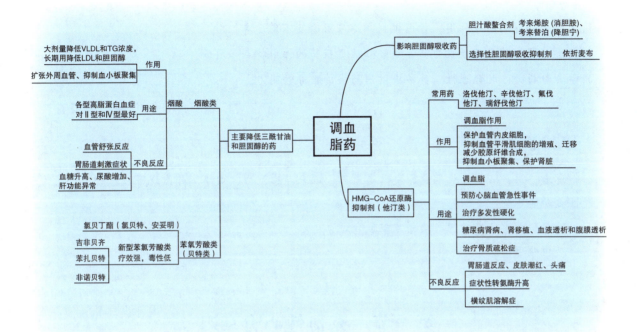

考点提示

1. 他汀类药物的药理作用、作用机制、临床应用和不良反应。
2. 考来烯胺的药理作用、作用机制、临床应用和不良反应。
3. 贝特类的药理作用及机制、临床应用及其药物相互作用。
4. 烟酸的药理作用、临床应用和不良反应。

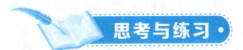

1. 高脂血症的诊断标准是什么？
2. 临床常用的调血脂药有哪几类？

（任丽平）

第十五章 抗心力衰竭药

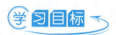

1. 掌握强心苷的药理作用、作用机制、临床用途及不良反应。
2. 熟悉非强心苷类正性肌力药和减轻心脏负荷药的作用特点和用途。
3. 学会分析处方的合理性,具备提供用药咨询服务的能力。

引导案例

患者,男,67岁,长期患原发性高血压,近来渐感无力、心悸,并出现下肢水肿,诊断为慢性心功能不全。
1. 分析该患者选择何种给药方案最合适?
2. 说明理由。

第一节 充血性心力衰竭

【概述】

心力衰竭一般是指心肌收缩力减弱,心脏排出的血量不能满足机体代谢的需要,器官、组织血液灌注不足,同时出现肺循环和体循环淤血表现的临床综合征。心力衰竭时通常伴有肺循环和体循环的被动性充血,故又称为充血性心力衰竭。

【病因和发病机制】

几乎所有类型的原发性或继发性心脏疾病及大血管疾病,只要病情严重到一定程度或发展到一定阶段,均可引起心力衰竭,一般称为基本病因。但基本病因存在不一定发生心力衰竭,在基本病因的基础上,某些因素(全身感染、心律失常等)可促进心力衰竭的发生,通常称为心力衰竭的诱因。

按照基本病因形成后心力衰竭出现的速度,可分为急性心力衰竭和慢性心力衰竭。急性心力衰竭由于在短时间内心脏损伤严重,心肌收缩力明显下降,机体来不及代偿或无法代偿,故迅速发生。慢性心力衰竭则是一个逐渐发展的过程,当心脏功能下降时,机体主要通过以下途径进行代偿:①增加血容量,使回心血量增多,心室舒张末期容积增加,增加心脏的排血量;②心肌细胞增殖,心肌肥厚,心肌收缩力增强,增加心脏的排血量;③激活神经内分泌系统,交感神经系统的兴奋性增强、肾素-血管紧张素-醛固酮系统活性和血管升压素水平均有增高,加快心率,加强心肌收缩力,使心排血量增加。但这些代偿机制是有一定限度的,如:长期的心脏扩大使心肌耗氧量增加而加重对心肌的损害;心肌肥厚到一定程度可发生心肌变性,甚至坏死;肾素-血管紧张素-

醛固酮系统长期增高,使钠、水潴留和外周血管阻力增加而加重心脏前、后负荷;大量儿茶酚胺对心肌还有直接毒性作用,从而使心功能进一步恶化,失去代偿能力,造成失代偿,出现心力衰竭的症状和体征。

【临床表现】

心力衰竭根据发生的部位可分为左心衰竭、右心衰竭和全心衰竭。急性心力衰竭发生突然,临床上最常见的是左心衰竭引起的急性肺水肿。慢性心力衰竭发生缓慢,左心衰竭和右心衰竭都常见到,是大多数心血管疾病的最终归宿。

1.**左心衰竭** 主要为肺循环淤血和心排血量降低的表现。

(1)症状

1)呼吸困难:多由肺淤血所致,是左心衰竭最早、最常见的症状,程度从轻到重依次为劳力性呼吸困难、夜间阵发性呼吸困难、端坐呼吸和急性肺水肿。

2)咳嗽、咳痰、咯血:多系支气管和肺泡黏膜淤血所致。咳嗽是较早发生的症状,常在夜间或体力劳动时出现;痰早期可为白色泡沫状,发生急性肺水肿时,痰呈粉红色泡沫状,甚至出现大咯血。

3)其他症状:乏力、疲倦、头晕、心悸、嗜睡、少尿等,为心排血量降低导致器官、组织灌注不足所致。

(2)体征

1)肺部体征:双肺底对称性湿啰音是左心衰竭肺部的主要体征。如长时间取侧卧位,则下垂一侧湿啰音较多。发生急性肺水肿时,双肺满布湿啰音与哮鸣音。

2)心脏体征:除基础心脏疾病的体征外,主要有左心室扩大、心率增加、肺动脉瓣区第二心音亢进、心尖部舒张早期奔马律等,其中心尖部舒张早期奔马律是左心衰竭的重要体征。

2.**右心衰竭** 主要为体循环淤血表现。

(1)症状 长期胃肠道淤血主要引起食欲缺乏、腹胀、恶心、呕吐、便秘等;长期肾脏淤血主要引起白天尿量减少、夜间尿量增多等。

(2)体征

1)颈静脉怒张:右心衰竭最早出现的体征,常伴肝-颈静脉反流征阳性。颈静脉怒张是指坐位或半坐位时,颈静脉明显充盈。肝-颈静脉回流征是指用手压迫肿大的肝脏可使颈静脉怒张更加明显。

2)肝大和压痛:右心衰竭较早出现的体征之一。早期肝脏增大、质地较软、有压痛;长期慢性右心衰竭可致心源性肝硬化,肝脏质地较硬,压痛常不明显。

3)水肿:右心衰竭的典型体征,多在颈静脉怒张及肝大后出现。其特征为水肿首先出现于身体低垂部位(踝部与小腿),逐渐向上蔓延,为对称性、凹陷性水肿,严重者可发展至全身水肿,乃至出现胸腔积液、腹水。

3.**全心衰竭** 右心衰继发于左心衰而形成的全心衰,当右心衰出现之后,右心排血量减少,因此阵发性呼吸困难等肺淤血症状反而有所减轻。扩张型心肌病等表现为左、右心室同时衰竭者,肺淤血征往往不很严重,左心衰的表现主要为心排血量减少的相关症状和体征。

【辅助检查】

(1)X线检查:可见心脏大小及形态,反映肺淤血程度,从而判断心衰的严重程度。

(2)超声心动图:心力衰竭诊断中最有价值的无创性检查。

（3）放射性核素检查：相对准确地评价心脏的大小，还可反映心脏舒张功能。

（4）心-肺吸氧运动试验：适用于慢性稳定性的心衰患者。

（5）有创性血流动力学检查：可反映心脏功能。

【诊断要点】

> 心力衰竭的诊断是综合病因、病史、症状、体征及客观检查而做出的。首先应有明确的器质性心脏病的诊断。心衰的症状体征是诊断心衰的重要依据，疲乏、无力等由于心排血量减少的症状无特异性，诊断价值不大，而左心衰竭的肺淤血引起不同程度的呼吸困难，右心衰竭的体循环淤血引起的颈静脉怒张、肝大、水肿等是诊断心衰的重要依据。

第二节 常用抗心力衰竭药

一、正性肌力药

药物治疗仍是目前治疗CHF的主要手段，但治疗的目标已从缓解症状发展为防止并逆转心室肥厚、提高患者的生存质量。当前用于治疗CHF的药物包括正性肌力作用药、减轻心脏负荷药和血管扩张药等。

强心苷

强心苷是一类选择性作用于心脏，增强心肌收缩的苷类化合物，主要从洋地黄类植物中提取，故又称洋地黄类药物。常用的药物有地高辛、洋地黄毒苷、毛花苷C（西地兰）、毒毛花苷K等。临床常用的为地高辛。

【体内过程】

各种强心苷口服吸收率、血浆蛋白结合率和消除速率及其方式等有很大差异。如表15-1：

表15-1 常用强心苷的体内过程比较

药物	口服吸收（%）	蛋白结合（%）	肝肠循环（%）	生物转化（%）	肾排泄（%）	血浆$t_{1/2}$（h）
洋地黄毒苷	90~100	97	27	30~70	10	120~168
地高辛	60~65	<30	6.8	5~10	60~90	33~36
毛花苷C	20~40	5	少	极少	90~100	23
毒毛花苷K	2~5	5	少	0	90~100	12~19

需注意：

（1）地高辛口服的生物利用度个体差异大，主要与制剂的制备过程有关。因此，用药时应注意选择同一来源的制剂。

（2）地高辛主要以原形的形式经肾排出，故老年人及肾功能不全患者易发生蓄积中毒，其用量应根据肌酐清除率计算。但肝功能降低的患者可安全使用。

【药理作用】

1. 正性肌力作用（增强心肌收缩力） 治疗量的强心苷在对人体其他组织器官无明显影响的情况下，能选择性地作用于心肌，增强其收缩力，对功能不全的心脏作用更为显著。强心苷增强心肌收缩力伴有的3个显著特点，是其治疗心功能不全的药理学基础。

（1）加快心肌收缩速度：使心肌收缩有力、敏捷，加快心肌纤维缩速度，使收缩期在整个心动周期中所占的时间缩短，舒张期相对延长。这既有助于静脉系统血液的回流，也有利于心脏本身获得较长时间的休息和充分的冠状动脉血液灌注，从而改善心脏功能状态。

（2）降低衰竭心脏的耗氧量：心肌耗氧量取决于心室壁张力、心率和心肌收缩力等因素，其中以心室壁张力尤为重要。衰竭而扩大的心脏，心室容积增大，心室壁张力显著增高，加以代偿性心率增快，所以心肌耗氧量明显增加。使用强心苷后，虽然心肌收缩力增强而增加耗氧量，但由于心肌收缩力增强后心脏射血充分、心室内残余血量减少、心室容积缩小、心室壁张力下降以及负性频率的综合作用，所以心肌总耗氧量并不增加。这是强心苷区别于儿茶酚胺类药物的主要特点。这既是强心苷类药物治疗CHF的重要依据，也提示对正常人或心室容积未见扩大的冠心病、心绞痛患者增加心肌耗氧量，并无益处。

（3）增加衰竭心脏的排出量：强心苷对心排出量的影响决定于心脏的功能状态。强心苷对正常人心脏，在其增强心肌收缩力的同时，还能收缩血管平滑肌，使外周阻力升高，加重心脏的后负荷，抵消了心肌收缩力增强而增加的心排出量。CHF时，由于交感神经活性增强和肾素-血管紧张素-醛固酮系统活跃，外周阻力增高。而强心苷在对衰竭心脏加强心肌收缩力时，反射性兴奋迷走神经，使交感活性降低，外周阻力下降，加上舒张期延长，回心血量增加，终致心排出量增加。

2. 负性频率作用 强心苷可明显减慢CHF患者的心率，并降低心肌耗氧量。CHF患者因心排出量减少，反射性增加交感神经活性而加快心率，是机体的代偿性反应。强心苷通过增强心肌收缩力，心排血量增加，反射性兴奋迷走神经而使心率减慢，这是继发于强心苷正性肌力作用的结果。

强心苷的负性频率作用有利于缓解心功能不全的症状，主要原因有三：一是心率减慢使心脏做功减少，有利于心脏休息；二是心率减慢可使舒张期延长，增加静脉回心血量，也能提高心排出量；三是舒张期的延长增加了冠状动脉的血液灌注，使心肌供血供氧增加。

3. 对心肌电生理的影响 治疗量强心苷通过兴奋迷走神经而降低窦房结的自律性，减慢房室传导速度及缩短心房有效不应期。

4. 其他作用 强心苷对CHF患者具有利尿及扩血管作用。其利尿作用能减少血容量，减轻心脏的负担。

【作用机制】

强心苷类可与心肌细胞膜上的Na^+-K^+-ATP酶结合并抑制其活性，是强心苷类正性肌力作用的机制。

治疗量强心苷抑制心肌细胞膜上Na^+-K^+-ATP酶，使Na^+-K^+交换减少，Na^+-Ca^{2+}交换增加，从而使Ca^{2+}内流增加，导致心肌细胞内Ca^{2+}增多，使心肌收缩力加强。中毒量强心苷严重抑制Na^+-K^+-ATP酶，使细胞内失K^+而使最大舒张电位负值变小，可导致心肌细胞自律性增高，易引起心律失常。

【临床应用】

1. 慢性心功能不全 目前，强心苷类仍是治疗CHF的重要药物，可用于多种原因所致的心功能不全。其中，对伴有心房颤动和心室率快的CHF疗效最好；对瓣膜病、高血压和先天性心脏病所引起的低排出量CHF疗效较好；但对贫血、甲状腺功能亢进及维生素B_1缺乏等原因所诱发的CHF疗效较差；对肺源性心脏病、活动性心肌炎的CHF疗效差，且易致中毒。对伴有机械性阻塞的CHF，如缩窄性心包炎及重度二尖瓣狭窄等无效。

2. 某些心律失常

（1）心房颤动（房颤）：系心房各部位发生过多紊乱而细弱的纤维性颤动，心房率一般可达350~600次/分，且不规则，房颤的主要危害在于心房的过多冲动下传到心室，引起心室频率过快，导致严重的循环障碍。强心苷通过抑制房室传导，使房颤时过多的冲动不能下传至心室，以减慢心室频率。但对大多数患者并不能制止房颤。

（2）心房扑动（房扑）：心房扑动时心房率一般为每分钟250~300次，但此时心房的异位节律相对较规则，频率虽比房颤少，但较易传入心室，导致心室率过快而影响心脏的泵血功能。强心苷能缩短心房的有效不应期，使房扑转为心房颤动，然后再发挥治疗心房颤动的作用。此时若停用强心苷，部分患者有可能恢复窦性心律。

（3）阵发性室上性心动过速：强心苷可增强迷走神经的功能以终止阵发性室上性心动过速的发作，但一般只在其他方法无效时应用。

【不良反应】

强心苷类药物安全范围小，中毒反应发生率可高达20%。一般临床治疗量已接近60%的中毒量，且个体差异大，有些中毒症状与CHF症状不易鉴别，故在用药过程中应密切观察患者的反应，做到药物剂量个体化，监测血药浓度，以减少中毒反应的发生率。

1. 强心苷类的毒性反应

（1）胃肠道反应：最常见的早期中毒症状，包括厌食、恶心、呕吐及腹泻等。剧烈呕吐可导致失钾而加重强心苷中毒，所以应注意补钾或考虑停药。恶心、呕吐须注意与CHF引起的胃肠道症状相鉴别，常为中毒先兆。

（2）神经系统反应及视觉异常：可表现为眩晕、头痛、失眠、疲倦和谵妄以及黄视、绿视、视物模糊等视觉异常。视觉异常为强心苷中毒的先兆，是停药指征之一。

（3）心脏反应：最严重的毒性反应。主要表现为各种类型的心律失常。常见：①快速型心律失常：表现为室性期前收缩、二联律或三联律、房性、房室结性以及室性心动过速，甚至室颤，其中室性期前收缩、二联律或三联律一般出现较早，室性心动过速最为严重，应立即停药并抢救。②房室传导阻滞：强心苷类中毒也可引起各种程度的房室传导阻滞。③窦性心动过缓：若心率低于60次/分，亦为中毒的征兆，是停药的指征之一。

2. 中毒的防治 首先，应用强心苷类时应纠正易致其中毒的各种不利因素，如伴有心肌和传导系统的疾病，急性心肌梗死、低血钾和缺氧等均可增加机体对强心苷类的敏感性；其次，应明确中毒先兆和停药指征，一旦出现应及时停药。监测强心苷类药物的血药浓度有利于避免中毒的发生。

（1）快速型心律失常：氯化钾能与强心苷竞争Na^+-K^+-ATP，减少强心苷与酶的结合，阻止中毒症状的进一步发展，轻者可口服，严重者可采用静脉滴注，但注意掌握剂量。因钾离子能抑制传导，对并发传导阻滞的强心苷中毒，不能用钾盐。苯妥英钠对强心苷中毒引起的快速型心律失常疗效亦较好。利多卡因用于强心苷中毒导致的重症室性心动过速和心室纤颤的解救。严重中毒者可应用地高辛抗体Fab片段。

（2）缓慢型心律失常：如心动过缓和房室传导阻滞等，可应用阿托品治疗。

【用药方法】

1. 全效量法　一般在短期给予足量强心苷以达全效量，然后逐日给予维持量以补充每日从体内消除的药物。可根据病情的不同采用速给法和缓给法。

（1）速给法：适用于病情紧急，2周内未用过强心苷者。可在24h内达全效量。

（2）缓给法：适用于病情较轻的案例。可于3~4d内达全效量。

2. 每日维持量法　达全效量后，每日应使用一定剂量以维持疗效，地高辛、洋地黄毒苷均能口服，作用持久，适用于作维持给药。近年来证明，对病情不急或两周内用过强心苷者，不必先给全效量，而是每日给予维持量，经4~5个$t_{1/2}$，血药浓度达到稳态而发挥疗效。此方法可明显降低毒性反应发生率。以地高辛为例，其$t_{1/2}$为33~36h，每日给予维持量0.25mg，经过6~7d（5个半衰期）即可达到稳态血药浓度而获得疗效。

非苷类正性肌力药

1. 拟交感神经药　这类药物的特点是通过兴奋心脏的β受体以及血管平滑肌上的$β_2$受体和DA受体，分别产生正性肌力作用和血管扩张作用。

在CHF的病理生理过程中，因心排出量的减少代偿性使交感神经系统长期处于激活状态，内源性儿茶酚胺类的增多使$β_1$受体发生向下调节和敏感性下降，因此，拟交感神经药通过激动$β_1$受体而加强心肌收缩力的作用较弱，却能加快心率而增加心肌耗氧量。故一般不宜使用拟交感神经药，仅用于其他药物治疗无效且无禁忌证的CHF患者。本类药物有多巴酚丁胺和异布帕明等。

2. 磷酸二酯酶抑制药　本类药物能抑制磷酸二酯酶Ⅲ的活性，提高cAMP的水平。心肌细胞内的cAMP含量增加可产生正性肌力作用，血管平滑肌细胞内cAMP增加可松弛血管平滑肌、扩张血管，又称为正肌扩血管药。本类药物常用的有米力农及维司力农等。

氨力农

氨力农属于双吡啶类衍生物。仅供短期静脉给药治疗严重的CHF患者，可明显增强心肌收缩功能和血管舒张作用，缓解症状，提高运动耐力。不良反应严重，故不主张长期用药。米力农不良反应较氨力农少，现已取代氨力农用于严重CHF的短期静脉给药治疗。

二、减轻心脏负荷药

利尿药

利尿药能促进Na^+、水的排泄，减少血容量，降低心脏的前、后负荷，消除或缓解静脉充血及其所引发的肺水肿和外周水肿，是慢性心功能不全的主要治疗措施之一。轻、中度心性水肿可选用噻嗪类利尿药，疗效较好，常用氢氯噻嗪，也可与保钾利尿药合用。严重的CHF应选用高效能利尿药，如呋塞米静脉注射。

血管扩张药

血管扩张药通过各自不同的作用机制，打断神经内分泌反应引起的恶性循环，扩张小静脉和（或）小动脉而产生疗效。

1. 硝酸酯类　常用硝酸甘油、硝酸异山梨酯等。其基本作用是扩张静脉，减少回心血量，减轻CHF的肺淤血和呼吸困难等症状；也能扩张动脉，降低心脏的后负荷；还能增加冠脉血流量。临床适用于伴有心肌缺血的CHF患者。

2. 硝普钠 能增加静脉、主动脉的顺应性，降低心脏的前、后负荷，增加心排出量，恢复心脏功能。适用于须迅速降低血压和肺楔压的急性肺水肿、高血压危象等危重病例。

3. 肼屈嗪 明显舒张小动脉，降低后负荷；也可增加肾血流量，故适用于伴有肾功能不良或不能耐受ACE抑制药的患者。

血管扩张药是治疗CHF的辅助药物，一般仅用于强心苷类和利尿药治疗无效的CHF或顽固性CHF的治疗。

钙通道阻滞药

钙通道阻滞药治疗心力衰竭的机制是降低心脏后负荷和抗心肌缺血作用，最佳适应证是继发于冠心病、高血压病以及舒张功能障碍的CHF，尤其是其他药物无效的病例。但对于CHF伴有房室传导阻滞、低血压、左心室功能低下伴后负荷低以及有严重收缩功能障碍的患者，不宜使用钙通道阻滞药。氨氯地平、非洛地平的负性肌力作用小，引起反射性交感神经活化作用弱，已在临床应用。

三、β受体阻断药

大规模的试验证实，应用β受体阻断药治疗心力衰竭，可显著降低心衰患者的住院率和病死率。合理应用β受体阻断药可改善CHF的症状，提高患者生活质量，降低死亡率。目前常用的β受体阻断药有卡维地洛、比索洛尔、美托洛尔等。

β受体阻断药影响CHF病理生理过程的多个环节并发挥治疗作用：①使β受体数目向上调节，恢复心肌对内源性儿茶酚胺的敏感性；②阻断β受体，缓解CHF病理过程中高水平儿茶酚胺对β受体的持续兴奋；③抑制肾素分泌，抑制RAAS系统的过度兴奋，减少血管紧张素、醛固酮的产生，抑制血管收缩，减轻水钠潴留；④减慢心率、降低心肌耗氧量，延长心脏舒张期冠脉灌注时间，有利于增加心肌供血供氧，从而改善心脏舒缩功能；⑤阻断β受体，抑制心肌异位节律，延缓心内传导，可防止心衰时并发的室上性和室性心律失常，减少猝死的发生。

β受体阻断药适用于治疗以下类型心力衰竭：①扩张型心肌病伴心力衰竭；②冠心病心绞痛伴心力衰竭；③风湿性心脏病心力衰竭伴交感神经亢进者。

β受体阻断药在治疗CHF时应注意：①开始剂量偏大可导致病情加重，所以从小剂量开始；②观察的时间应比较长，一般心功能改善的平均奏效时间为3个月，心功能改善与治疗时间呈正相关；③应合并应用其他CHF药。

四、作用于RAAS的药物

血管紧张素转化酶抑制药（ACEI）

ACEI最初作为扩血管药用于治疗CHF，后来发现其疗效较其他扩血管药为优，而且其作用机制也有特点。常用药物包括卡托普利、依那普利等。

【药理作用】

1. 抑制血管紧张素Ⅰ转化酶 ACE抑制药能抑制血液循环及局部组织中的血管紧张素Ⅰ向血管紧张素Ⅱ的转化，降低血浆及组织（心脏、血管的等）中的AngⅡ浓度，减少AngⅡ收缩血管及促进心肌细胞增殖的作用。AngⅡ生成减少又使醛固酮的释放减少，可减轻由此引起的水钠潴留。

2. 对血流动力学的影响 ACE抑制药可降低外周血管阻力、扩张冠状动脉、降低左室充盈压和心室紧张力以及增加肾血流量等，能改善心功能，缓解CHF的症状，提高患者的生活质量。

3.抑制心肌肥厚、血管增生及心室重构 CHF是一种超负荷心肌病,发病早期的适应性反应就可见心肌肥厚和心室重构。CHF的晚期进一步恶化,出现血管壁细胞的增殖,心肌肥厚和心肌纤维化又加剧心脏收缩和舒张功能的障碍。ACE抑制药可通过阻断AngⅡ生成、增加缓激肽含量,有效地阻止和逆转心肌肥厚、心肌纤维化及血管壁的增厚。

【知识链接】

CHF药物治疗进展

ACEI现已广泛用于CHF的治疗,是近20年来CHF药物治疗最重要的进展之一,临床试验证明,ACEI不仅能缓解CHF患者的症状,改善血流动力学变化及左室功能,提高运动耐力,提高患者生活质量,而且能降低CHF的发生率、再住院率及病死率并改善预后。

血管紧张素Ⅱ受体阻断药

血管紧张素Ⅱ受体拮抗剂药能直接阻断血管紧张素Ⅱ与其受体的结合,阻止AngⅡ对心血管系统发挥的作用,逆转心肌肥厚、左室重构及心肌纤维化。此类药物抗CHF的作用与ACE抑制药相似,不同点是拮抗作用更完全,能拮抗ACE和非ACE途径产生的血管紧张素Ⅱ而发挥作用;同时,因其对缓激肽途径无影响,故不引起咳嗽、血管神经性水肿等不良反应。常用的药物有氯沙坦、厄贝沙坦等。不良反应较少,但孕妇及哺乳期妇女禁用。

第三节 抗心力衰竭药的用药指导

【用药指导程序】

用药步骤	用药指导要点
用药前	1.熟悉常用抗心力衰竭药的适应证和禁忌证,了解各种剂型和用法。 2.向患者说明强心苷类药物的毒性反应和用药注意事项。
用药中	1.服用强心苷类药物的患者,服药前应先测量脉搏、心率,注意其律律变化。 2.强心苷与排钾利尿药合用可导致低血钾,易诱发中毒。故与排钾利尿药合用时,应根据患者肾功能状态适当补钾。 3.地高辛与钙通道阻滞药维拉帕米、抗心律失常药胺碘酮合用时,可使地高辛血药浓度提高,易发生中毒。 4.考来烯胺在肠道中与地高辛结合,妨碍其吸收。 5.拟肾上腺素药可提高心肌自律性,使心肌对强心苷的敏感性增强,易导致强心苷中毒。
用药后	1.密切观察用药后的疗效和不良反应。 2.根据患者的反应,以有效而无中毒为准则,并要根据病情的改变及时调整剂量。 3.指导患者正确使用药物,以提高疗效,减少不良反应。

【非药物治疗指导】

(1)向患者讲解心衰的诱发因素,如感染、劳累、情绪激动、饮食不当等。注意保暖,防止感冒,保持乐观情绪,避免激动、紧张,以免诱发或加重心力衰竭。

(2)给予低盐、低热量、高蛋白、高维生素清淡易消化饮食,避免辛辣刺激性食物;戒烟酒;多吃蔬菜水果,少食多餐,特别要注意晚餐不易过饱,饭后不宜再进食,避免发生左心功能不全。

（3）保证充足的睡眠，必要时应用镇静剂。心功能二级应限制体力劳动；心功能三级增加卧床时间，仍可自己洗漱、进餐；心功能四级应绝对卧床休息，一切日常活动由他人照料。长期卧床患者易发生静脉血栓、直立性低血压，故在恢复期应鼓励患者适当活动，以尽量减轻患者的失适应状态。

（4）合理休息与活动，活动应循序渐进，活动量以不出现心悸、气急为原则。

【常用制剂和用法】

洋地黄毒苷　片剂：0.1mg。口服，全效量0.7~1.2mg，维持量0.05~0.1mg，1次/天。

地高辛　片剂：0.25mg。口服，一般首剂0.25~0.75mg，以后0.25~0.5mg/6h，直到洋地黄化，再改用维持量。

毒毛花苷K　注射液：0.25mg/mL。静滴，每次0.25mg，0.5~1mg/d。

引导案例分析

强心苷对高血压引起的心功能不全疗效好，患者下肢水肿，可联合利尿药使用，因低钾可诱发强心苷中毒，故应使用保钾利尿药，如螺内酯片。

本章小结

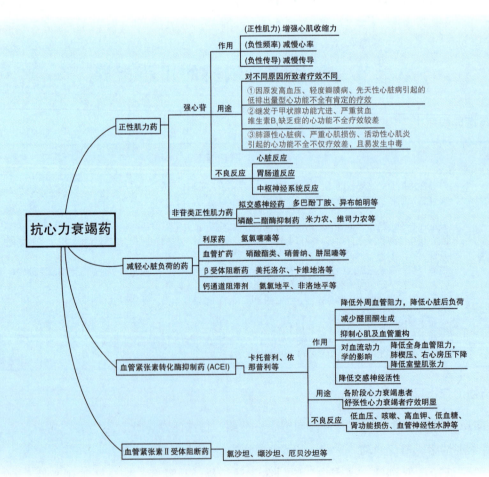

考点提示

1. 地高辛的药动学特点、药理作用、作用机制、临床应用、不良反应及防治、给药方法及其药物相互作用。

2. 米力农、硝普钠、卡维地洛、卡托普利、氯沙坦等药物抗心力衰竭的药理作用、主要机制及其临床应用。

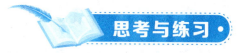

1. 试述地高辛对心脏的作用。
2. 试述强心苷的不良反应及中毒的救治措施。

（林　牧）

第十六章 利尿药和脱水药

> **学习目标**
>
> 1. 通过学习本章药物的基本理论知识,为学习抗高血压等药物的理解和指导本类药物在临床合理使用上打下基础。
> 2. 掌握呋塞米、氢氯噻嗪、螺内酯和甘露醇的药理作用、临床应用和不良反应。
> 3. 熟悉氨苯蝶啶、乙酰唑胺和高渗葡萄糖的药理作用、临床应用和不良反应。
> 4. 了解布美他尼、依他尼酸、氯噻酮、山梨醇等的作用特点。

引导案例

张某,男,58岁,患有心力衰竭、肾功能不全、尿少,合并泌尿道感染。请分析如下处方用药是否合理。为什么?

处方:
1. 硫酸庆大霉素注射剂8万U×6,用法:每次8万U,每日肌注2次。
2. 呋塞米注射滴,每日静滴1次,每次20mg,5%葡萄糖氯化钠注射滴500mL/d。

第一节 利尿药

利尿药是一类直接作用于肾脏,增加水、电解质的排出,使尿量增多的药物,常用于治疗各型水肿,也可以用于高血压、心功能不全等疾病和毒物的加速排泄。

一、利尿药作用的生理学基础

尿液的生成包括肾小球滤过、肾小管和集合管的重吸收及分泌3个环节。利尿药则通过影响这一过程的某些环节而产生利尿作用。

1. **对肾小球滤过量的影响** 正常成人每日由肾小球滤过的原尿约180L,但每日排出的尿量为1~2L,说明99%的原尿在肾小管和集合管被再吸收了,故利尿药对肾小球滤过量的影响临床意义不大。

2. **抑制肾小管、集合管的再吸收** 从原尿的生成到终尿的形成,尿量及尿中的物质含量都发生了变化,这是经过肾小管的再吸收、分泌完成的。肾小管分近曲小管、髓袢、远曲小管和集合管。

(1)近曲小管:60%~65%的Na^+在此段重吸收,Na^+重吸收的方式为主动吸收,另外还可通过H^+-Na^+交换方式重吸收。碳酸酐酶可促进HCO_3^-及H^+的生成,促进H^+-Na^+交换,使Na^+重吸收增加。

乙酰唑胺抑制此酶活性，使H⁺生成减少，则H⁺-Na⁺交换减少，Na⁺重吸收减少，产生微弱的利尿作用。

（2）髓袢升支粗段的髓质部和皮质部：髓袢升支的功能与利尿药作用关系密切，原尿中25%~30%Na⁺在此段重吸收，而此段对水的通透性极低，使肾髓质间液保持高渗状态，在抗利尿激素的作用下，促进集合管对水分的大量吸收。髓袢升支粗段对NaCl的重吸收依赖于管腔膜侧的Na⁺-K⁺-2Cl⁻共同转运系统来转运，该系统可将Na⁺、K⁺、Cl⁻转运到上皮细胞内。进入细胞的Na⁺通过间液离开细胞，K⁺通过K⁺通道返回管腔，形成K⁺的再循环，Cl⁻依据电位差进入细胞间隙，Na⁺、Cl⁻被重吸收。强效利尿药呋塞米等可抑制Na⁺-K⁺-2Cl⁻共同转运系统，使Na⁺重吸收减少，产生强大的利尿作用。

（3）远曲小管和集合管：此段重吸收原尿Na⁺为5%~10%，主要通过分泌H⁺和K⁺进行H⁺-Na⁺交换和K⁺-Na⁺交换（在醛固酮调节下）来完成。凡具有抗醛固酮作用的药物，或能直接抑制Na⁺-K⁺交换的药物，均可产生较弱的利尿作用，如螺内酯、氨苯蝶啶等（图16-1）。

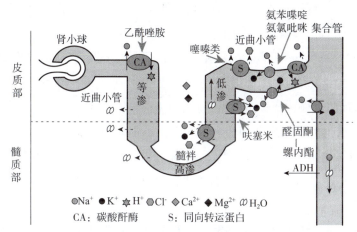

图16-1　肾小管各段对水和电解质重吸收及利尿药作用部位示意图

二、利尿药的分类

按其利尿效能可分为：

高效能利尿药：主要作用于髓袢升支粗段的髓质部与皮质部，减少Na⁺的重吸收15%~25%，利尿作用强大，代表药有呋塞米。

中效能利尿药：主要作用于髓袢升支粗段皮质部和远曲小管始段，减少Na⁺的重吸收5%~10%，利尿作用中等，代表药有氢氯噻嗪。

低效能利尿药：主要作用于远曲小管末段和集合管，减少Na⁺的重吸收1%~3%，利尿作用弱于上述两类药物，代表药有螺内酯。

三、常用利尿药

（一）高效能利尿药

常用药物有呋塞米（furosemide）、布美他尼（bumetanide）、托拉塞米（torasemide）、依他尼酸（etacrynic acid）、阿佐塞米（azosemide）和吡咯他尼（piretanide），它们的药理作用相似，以呋塞米和布美他尼为例。

呋塞米

呋塞米（furosemide，速尿，呋喃苯胺酸）属氨磺酰类化合物。

【体内过程】

口服易吸收,30min显效,1~2h达到高峰,维持4~6h。静注后5min显效,1h达高峰,维持2~3h。与血浆蛋白结合率为95%~99%。药物大部分以原形的形式经肾排出。

【药理作用】

1. 利尿作用　抑制髓袢升支粗段Na^+-K^+-$2Cl^-$同向转运系统,妨碍NaCl的重吸收,使管腔液中NaCl的浓度增加,净水生成减少,降低了肾脏的稀释功能。同时,肾髓质间隙渗透压梯度降低,导致尿液流经集合管时,水的重吸收减少,降低了肾脏的浓缩功能,从而产生迅速强大的利尿作用。同时,也可抑制Ca^{2+}、Mg^{2+}、K^+的重吸收,使得尿中Na^+、Cl^-、Ca^{2+}、Mg^{2+}、K^+的排出量增多,HCO_3^-排出也增多。

2. 扩血管作用　可扩张肾血管,增加肾血流量,静注可增加达30%以上。也能扩张全身静脉,降低前负荷和肺楔压。扩张血管的机制可能与增加前列腺素合成和抑制前列腺素分解有关。

【临床应用】

1. 严重水肿　因利尿作用强大,易引起电解质和水的紊乱,对一般水肿不宜常规使用,主要用于其他利尿药无效的心、肝、肾性严重水肿。

2. 急性肺水肿和脑水肿　对于急性肺水肿,通过其强效利尿和扩张血管作用,减少回心血量,降低左心负荷,静注20~40mg后能迅速缓解症状。因其利尿作用,可使血液浓缩,血浆渗透压升高,脑组织脱水,从而降低颅内压,迅速减轻脑水肿。

3. 急性肾衰竭　对于少尿期患者静注大量呋塞米,能降低肾血管阻力,增加肾血流量,改善肾脏缺血。强大的利尿作用,可使尿量增加,冲洗肾小管,从而防止肾小管的萎缩和坏死,起到保护肾脏的作用。可用于急性肾衰竭早期的防治,也可用于甘露醇无效的少尿患者,但禁用于无尿的肾衰竭患者。

4. 加速毒物排出　配合10%葡萄糖输液,强行利尿,可促进药物经肾排出,主要用于苯巴比妥、水杨酸类等药物中毒的解救。

【不良反应】

1. 水和电解质紊乱　用药过量或连续应用时,因过度利尿而引起低血容量、低血钾、低血钠及低血氯性碱中毒。其中以低钾血症最为常见,应注意补钾或加服保钾利尿药。对晚期肝硬化腹水患者可因血钾过低诱发肝性脑病,故肝硬化腹水患者应慎用或忌用。

2. 耳毒性　长期大剂量呋塞米静脉给药可引起眩晕、耳鸣、听力下降,多为暂时性,少数为不可逆性,肾功能减退者尤易发生。

3. 胃肠道反应　可见恶心、呕吐、上腹部不适等症状,重者可引起胃肠出血。

4. 其他　由于抑制尿酸的排泄,可引起高尿酸血症而诱发痛风。少数患者可发生粒细胞减少、血小板减少和溶血性贫血等。

【药物相互作用】

（1）与氨基苷类药物合用可诱发和加重耳毒性。

（2）因引起低血钾,可增强强心苷的毒性。

（3）与糖皮质激素类药物或两性霉素B合用,可增加低钾血症的发生机会。

布美他尼（bumetanide）

布美他尼是目前最强的利尿药。

【体内过程】

口服易吸收，服后0.5~1h显效，维持4~6h。静脉注射几分钟即可显效，$t_{1/2}$为0.5~1h。大部分以原形及代谢物的形式经肾排泄。

【药理作用和临床应用】

利尿作用机制与呋塞米相似，作用强度是呋塞米的40~60倍，排钾作用相对较弱，耳毒性发生率较低。临床主要作为呋塞米的代用品，用于各类水肿和急性肺水肿。

【不良反应】

与呋塞米基本相同，但低钾血症的发生率较噻嗪类利尿药、呋塞米为低。长期大量应用布美他尼应定期检查电解质。

（二）中效能利尿药

噻嗪类（thiazide diuretics）包括氢氯噻嗪（hydrochlorthiade）、苄氟噻嗪（bendroflumethiazide）、环戊噻嗪（cyclopenthiazide）等，它们作用相似，仅有作用强度和维持时间的不同，其中以氢氯噻嗪最为常用。

【体内过程】

口服可迅速吸收，吸收率与脂溶性有关。氢氯噻嗪脂溶性较高，吸收良好。本类药物部分与血浆蛋白结合，大部分以原形的形式从肾脏排出，少量经胆汁分泌。

【药理作用】

1. **利尿作用** 主要作用于髓袢升支粗段皮质部和远曲小管近端，抑制Na^+-Cl^-同向转运系统，减少Na^+、Cl^-重吸收，增加尿量。此外，也可轻度抑制碳酸酐酶，使H^+分泌减少，减少H^+-Na^+交换，促进K^+-Na^+交换，K^+排出增多。同时尿中Mg^{2+}、HCO_3^-排出也增多。

2. **降压作用** 本类药物的降压作用机制认为与利尿排钠有关：一是使细胞外液和血容量减少有关；二是通过Na^+-Ca^{2+}交换使细胞内Ca^{2+}减少有关。降压作用缓慢、温和、持久，一般用药2~4周达最大疗效。

3. **抗利尿作用** 作用机制尚未完全阐明，可能与其促进Na^+排泄，降低血浆渗透压，改善烦渴，减少饮水量有关。

【临床应用】

1. **水肿** 利尿作用温和，可用于消除各种水肿。对轻、中度心性水肿疗效较好；对肾性水肿的疗效与肾功能损伤程度有关，严重肾功能不全者疗效较差；对慢性肝病引起的水肿疗效较差。

2. **高血压** 临床单用治疗轻度高血压，与其他降压药合用可治疗中、重度及各型高血压病。

3. **尿崩症** 对尿崩症患者有一定疗效，可使患者的尿量明显减少，临床上主要用于肾性尿崩症及用加压素无效的中枢性尿崩症。

【不良反应】

1. **电解质紊乱** 可引起低血钾、低血镁、低氯性碱中毒等，其中以低钾血症最为常见，表现为恶心、呕吐、腹胀和肌无力等，用药时应注意补钾或与保钾利尿药合用。

2. **高尿酸血症** 可使尿酸排出减少而引起高尿酸血症，痛风患者应慎用。

3. **高血糖症** 可抑制胰岛素释放和葡萄糖的利用而使血糖升高，糖尿病患者慎用。

4. **脂肪代谢紊乱** 可升高血浆低密度脂蛋白-胆固醇、总胆固醇、三酰甘油的水平，而降低高密度脂蛋白的水平。

5.心性水肿与强心苷类合用时，应注意补钾。

【药物相互作用】

（1）因致低血钾，可增加强心苷的毒性，与强心苷合用时宜补钾。

（2）与糖皮质激素类药物、两性霉素B合用，可增加低钾血症发生的机会。

（3）因升高血糖，与降血糖药合用时应注意调整降糖药物的剂量。

（4）非甾体消炎药可减弱本类药物的利尿作用。

氯噻酮（chlortalidone）、吲达帕胺（indapamide）等药是非噻嗪类药物，但利尿作用与噻嗪类相似。

（三）低效能利尿药

螺内酯（spironolactone，安体舒通）

【体内过程】

口服吸收不完全，起效慢，维持时间较长。服后1d起效，2~3d达高峰，维持5~6d。有首关消除和肝肠循环，主要体内代谢物为有活性的坎利酮。

【药理作用和临床应用】

化学结构与醛固酮相似，可与醛固酮竞争远曲小管和集合管细胞内的醛固酮受体，拮抗醛固酮的保钠排钾作用，促进钠和水的排出。由于本药仅作用于远曲小管和集合管，对肾小管其他各段无作用，故利尿作用较弱。利尿作用与体内醛固酮水平有关，主要用于与醛固酮升高有关的顽固性水肿，如充血性心力衰竭、肝硬化腹水及肾病综合征。常与排钾利尿药合用，可增强利尿效果并预防低钾血症。

【不良反应】

1.电解质紊乱　高钾血症最常见，以心律失常为首发表现，用药期间必须密切注意血钾和心电图的变化。严重肾功能不全者禁用，长期应用时要监测患者血钾，注意观察患者有无心率减慢、心律失常、嗜睡等高血钾表现。

2.内分泌紊乱　女性可致面部多毛、月经紊乱、乳房触痛、性功能下降等，男性可致乳房女性化、阳痿等，停药后可消失。

氨苯蝶啶（triamterene，三氨蝶啶）和阿米洛利（amiloride，氨氯吡咪）

【体内过程】

两药口服易吸收，生物利用度约为50%，与血浆蛋白结合率高，约有50%以原形的形式经肾排出。口服氨苯蝶啶后6h达高峰，可持续12~16h。口服阿米洛利后6~8h达高峰，可持续24h。

【药理作用和临床应用】

两药均主要作用于远曲小管和集合管，阻碍钠通道，减少Na^+的重吸收和K^+分泌，使Na^+排出增加而利尿。同时引起血钾升高，单用疗效较差，与噻嗪类合用时疗效较好。

【不良反应】

长期服用易致高钾血症，肾功能不全者慎用，高血钾者禁用。此外可抑制二氢叶酸还原酶，引起叶酸缺乏，肝硬化患者服用易致巨幼红细胞贫血。

乙酰唑胺（acetazoamide）及双氯非那胺（diclofenamide）

两药主要通过抑制碳酸酐酶而产生较弱的利尿作用，现已不做利尿药用。因其也可抑制眼中碳酸酐酶，使HCO_3^-生成减少，房水生成减少而降低眼压，临床上主要用于治疗青光眼。

常见不良反应有嗜睡、面部和四肢麻木感。长期应用可发生低钾血症、代谢性酸中毒等。肝、肾功能不全患者慎用。

第二节　脱水药

脱水药又称渗透性利尿药（osmotic diuretics）是一类静脉给药后能使组织脱水的药物，由于其渗透性利尿作用，而称之为渗透性利尿药。此类药物多在体内不被代谢，经肾小球滤过后不被肾小管重吸收的小分子化合物。常用药物有甘露醇、山梨醇和高渗葡萄糖等。

甘露醇

甘露醇（mannitol）是一种己六醇，白色结晶状粉末，易溶于水，临床用20%的甘露醇溶液静脉给药。

【药理作用】

1. 脱水作用　静脉给药后能迅速升高血浆渗透压，使组织间水分向血浆转移，引起组织脱水，注射100g甘露醇可使2000mL细胞内水分转移至细胞外。给药30min后生效，2～3h达高峰，维持6h左右。

2. 利尿作用　药物从肾小球滤过后，不被肾小管重吸收，在肾小管腔内形成高渗，减少Na^+和水的重吸收，也可扩张肾血管，增加肾血流量，提高肾小球滤过率。

【临床应用】

1. 防治急性肾衰竭　急性肾衰竭早期及时应用甘露醇通过其脱水、利尿及增加肾血流量作用可迅速消除水肿和排出有毒物质，从而防止肾小管萎缩、坏死及改善肾缺血等。

2. 脑水肿及青光眼　经静脉给药后通过其脱水作用可降低颅内压，用于各种原因所致的颅内压升高，是安全有效的首选药。也可降低眼内压，用于青光眼手术前降眼压。

【不良反应】

（1）静脉给药过快可造成头痛、头晕、视物模糊，并因血容量增加而加重心脏负荷，故心功能不全及肺水肿患者禁用。

（2）颅内出血者禁用，以免颅内压迅速下降而加重出血。

（3）严禁皮下或肌内注射，并且防止药液外漏。

（4）不能与其他药物混合静脉滴注。

山梨醇（sorbitol）

山梨醇为甘露醇的同分异构体，临床应用不良反应与甘露醇相似。但本品水溶性较大，可制成25%的高渗溶液使用。在体内有一部分转化为果糖而失去高渗作用，故作用弱于甘露醇。心功能不全患者慎用。

葡萄糖（glucose）

临床用其50%的高渗溶液。静注时，可产生脱水和渗透性利尿作用。因部分葡萄糖可以从血管扩散到组织中，且易被代谢利用，故作用较弱，持续时间较短。单独用于脑水肿时可有"反跳"现象，一般可与甘露醇交替使用，以巩固疗效。

第三节　利尿药与脱水药的用药指导

【用药指导程序】

用药步骤	用药指导要点
用药前	1. 熟悉常用利尿药和脱水药的适应证和禁忌证，了解各种剂型和用法。 2. 了解患者治疗前的血压、体重及水肿情况，心、肝、肾功能，有无药物过敏史。
用药中	1. 注意该类药物的正确给药方法和用药时间。呋塞米注射液碱性较强，静注前应用生理盐水稀释，切忌加入酸性液中静滴，不得与全血混合滴入。术前24h应停用噻嗪类药物，以防其抑制肾上腺素的升压作用。甘露醇静脉注射或静脉滴注时宜用大号针头，250mL液体应在20～30min内静脉注射完毕，不能与其他药物混合，切勿漏出血管外。 2. 用药过程中应注意监测血压、脉率、体重及水肿消退程度；定期测量尿量。 3. 定期检查尿和血清电解质，发现严重电解质紊乱时应停药或减量。使用排钾利尿药和渗透性利尿药的患者可多食含钾丰富的食物如香蕉、葡萄等或补充钾盐，以减少低血钾的发生。 4. 预防体液丢失过多而出现口干、口渴及尿少等脱水症状，一旦出现应立即停药。 5. 若患者同时服用降压药，要注意预防低血压，并告知患者预防低血压的方法。糖尿病患者要监测血糖。 6. 注意药物相互作用，强效及中效利尿药均可增强心苷类的心脏毒性，与糖皮质激素合用易发生低血钾。氢氯噻嗪等用药期间，不要服甘草制品，因可诱发低血钾和脑卒中。
用药后	密切观察用药后的疗效和不良反应。

【常用药物制剂和用法】

呋塞米　片剂：20mg。口服：每次20～40mg，每日3次。注射剂：20mg/2mL，每次20mg，隔日1次，肌注或稀释后缓慢静注。

布美他尼　片剂：1mg。口服：每次0.5～1.0mg，每日1～3次。

氢氯噻嗪　片剂：10mg、25mg。口服：每次25mg，每日2～3次，或每次50mg，每日2次。

苄氟噻嗪　片剂：5mg。口服：每次5～10mg，每日1次，维持用量每日2.5～5mg。

环戊噻嗪　片剂：0.25mg。口服：每次0.25mg，每日2次，维持用量每日0.25～0.5mg。

氯噻酮　片剂：50mg，100mg。口服：每次100～200mg，每日1次，或隔日1次。

螺内酯　片剂：20mg。口服：每次20～40mg，每日2～3次。用药5d后，如效果满意，继续使用原量，否则可加用其他利尿药。

氨苯蝶啶　片剂：50mg。口服：每次50～100mg，每日3次。

阿米洛利　片剂：5mg。口服：每次5～10mg，每日2次。

甘露醇　20%注射液。每次1～2g/kg，于30min内快速滴入。

山梨醇　25%注射液。每次1～2g/kg，快速静滴。

葡萄糖　50%注射液。每次40～50mL，静注。

引导案例解析

该处方不合理。因为硫酸庆大霉素和呋塞米均可引起耳毒症，二者合用会增加耳毒性发生的可能性。

本章小结

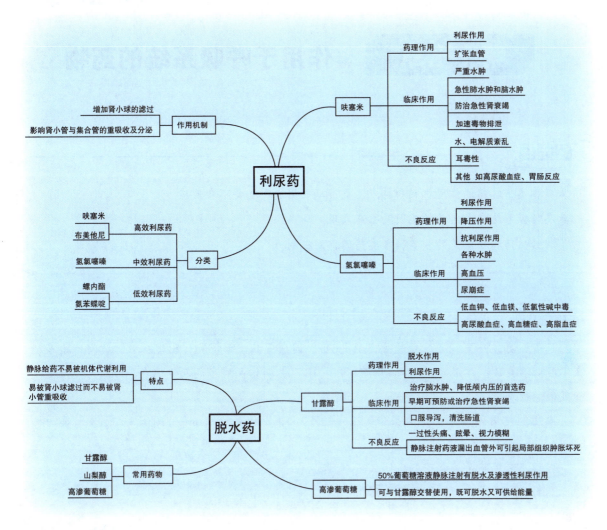

考点提示

1. 利尿药的作用部位与分类。
2. 呋塞米和氢氯噻嗪的药理作用、临床应用及不良反应。
3. 氨苯蝶啶、螺内酯的利尿作用。
4. 甘露醇的药理作用及其临床应用。

思考与练习

1. 试述3类利尿药的利尿作用部位、作用特点及临床应用。
2. 保钾利尿药与高效利尿药或中效利尿药合用有何益处？
3. 常用脱水药有哪些？其临床应用是什么？

（高青云）

第十七章 作用于呼吸系统的药物

> **学习目标**
> 1. 掌握各类平喘药的作用机制和特点、氨茶碱的用途和主要不良反应。
> 2. 熟悉呼吸系统常见疾病的病因及临床表现。
> 3. 了解镇咳药和祛痰药的分类和各类药的作用机制。

引导案例

患者,男,75岁,慢性支气管炎病史6年,因感冒病情加重5d,出现咳嗽、胸闷、痰多、夜不能寐。查体:体温37.8℃;白细胞:$11\times10^9/L$,听诊两肺可闻及哮鸣音,诊断为慢性支气管炎的急性发作。

医生制订用药方案:①氨茶碱0.2g,每日3次;②溴己新 16mg,每日3次;③阿莫西林0.5mg,每日3次。

1. 该患者用药是否合理,为什么?
2. 针对此患者,应如何进行用药指导?

呼吸系统疾病的主要症状为咳、痰、喘,三者可同时出现也可单独出现。因此,呼吸系统疾病在以抗感染、抗炎、抗过敏为主的对因治疗的基础上,增加平喘药、镇咳药和祛痰药等对症治疗的药物,从而缓解症状,防止病情进展。

第一节 镇咳药与祛痰药

一、镇咳药

咳嗽是一种保护性反射动作,具有促进呼吸道的痰液和异物排出,保持呼吸道清洁与通畅的作用。一般而言,轻微的咳嗽无须使用镇咳药,剧烈而频繁的无痰干咳不但影响休息,而且易引起并发症,应采用镇咳药物进行治疗。若咳嗽伴有咳痰困难,则应使用祛痰药,镇咳药要慎用,否则积痰排不出,易继发感染,并且阻塞呼吸道,引起窒息。

目前常用的镇咳药,根据其作用机制分为两类:①中枢性镇咳药,直接抑制延髓咳嗽中枢而发挥镇咳作用;②外周性镇咳药,通过抑制咳嗽反射弧中的感受器、传入神经、传出神经或效应器中任何一环节而发挥镇咳作用。有些药物兼有中枢和外周两种作用。

（一）中枢性镇咳药

可待因

可待因（codeine，甲基吗啡）为阿片生物碱之一，常用其盐酸盐，可直接抑制延髓咳嗽中枢而产生强大的镇咳作用。口服后约20min起效，肌内注射后0.25~1h达峰值血药浓度。血浆蛋白结合率约为20%，$t_{1/2}$为3~4h。在体内经肝脏代谢，主要经尿排出，其中10%为原形药物。

【药理作用和临床应用】

1. 镇咳作用　对各种原因引起的剧烈干咳，尤其适用于胸膜炎或大叶性肺炎早期伴有胸痛的干咳。

2. 镇痛作用　适用于中等程度的疼痛，其镇痛作用仅为吗啡的1/10，但成瘾性和依赖性较轻。

【不良反应】

1. 一般剂量　耐受良好，偶有恶心、呕吐、便秘、眩晕等。

2. 大剂量　明显抑制呼吸中枢，并可发生烦躁不安等中枢兴奋症状。小儿用量过大可致惊厥。

3. 其他　本药能抑制支气管腺体分泌和纤毛运动，可使痰液黏稠度增高，对黏痰且量多的病例易造成呼吸道阻塞及继发感染，不宜应用。

右美沙芬

右美沙芬（textromethorphan，美沙芬）为人工合成的吗啡衍生物，是目前临床上应用最广泛的镇咳药物。口服后15~30min起效，作用维持3~6h。该药有多种剂型上市，如氢溴酸右美沙芬口服液、胶囊、颗粒、糖浆、溶液和片剂以及盐酸右美沙芬片等。

【药理作用和临床应用】

镇咳作用与可待因相似或略强，起效快。临床主要用于干咳，适用于上呼吸道感染、急、慢性支气管炎、支气管哮喘及肺结核所致的咳嗽。亦可用于吸入刺激物引起的刺激性干咳。常与抗组胺药合用。不具镇痛或催眠作用，治疗量对呼吸中枢无抑制作用，亦无依赖性和耐受性。

【不良反应】

（1）一般不良反应：头晕、嗜睡、口干、便秘、恶心、呕吐等。

（2）孕妇及痰多患者慎用，禁与单胺氧化酶抑制剂合用。

喷托维林

喷托维林（penloxyrerine，咳必清）为人工合成的非成瘾性镇咳药，兼有中枢性和外周性双重镇咳作用。中枢性镇咳作用表现为选择性抑制延髓咳嗽中枢，同时尚有轻度阿托品样作用和局部麻醉作用。可轻度抑制支气管内感受器及传入神经末梢，使痉挛的支气管平滑肌松弛，减轻呼吸道阻力，因此兼具外周性镇咳作用。临床主要用于上呼吸道炎症引起的干咳、阵咳，对于小儿百日咳效果尤好。偶有轻度头痛、头晕、口干、恶心、腹胀和便秘等不良反应，故青光眼、前列腺肥大者及心功能不全伴咳嗽患者慎用。

（二）外周性镇咳药

苯佐那酯

苯佐那酯（benzonatate，退咳），本品为丁卡因的衍生物，口服10~20min显效，作用维持

3~4h。作用机制在于本药具有较强的局部麻醉作用,可抑制肺牵张感受器和感觉神经末梢,从而减少咳嗽冲动的传导而止咳,临床上主要用于治疗刺激性干咳、阵咳效果较好,也可用于支气管镜的检查或支气管造影前预防检查时出现咳嗽。本品不良反应较少,常见的有嗜睡、头晕等,偶见过敏性皮炎,服药时不可嚼碎药片,以免引起口腔麻木。

二、祛痰药

祛痰药(expectorants)是一类能使痰液变稀,黏滞度降低,或能加速呼吸道黏膜纤毛运动,使痰液易于咳出的药物。根据作用机制的不同,祛痰药可分为痰液稀释药、黏痰溶解药两类。

(一)痰液稀释药

氯化铵

氯化铵(arnmonium chloride)口服后刺激胃黏膜引起轻度恶心,反射性地引起呼吸道腺体分泌增加,使痰液变稀;此外,有部分药物经呼吸道黏膜排出时,因高渗作用带出水分,稀释痰液从而易于咳出。

【药理作用和临床应用】

1. 祛痰作用　目前本品已很少单独应用,常与其他药物配伍制成复方制剂,临床上用于急、慢性呼吸道炎症黏痰而不易咳出的患者。

2. 酸化血液和体液作用　促进碱性药物的排泄和纠正代谢性碱中毒,并有一定的利尿作用。

【不良反应】

(1)胃肠道:恶心、呕吐、上腹部不适,片剂稀释溶解后再服,可减少胃肠道刺激症状。

(2)严重肝功能减退、溃疡病、代谢性酸中毒禁用。

(二)黏痰溶解药

乙酰半胱氨酸

乙酰半胱氨酸(acetylcysteine,痰易净),本药为半胱氨酸的乙酰化物,能裂解酸性糖蛋白多肽链中二硫键,降低痰的黏性,使脓痰中的DNA纤维断裂。因本品有特殊的蒜臭味,可引起恶心、呕吐,且对呼吸道有刺激作用,易引起呛咳,直至支气管痉挛,故临床上常与异丙肾上腺素交替应用可减少不良反应的发生,并提高疗效。

【药理作用和临床应用】

采用气管滴入或雾化吸入给药,使药液与痰液接触才能生效,故限制了其应用。临床上适用于大量黏痰阻塞引起的呼吸困难等紧急情况。

【不良反应】

对呼吸道有刺激性,可引起呛咳或支气管痉挛。

羧甲司坦

羧甲司坦(carbocisteine),本药起效快,服药后4h有显著疗效。主要作用是调节支气管腺体分泌,增加低黏度的唾液黏蛋白的分泌,同时能裂解痰液中的二硫键,降低痰液的黏滞性,有利于痰液的排出。临床上常与抗生素合用,用于呼吸系统疾病所致的痰液黏稠及术后咳痰困难者。不良反应相对较少,常见的有轻度头晕、恶心、胃部不适、腹泻、皮疹等。

第二节 平喘药

哮喘是一种以呼吸道炎症和呼吸道高反应性为特征的疾病。凡能够缓解喘息症状的药物统称为平喘药（antiasthmatic drug），临床常用的平喘药按作用方式可分为支气管扩张药、抗炎平喘药和抗过敏平喘药等。

一、支气管扩张药

（一）β_2肾上腺素受体激动药

沙丁胺醇

沙丁胺醇（salbutamol，舒喘灵），口服15~30min起效，作用维持4~6h，气雾吸入5~15min起效，作用维持2~4h。

【药理作用和临床应用】

用于治疗支气管哮喘、哮喘型支气管炎和肺气肿患者的支气管痉挛。预防作用多口服给药，控制急性发作多采用气雾吸入或静脉给药。近年来有缓释剂型和控释剂型，可延长作用时间，适用于预防哮喘夜间突然发作。

【不良反应】

1. 一般剂量　手指震颤、恶心、头晕等。
2. 大剂量　心动过速和血压波动，长时间用药也可形成耐受性。

特布他林

特布他林（terbutaline），缓解哮喘机制与沙丁胺醇相似。可口服、气雾吸入、静脉滴注等多种给药方法，其中气雾吸入给药疗效最好。本品皮下注射较肾上腺素皮下注射不良反应少见，患者易耐受。

（二）茶碱类

氨茶碱

氨茶碱（aminophylline）口服易吸收，吸收后生物利用度达96%，60%与血浆蛋白结合，主要经肝脏代谢，其体内的消除速率个体差异较大，老年人及肝硬化者的半衰期显著延长。

【药理作用和临床应用】

1. 平喘作用　可松弛支气管平滑肌，尤其对痉挛状态的平滑肌效果较好，但起效较慢，一般情况下不宜采用。临床上主要用于慢性哮喘的维持治疗，以防止急性发作。一般可口服，严重病例或哮喘持续状态可稀释后缓慢静点或静滴。
2. 兴奋心脏　可增强心肌收缩力和心排出量，对急性心功能不全和心源性哮喘有效。
3. 利尿作用　可增加肾小球滤过率，同时抑制肾小管对钠的重吸收，产生利尿作用，可用于心性水肿的辅助治疗。
4. 其他　松弛胆管平滑肌，解除胆管痉挛，主要用于治疗胆绞痛。

【不良反应】

（1）局部刺激症状强，口服可引起恶心、呕吐，宜餐后服用，肌注可致局部肿痛，现已少用。

（2）中枢兴奋性：少数患者治疗量可出现烦躁、不安、失眠等反应，静脉注射过快或过速可出现头痛、头晕,甚至惊厥。

（3）急性中毒：静脉过速或剂量过大,可引起心悸或血压骤降,严重时致心律失常。老年人及心、肝、肾功能不全者用药酌减。

胆茶碱

胆茶碱（choline theophylline）为茶碱和胆碱的复盐,平喘作用与氨茶碱相似。水溶性比氨茶碱大5倍,口服吸收快,维持时间较长。刺激性较小,胃肠道、心脏和中枢神经系统不良反应较轻,患者易耐受。

二羟丙茶碱

二羟丙茶碱（diprophylline,喘定）为茶碱和甘油的缩合物,平喘作用与氨茶碱相似,对胃肠刺激性小,肌内注射疼痛反应轻,对心脏作用弱。主要用于伴有心动过速或不能耐受氨茶碱的哮喘患者。

（三）M受体阻断药

异丙托溴铵

异丙托溴铵（ipratropium bromide）为阿托品的衍生物,能选择性阻断支气管平滑肌上的M_1受体而松弛支气管平滑肌,口服难吸收,气雾吸入5min起效,全身不良反应少。临床用于防治喘息性慢性支气管炎和支气管哮喘,尤其适合年龄较大、合并心血管疾病的患者,与$β_2$受体激动剂联合吸入可提高疗效。大剂量应用可有口干、干咳、喉部不适等不良反应。青光眼、前列腺肥大患者禁用。

二、抗炎平喘药

（一）糖皮质激素

倍氯米松

倍氯米松（beclomethasone）为地塞米松的衍生物,局部抗炎作用强大,是泼尼松作用强度的75倍。气雾吸入后,直接作用于呼吸道,发挥抗炎平喘作用,吸收作用很小,几乎无全身不良反应,长期应用对肾上腺皮质功能抑制作用轻。因倍氯米松起效较慢,开始吸入的前两周应同时口服糖皮质激素,待呼吸道炎症控制后,再逐渐减少口服药物的用量。哮喘持续状态时,本药不易到达小气道,疗效不佳。长期吸入,少数患者可发生声音嘶哑和口腔、咽部白色念珠菌感染。喷药后及时漱口,可减少药物在咽部的残留,明显降低不良反应的发生率。妊娠早期及婴儿慎用。目前常用的吸入型糖皮质激素还有布地奈德（budesonide）、曲安奈德（triamainolone acetonide）、氟替卡松（fluticasone）、莫米松（mornetasone）等。

（二）白三烯调节药

半胱氨酸白三烯（cysteinyl leukotrienes,Cys-LTs）是一种重要的炎性介质,由花生四烯酸经5-脂氧酶途径代谢产生。现有的白三烯调节药包括白三烯受体阻断药和5-脂氧酶抑制药两类,与糖皮质激素合用后,可增强抗炎作用、减少后者的用药量。主要药物有扎鲁司特（zafirlukast）、孟鲁司特（montelukast）等选择性Cys-LTs受体阻断药,以及齐留通（zileuton）等5-脂氧酶抑制剂。

三、抗过敏平喘药

色甘酸钠

色甘酸钠（sodium cromoglicate,咽泰）口服不易吸收,干粉喷雾吸入时生物利用度为10%,$t_{1/2}$

为1～1.5 h，经胆汁和肾脏排出。

【药理作用和临床应用】

色甘酸钠可稳定肥大细胞膜，防止膜裂解和脱颗粒，减少过敏介质的释放，同时能降低支气管哮喘患者对非特异刺激的敏感性，但起效慢，用药数日或数周后才起效。主要用于预防各型哮喘发作，对过敏性哮喘效果好，对已发作的哮喘无效。也可用于过敏性鼻炎、春季卡他性角膜炎及胃肠过敏性疾病的预防。

【不良反应】

少见，少数患者吸入后因粉末的刺激而引起呛咳、咽喉刺痛，甚至引起支气管痉挛，同时吸入$β_2$受体激动药可避免。

酮替芬

酮替芬（ketotifen）与色甘酸钠相似，但口服有效。除了具有稳定肥大的细胞膜、阻止其脱颗粒的作用外，还有强大的阻断H_1受体、抗5-HT及抑制磷酸二酯酶等作用，并能预防和逆转$β_2$受体向下调节，加强$β_2$受体激动药的平喘作用。对各种原因引起的哮喘均有预防作用，尤对过敏性哮喘效果好，对已发作的哮喘无效。也可以与茶碱类、$β_2$受体激动药合用防治轻、中度哮喘。此外，对过敏性鼻炎、慢性荨麻疹及食物过敏等有一定疗效。不良反应有可见头晕、疲倦、嗜睡、口干等副作用，孕妇慎用。

第三节　作用于呼吸系统药物的用药指导

【用药指导程序】

用药步骤	用药指导要点
用药前	熟悉常用呼吸系统药物的适应证和禁忌证，了解各种剂型和用法。
用药中	1. 老年患者，尤其是COPD患者，或合并充血性心力衰竭、肝硬化、胆汁淤积者，茶碱清除率降低，与普通成人相比应用同样剂量的氨茶碱后血药浓度偏高，容易出现毒性反应，故应适当减量并注意监测血药浓度。 2. 为防不测，老年人静脉应用氨茶碱时最好采用静脉点滴方法，而不推荐静脉推注给药，即使需要静脉推注用药，一次推注时间不得少于15min（以20～40mL葡萄糖液稀释）。 3. 定期检查血象、血压、心功能、肝功能和肾功能。
用药后	密切观察用药后的疗效和不良反应。

【常用制剂和用法】

磷酸可待因　片剂：15mg、30mg。每次15～30mg，每日3次。

枸橼酸喷托维林　片剂或滴丸：25mg。每次25mg，每日3～4次。

氢溴酸右美沙芬　片剂：15mg。每次15～30mg，每日3～4次。

苯佐那酯　糖衣丸剂、片剂：25mg、50mg。每次50～100mg，每日3次。

氯化铵　片剂：0.3g。每次0.3～0.6g，每日3次，常配成合剂服用。

乙酰半胱氨酸　粉剂：0.5g，1.0g。雾化吸入，每日2～3次。

盐酸溴己新　片剂：8mg。每次8～16mg，每日3次。

硫酸沙丁胺醇　片剂或胶囊剂：2mg。每次2～4mg，每日3～4次。气雾剂：0.1%。每次吸入1～2喷，每4h一次。

硫酸特布他林　片剂：2.5mg、5mg。每次2.5～5.0mg，每日3次。
氨茶碱　片剂：25mg、50mg、100mg。每次100～200mg。
色甘酸钠　粉雾剂或片剂：20mg。每次20mg，每日4次。

引导案例解析

该患者的用药是合理的。慢性支气管炎的急性发作期要注意：
1. 控制感染　根据致病菌的性质及药物敏感程度选择抗生素。
2. 祛痰止咳　选择溴己新或某些中药制剂。
3. 解痉平喘　选择氨茶碱等药物控制哮喘症状。

本章小结

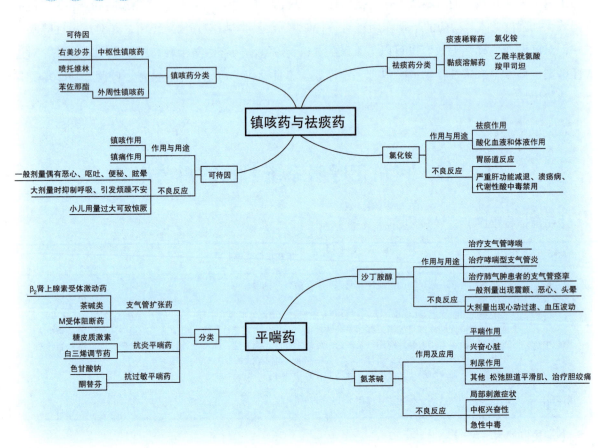

考点提示

1. 可待因、右美沙芬和喷托维林的药理作用和临床应用。
2. 沙丁胺醇、氨茶碱、倍氯米松的药理作用和临床应用。
3. 氯化铵的临床应用。

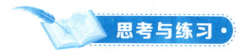

思考与练习

1. 平喘的药物分为几类？每类列举一种代表药。

2. 治疗哮喘的沙丁胺醇与肾上腺素相比有何异同点？

3. 可待因的主要不良反应是什么？用药时应注意什么？

4. 案例分析：

（1）患者，女，36岁，阵发性呼吸困难3年，曾以哮喘发作多次入院，3d前感冒，咳嗽，10h前突然哮喘发作，胸闷憋气，咳嗽频繁，服药不能缓解，诊断为哮喘持续状态。

试分析：①该患者应选用什么药物进行抢救？为什么？②该患者的生活中应注意什么？

（2）患儿，男，8岁，过敏体质，有哮喘病史，近日由于气候变化，突发气急、胸闷、呼吸困难等症状，其母立即给予吸入色甘酸钠。

试分析：此急救方法是否有效，为什么？

（高青云）

第十八章 作用于消化系统药物

学习目标

1. 掌握消化性溃疡的诊断要点及抗消化性溃疡药的药理作用、临床应用和不良反应。
2. 熟悉各类消化系统用药的联合用药特点。
3. 了解其他消化系统用药的作用特点和用途。
4. 学会分析、解释涉及本章药物处方的合理性，具备提供用药咨询服务的能力。

引导案例

患者，女，40岁，消化性溃疡三年余，时重时轻，发作严重时服用奥美拉唑可缓解，特点是服药缓解，停药复发，无明显诱因，近十天加重。诊断：消化性溃疡。

医生制订用药方案：①奥美拉唑20mg×7，用法：20mg，每日1次；②阿莫西林0.25g×40，用法：0.5g，每日3次。

1. 针对此患者临床治疗的目的是什么？
2. 该患者还可以选择哪类药物联合应用？

作用于消化系统的药物主要通过调节胃肠功能和影响消化液的分泌而发挥作用，包括抗消化性溃疡药、助消化药、止吐药、泻药和利胆药等。

第一节 消化性溃疡

【概述】

消化性溃疡简称溃疡病，主要是指发生在胃、十二指肠的慢性溃疡，也可发生于食管下段、胃-空肠吻合口附近及Meckel憩室。90%~95%的消化性溃疡发生在胃或十二指肠，故又分别称为胃溃疡（GU）或十二指肠溃疡（DU）。

【病因和发病机制】

传统学说认为，消化性溃疡是由胃酸和胃蛋白酶对胃、十二指肠的腐蚀作用与胃肠黏膜防御系统之间的不平衡造成的。但目前更多的研究结论认为，胃窦部幽门螺旋杆菌的感染为导致消化性溃疡的更重要病因。除此之外，导致消化性溃疡的外部因素有以下几种：

1. **遗传因素** 在部分消化性溃疡患者（特别是20岁以前起病的十二指肠溃疡患者）的发病中发

现遗传因素有重要意义。

2. **地理区域和环境因素** 如气候及当地的特殊饮食习惯等。

3. **饮食因素** 饮食不当、过冷过热、暴饮暴食等不规律饮食。

4. **药物及化学品刺激** 部分药物（非甾体抗炎药、抗血小板药等）可破坏胃黏膜屏障，使胃酸氢离子由胃腔进入黏膜层，并引起组胺的释放，进一步加重胃黏膜损伤。

5. **应激与心理因素** 精神刺激、恐吓、工作压力、生活节奏紧张，常引起本病发生或加重。

6. **吸烟** 吸烟影响溃疡愈合和促进溃疡复发的机制尚未阐明，可能与促进胃酸分泌、减少十二指肠碳酸氢盐分泌、影响胃十二指肠协调运动、增加黏膜损害性自由基等因素有关。

【临床表现】

（1）慢性、周期性、节律性中上腹部疼痛，胃溃疡常在剑突下或偏左，进餐后1~2h发作，持续1~2h胃排空后缓解；十二指肠溃疡多在剑突下偏右，多于空腹时发生，进食后缓解。发作与季节有关。疼痛性质可呈钝痛、灼痛或饥饿样痛。特殊类型溃疡如幽门管、球后、胃底贲门区、巨大溃疡及多发性溃疡、复合性溃疡或有并发症时，腹痛可不典型，可有剧烈腹痛或夜间痛。

（2）常伴有返酸、嗳气、流涎、恶心、呕吐等。

（3）全身症状：患者可有失眠等神经官能症的表现，疼痛较剧而影响进食者可有消瘦及贫血。

（4）缓解期一般无明显体征。活动期胃溃疡压痛点常在中上腹或偏左；十二指肠溃疡者常偏右；后壁穿透性溃疡在背部第11、12胸椎两旁。

【诊断要点】

初步诊断：根据本病慢性病程、典型的周期性、节律性上腹部疼痛的临床特点。

确诊：胃镜或者X线钡餐。

鉴别诊断：慢性胆囊炎、胆石症、促胃液素瘤鉴别，通过B超检查和促胃液素测定可辅助检测。

第二节 抗消化性溃疡药

常用的抗消化性溃疡药主要作用是减小胃酸浓度，提高胃内容物的pH。按药物的来源和作用机制分，常用的药物可分为以下4类：

一、抗酸药

抗酸药（antacids）为弱碱性物质，口服后在胃内直接中和胃酸，减少胃酸对溃疡面的刺激，起到减轻疼痛和促进溃疡面愈合的作用。此外，有些抗酸药如氢氧化铝、三硅酸镁等还能形成胶状保护膜，覆盖于溃疡面和胃黏膜，达到保护和收敛作用。

抗酸药的作用与胃内充盈度有关，当胃内食物充盈时，抗酸药不能充分发挥作用，而当胃内容物将近排空或完全排空后，抗酸药才能充分发挥抗酸作用，故抗酸药应在餐后1h和晚上临睡前服用，可达到较好的抗酸疗效。

氢氧化铝

【药理作用和临床应用】

氢氧化铝（aluminum hydroxide）口服不吸收，抗酸作用较强、起效缓慢，作用持久。与胃液混合后形成凝胶，凝胶本身覆盖于溃疡面起保护作用。

【不良反应】

氢氧化铝中的铝离子和磷酸盐在肠内形成不溶性的磷酸盐，影响肠道磷的吸收。其中间产物三氯化铝的收敛作用可致便秘。

碳酸氢钠

【药理作用和临床应用】

碳酸氢钠（sodium bicarbonate）俗称小苏打，作用强，起效快而作用短暂。中和胃酸时产生CO_2，可引起嗳气、腹胀，对严重溃疡的患者，甚至可能引起胃穿孔。

【不良反应】

碳酸氢钠使胃内容物碱化后，刺激幽门处分泌胃泌素而至继发性胃酸分泌增加。过量吸收会引起碱血症。

目前，抗酸药物较少单独应用，大多组成复方制剂，复方制剂可增强抗酸作用，减少不良反应，如胃舒平等。

二、抑制胃酸分泌药

本类药物可以通过不同的作用方式抑制胃酸分泌，达到抗溃疡的效果。目前临床上常用的有H_2受体拮抗药、抗胆碱药和质子泵抑制药。

（一）H_2受体拮抗药

H_2受体阻断药（H_2-antagonists）竞争性拮抗胃壁细胞上H_2受体，抑制基础胃酸和夜间胃酸的分泌，常见的药物有西咪替丁、雷尼替丁和法莫替丁等。

西咪替丁

【药理作用和临床应用】

西咪替丁（cimetidine，甲氰咪胍）为用于临床的第一代H_2受体阻断药，抑制基础胃酸、夜间胃酸和各种刺激（如组胺、五肽胃泌素、卡巴胆碱）引起的胃酸分泌，主要用于治疗消化性溃疡，此外也可用于反流性食管炎及急性胃炎引起的出血。

【不良反应】

（1）一般反应表现：头痛，腹泻，便秘，肌肉痛，皮疹，皮肤干燥和脱发。

（2）中枢神经系统反应可见嗜睡、焦虑、定向力障碍和幻觉。

（3）内分泌系统反应表现为抗雄激素作用和促催乳素分泌作用，出现男性乳腺发育、女性溢乳等。

雷尼替丁

【药理作用和临床应用】

雷尼替丁（ranitidine，呋喃硝胺）为第二代H_2受体阻断药，抑酸作用比西咪替丁强5～10倍，有效血液浓度可维持8～12h。对胃溃疡和十二指肠溃疡疗效优于西咪替丁，且复发率低。

口服后易吸收，生物利用度为52%，一次服用150mg后，有效血药浓度为100ng/mL，维持8～12h，血药峰浓度约400ng/mL，达峰时间1～2h，血浆蛋白结合率约15%，可经胎盘到达胎儿体内，乳汁内浓度高于血药浓度。脑脊液内药物浓度为血浓度的1/30～1/20。体内部分代谢，原药及代谢物经肾排出，$t_{1/2}$为1.6～3.1h，肾功能不全时，$t_{1/2}$延长。

【不良反应】

常见的不良反应有头痛、头晕、幻觉、躁狂等，静脉注射可致心动过缓，偶见白细胞、血小板减少、血清转氨酶升高、男性乳房发育等，停药后恢复。

（二）抗胆碱药

哌仑西平

【体内过程】

哌仑西平（proglumide），口服吸收不完全，生物利用仅为25%，因食物会影响其吸收，宜餐前服用。本药能够选择性拮抗胃壁细胞的M_1胆碱受体，抑制胃酸和胃蛋白酶的分泌。临床上主要用于治疗胃及十二指肠溃疡，也可用于治疗胃泌素瘤、反流性食管炎、急性胃黏膜出血等。但因其对胆碱受体的阻断作用，故大剂量使用可导致头晕、头痛、口干、腹胀等不良反应。

（三）质子泵抑制剂（H^+-K^+-ATP酶抑制药）

奥美拉唑

奥美拉唑（omeprazole，losec），口服易吸收，但其生物利用度受胃内酸度、食物等因素影响，故宜空腹服用。血浆蛋白结合率达95%，容易蓄积于胃壁细胞，故作用持久。在肝内代谢，代谢产物由尿液排出，少量经粪便排出。

【药理作用和临床应用】

1. 抑制胃酸分泌 奥美拉唑（omeprazole，losec）为弱碱性化合物，易进入酸性胃壁细胞，选择性与H^+-K^+-ATP酶形成酶抑制剂复合物，从而抑制了胃酸的分泌。临床上可用于治疗胃泌素瘤及反流性食管炎等。

2. 促进溃疡愈合 抑制胃酸分泌，反射性使促胃液素分泌增加，增加胃血容量，有利于溃疡愈合，临床上可用于治疗胃及十二指肠溃疡。

3. 抗幽门螺旋杆菌作用 通过干扰幽门螺旋杆菌的生存环境，抑制幽门螺旋杆菌的生长，同时合用抗生素，可明显降低其复发率。

【不良反应】

（1）神经系统症状：头痛、头晕、失眠、外周神经炎等。

（2）消化系统可见口干、恶心、呕吐、腹胀。

（3）其他：可见男性乳腺发育、皮疹、溶血性贫血等。

兰索拉唑（lansoprazole）其抑制胃酸分泌、升高胃泌素、胃黏膜保护作用与奥美拉唑相似。口服易吸收，但抑制胃酸作用不稳定，生物利用度约85%。

泮他拉唑（pantoprazole）与雷贝拉唑（rebeprazole）两药的抗溃疡病作用与奥美拉唑相似，但泮他拉唑在pH 3.5～7条件下较稳定。

三、增强胃黏膜屏障作用药物

米索前列醇

米索前列醇（misoprostol）性质稳定，口服吸收良好，吸收后对基础胃酸分泌，组胺、五肽胃泌素等刺激引起的胃酸分泌均有抑制作用。在低于抑制胃酸分泌的剂量时，有促进黏液和碳酸氢盐分泌、增强黏液碳酸氢盐屏障，增强黏膜细胞对损伤因子的抵抗力，促进胃黏膜受损上皮细胞的重建和增殖，增强细胞屏障等作用。临床上主要用于预防和治疗胃及十二指肠溃疡，防治阿司匹林导致的胃出血等。不良反应发生率约13%，主要表现为恶心、腹部不适、腹痛、腹泻；也有头痛、头晕等。孕妇及前列腺素类过敏者禁用。

硫糖铝

硫糖铝（sucralfate，胃肠宁）在胃内能黏附于胃、十二指肠黏膜表面，增加黏膜表面不动层厚度、黏性和疏水性，与溃疡面的亲和力是正常黏膜的6倍，在溃疡面形成保护屏障。促进胃、十二指肠黏膜合成前列腺素E_2，从而增强胃、十二指肠黏膜的细胞屏障和黏液碳酸氢盐屏障。增强表皮生长因子、碱性成纤维细胞生长因子的作用，使之聚集于溃疡区，促进溃疡愈合。

枸橼酸铋钾

枸橼酸铋钾（colloidal bismuth subcitrate）中和胃酸作用弱，能抑制胃蛋白酶活性。在胃及十二指肠内覆盖于溃疡面起保护作用。促进黏膜合成前列腺素，增加黏液和碳酸氢盐分泌，增强胃黏膜的屏障能力。

【知识链接】

幽门螺旋杆菌

1979年，澳大利亚的沃伦用高倍显微镜在一份慢性胃炎的胃黏膜活性标本中，意外发现了紧贴胃上皮的部位有无数的细菌。后来，他发现有50%的患者的胃腔下半部都附生着这种微小而又弯曲的细菌，且慢性胃炎的患者发炎部位总是接近十二指肠，沃伦意识到这种细菌可能与慢性胃炎等疾病密切相关。经过多年的潜心研究，1982年研究团队终于发现，所有十二指肠溃疡患者胃内都有幽门螺旋杆菌，证明了它是导致胃溃疡和十二指肠溃疡的罪魁祸首，因此，2005年澳大利亚科学家巴里·马歇尔和罗宾·沃伦获得了诺贝尔生理学或医学奖。

四、抗幽门螺杆菌药

常用的抗Hp药分为两类，第一类为抗溃疡病药，如含铋制剂、H^+-K^+-ATP酶抑制药、硫糖铝等，抗Hp作用较弱，单用疗效较差。第二类为抗菌药，如阿莫西林、庆大霉素、甲硝唑、四环素、克拉霉素等。

第三节　其他消化系统药物

一、助消化药和胃肠功能调节药

助消化药

消化不良是常见的临床病症，临床表现为食欲缺乏、腹部饱胀感和呕吐酸水等。助消化药多为消化液中成分或能促进消化液分泌的药物，能够帮助机体促进食物的消化和吸收，另外有些药物还能阻止肠道食物的过度发酵。常用的药物有胃蛋白酶、胰酶、乳酶生等。

1. 胃蛋白酶（pepsin）　胃壁细胞分泌的一种消化酶，常提取自动物胃黏膜。因其在pH为2时活性最高，故临床上常与稀盐酸同服，辅助治疗胃酸、消化酶分泌不足引起的消化不良和其他胃肠疾病。遇碱易被破坏失效，故不能与碱性药物配伍。

2.**胰酶**(pancreatin) 含胰蛋白酶、胰淀粉酶和胰脂肪酶。口服用于消化不良尤其是慢性胰腺炎引起的消化障碍。常用制剂为肠衣片，因接触胃酸可失效，故须吞服，不可嚼碎。

3.**乳酶生**(lactasin) 活乳酸杆菌的干燥制剂，能分解糖类产生乳酸，提高肠道内酸性，抑制肠内腐败菌繁殖，减少发酵和产气。可用于小儿消化不良，腹泻。不宜与抗菌药或吸附药同时服用，以免降低疗效。

胃肠功能调节药

胃肠运动在神经、体液和胃肠神经丛的综合调节下，有高度的节律性和协调性，如果调控失常，就会出现胃肠功能低下或亢进，导致多种消化道症状，临床上常采用对症治疗。

多潘立酮

多潘立酮（domperidone，吗丁啉）为强效的外周多巴胺受体阻断剂，通过阻断外周多巴胺受体，影响胃肠道动力而使肠道运动协调。本品不易通过血-脑脊液屏障，几乎无锥体外系反应。

【药理作用和临床应用】

（1）促进胃肠蠕动，加速胃排空，临床上用于治疗偏头痛、放射治疗等多种原因引起的恶心、呕吐等。

（2）扩张幽门，还能提高食管下段压力，促进食管蠕动，防止胃-食管反流，并阻止胆汁反流。

【不良反应】

（1）促进催乳素释放及胃酸分泌，引起溢乳和男性乳房发育。

（2）偶有轻度腹部痉挛，注射给药可引起过敏。

甲氧氯普胺（metoclopramide，胃复安）

【药理作用和临床应用】

（1）阻断延髓催吐化学感受器的多巴胺受体，发挥止吐作用。临床可用于治疗肿瘤化疗、放疗等引起的各种呕吐。

（2）促进食管和胃的蠕动，加速胃排空作用，可用于治疗慢性功能性消化不良引起的胃肠运动障碍，包括恶心、呕吐等。

【不良反应】

（1）中枢抑制反应：嗜睡、倦怠等。

（2）用药过量可产生锥体外系反应。

西沙比利

西沙比利（cisapride）激动$5-HT_4$受体，对胃和小肠作用类似甲氧氯普胺，但它也增加结肠运动，能引起腹泻。能选择性促进肠壁肌层神经丛释放乙酰胆碱，引起食管、胃、小肠直至结肠的运动。临床上主要用于治疗胃肠障碍性疾病，包括胃食管反流、慢性功能性和非溃疡性消化不良、便秘等，效果显著。

二、催吐药和止吐药

催吐药

（一）中枢性催吐药

临床应用的仅有阿扑吗啡（Apomorphine），它直接刺激延脑催吐化学感受区，进而兴奋呕吐中枢，产生催吐作用。本药作用强，皮下注射起效迅速。用于难以洗胃的服毒者，可迅速排出毒物。严重心脏病、动脉硬化、开放型肺结核、胃、十二指肠溃疡等患者禁用。

（二）反射性催吐药

为一类能刺激胃黏膜感受器，反射地作用于呕吐中枢而催吐的药物。应用较多的有吐根糖浆、中药瓜蒂、硫酸铜、硫酸锌、酒石酸锑钾等。但后三药可产生溶血及肾毒性，用量过大还可引起休克和死亡。

止吐药

呕吐是一种反射活动。皮层、小脑、脑干催吐化学感受区、孤束核均有传入纤维和呕吐中枢相连。止吐药是指作用于不同环节抑制呕吐反应的药物。临床上常用的有以下几种：

东莨菪碱（scopolamine）为M受体阻断药，通过降低迷路感受器的敏感性和抑制前庭小脑通路的传导，产生抗晕动病，有预防恶心呕吐的作用。

氯丙嗪（chloropromazine）具有阻断延髓催吐化学感受区（CTZ）的多巴胺（D_2）受体作用，降低呕吐中枢的神经活动，能有效地减轻化学治疗引起的轻度恶心、呕吐，但不能有效地控制强致吐化疗药物（如顺铂、阿霉素、氮芥等）引起的恶心、呕吐。

昂丹司琼（ondansetron）选择性阻断中枢及迷走神经传入纤维$5-HT_3$受体，产生明显的止吐作用。对一些强致吐作用的化疗药（如顺铂、环磷酰胺、阿霉素等）引起的呕吐有迅速强大的抑制作用，但对晕动症及阿扑吗啡引起的呕吐无效。临床用于化疗、放疗引起的恶心呕吐。不良反应有头痛、疲劳、便秘或腹泻。

三、泻药和止泻药

泻药

泻药为促进粪便排泄的药物，按作用机制可分为3类：

（一）刺激性泻药

刺激性泻药又称为接触性泻药（contact laxatives），通过刺激结肠促进肠道蠕动产生作用。

酚酞（phenolphthalein）口服后酚酞与碱性肠液形成可溶性钠盐，刺激结肠肠壁蠕动，同时具有抑制肠内水分吸收作用。服药后6~8h排出软便，作用温和，适用于慢性便秘。该药口服后有15%经肾排泄，可使碱性尿液呈现红色；部分吸收药物随胆汁排泄，并有肝肠循环现象，一次服药可维持3~4d。高敏患者可发生皮炎等反应。偶致肠绞痛、紫癜、心、肺、肾损害；长期使用可致水、电解质丢失和结肠功能障碍。

比沙可啶（bisacodyl）与酚酞同属二苯甲烷类刺激性泻药，口服或直肠给药后，转换成有活性的代谢物，在结肠产生较强刺激作用。一般口服6h内、直肠给药后15~60min起效，可排软便。有较强刺激性，可致肠痉挛、直肠炎等。

蒽醌类（anthraquinones）、大黄（rhubarb）、番泻叶（sonna）和芦荟等中药含有蒽醌苷类物质，它在肠道内分解释出蒽醌，刺激结肠推进性蠕动，4~8h可排软便或引起腹泻。丹蒽醌（danthron）是游离的蒽醌，口服6~12h后出现导泻作用。

（二）渗透性泻药

渗透性泻药口服后在肠道很少吸收，其增加肠容积而促进肠道推进性蠕动，产生泻下作用。

硫酸镁（magnesium sulfate）和硫酸钠（sodium sulfate）又称盐类泻药。大量口服后硫酸根离子、镁离子在肠道难吸收，产生肠内容物高渗而抑制肠内水分的吸收，增加容积，扩张肠道，刺激肠道蠕动而排便。此外，硫酸镁还有利胆作用。

主要用于外科术前或结肠镜检查前排空肠内容物；辅助排除一些肠道寄生虫或肠内毒物。通常用10～15g加250mL温水服用，1～4h发生较剧烈的腹泻。大约20%镁离子可能被肠道吸收，肾功能障碍患者或中枢抑制的患者可能发生毒性反应。妊娠妇女、月经期妇女、体弱和老年人慎用。

乳果糖（lactulose）口服乳果糖不吸收，到结肠后被细菌分解成乳酸，刺激结肠局部渗出增加，引起粪便容积增加，致肠蠕动增快而促进排便。乳酸还可抑制结肠对氨的吸收，所以有降低血氨的作用。

纤维素类（celluloses）如植物纤维素、甲基纤维素（methycellulose）等，口服后不被肠道吸收，增加肠内容积，保持粪便湿度，产生良好的通便作用。

（三）润滑性泻药

润滑性泻药通过局部润滑并软化粪便发挥作用。如液体石蜡（liquid paraffin）有明显的润滑作用；此外，甘油等也有此作用。

甘油（glycerol）有轻度刺激导泻作用，直肠内给药后起效快，适用于老年体弱和小儿便秘患者。

止泻药

地芬诺酯（diphenoxylate，苯乙哌啶）为人工合成的哌替啶衍生物，对肠道运动的影响类似于阿片类，选择性作用于μ阿片受体，较少引起中枢神经系统作用。临床用于急、慢性功能性腹泻，减少排便的次数。不良反应轻而少见，可能有恶心、呕吐、头痛、头晕、失眠腹胀和腹部不适。大剂量（40～60mg）长期应用可产生依赖性。过量时导致严重中枢抑制甚至昏迷。

鞣酸蛋白（tannalbin）含鞣酸50%左右，口服后在肠内分解释放，使肠黏膜表面蛋白质凝固、沉淀，从而减轻刺激，降低炎性渗出物，发挥收敛、止泻作用。临床上用于各种腹泻的治疗。

药用炭（medical charcoal）又称活性炭，白陶土（kaolin）以及复方的矽炭银（agysical）均为吸附剂，能吸附肠道内气体、毒物等，具有止泻和阻止毒物吸收的作用。

蒙脱石（smectite），本品的主要成分为双八面体蒙脱石，可吸附多种病原体，将其固定在肠腔表面，而后随肠蠕动排出体外，从而避免了肠细胞被病原体损伤，少数患者可出现轻微便秘。

四、肝胆疾病用药

肝胆疾病治疗药属于消化系统及代谢系统用药，包括胆疾病治疗药和肝疾病辅助治疗药两类。胆疾病治疗药主要用于胆结石、急慢性胆囊炎等胆管疾病的治疗以及急慢性肝炎的辅助治疗。由于胆疾病易反复发作，治疗周期偏长，故胆结石、急慢性胆囊炎等多采用手术治疗。

多烯磷脂酰胆碱

多烯磷脂酰胆碱在化学结构上与重要的内源性磷脂一致，它们主要进入肝细胞，并以完整的分子形式与肝细胞膜及细胞器膜相结合，且可分泌入胆汁；可通过直接影响膜结构，使受损的肝功能和酶活力恢复正常，调节肝脏的能量平衡，促进肝组织再生，将中性脂肪和胆固醇转化成容易代谢的形式，稳定胆汁。

鹅去氧胆酸

鹅去氧胆酸（chenodeoxycholic acid）为天然的二羟胆汁酸。治疗剂量时常引起腹泻，可减半量使用，待腹泻减轻后，再加量至原始水平。用药6个月期间，一些患者转氨酶活性升高（可逆性）。

该药禁用于胆管或肠炎性疾病、梗阻性肝胆疾病。可能有致畸性等，故妊娠妇女、哺乳者禁用。

熊去氧胆酸

熊去氧胆酸（ursodeoxycholic acid）作用类似鹅去氧胆酸，能降低胆汁中的胆固醇含量，降低饱和指数，导致胆固醇从结石表面溶解。同时抑制肠道吸收食物和胆汁中的胆固醇。熊去氧胆酸不良反应较鹅去氧胆酸发生少，且不严重，血清转氨酶和碱性磷酸酶升高现象少见，少于5%患者可发生难忍的腹泻，应用注意类似鹅去氧胆酸。

第四节 作用于消化系统药的用药指导

用药步骤	用药指导
用药前	1. 熟悉常用消化系统用药的适应证和禁忌证，了解各种剂型和用法。
用药中	1. 质子泵抑制剂与华法林、地西泮、苯妥英等药合用，可使上述药物体内代谢减慢。 2. 抗消化性溃疡药对于慢性肝病等肝功能减退者，用量宜酌减。 3. 长期服用者，应定期检查胃黏膜有无肿瘤样增生。 4. 胃黏膜保护剂在酸性环境中起保护胃、十二指肠黏膜作用，故不宜与碱性药合用。 5. 胃黏膜保护剂与布洛芬、吲哚美辛、氨茶碱、四环素、地高辛合用，能降低上述药物的生物利用度。 6. 多巴胺受体拮抗药（如多潘立酮）能促进胃肠蠕动，改变胃排物速度，使药物在肠内通过较快，缩短吸收时间，减少H_2受体阻断药的吸收。
用药后	密切观察用药后的疗效和不良反应。

【常用制剂和用法】

氢氧化铝　凝胶（10%氢氧化铝混悬液）：每次4~8mL，3次/天，饭前5~30min服。

碳酸氢钠　片剂：0.3g、0.5g。每次0.3~1.0g，3次/天，饭前服。

西咪替丁　片剂：0.2g、0.8g。胶囊剂：0.2g。每次0.4g，2次/天，饭后或睡前服，疗程4~6周。

雷尼替丁　片剂（胶囊剂）1：0.15g。每次0.15g，2次/天。注射剂：50mg，每次50mg，每日2次，肌内注射或缓慢静脉注射。

奥美拉唑　胶囊剂：20mg。肠溶片：20mg，每次20mg，1次/天，疗程2~4周。注射剂：40mg。治疗消化性溃疡出血：每次40mg，每12h一次，连用3d，静脉注射。

哌仑西平　片剂：25mg、50mg。每次50mg，2~3次/天，疗程4~6周。

丙谷胺　片剂：0.2g。每次0.4g，3~4次/天，饭前15min给药。

多潘立酮　片剂：10mg。每次10~20mg，3次/天，饭前0.5h服。注射剂：10mg。每次10mg，3次/天，肌内注射。

引导案例解析

消化性溃疡的治疗目的是消除病因、解除症状、促进溃疡面愈合、防止复发、避免并发症，该患者在此用药的基础上还可以加用胃黏膜的保护剂如枸橼酸铋钾或硫糖铝，同时服用针对厌氧菌效果较好的甲硝唑。

本章小结

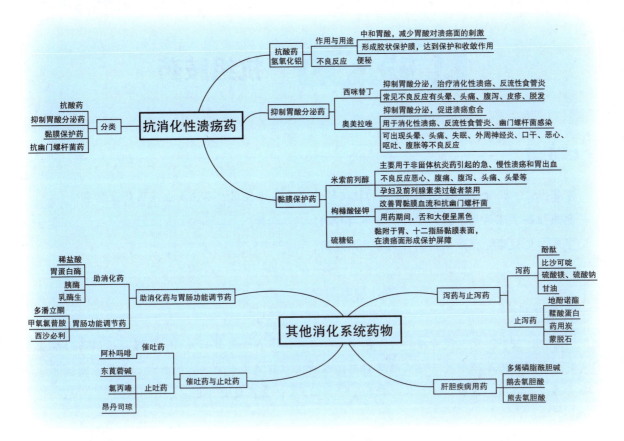

考点提示

1. 碳酸氢钠、西咪替丁、雷尼替丁、法莫替丁、奥美拉唑和米索前列醇的药理作用、临床应用及不良反应。
2. 胃蛋白酶和乳酶生的临床应用。
3. 甲氧氯普胺片、西沙比利、多潘立酮的药理作用、临床应用及不良反应。
4. 硫酸镁、乳果糖、酚酞的临床应用。

思考与练习

1. 抗消化性溃疡药可以分为几类？各举一种代表药。
2. 泻药分为几类？举例说明。
3. 简述不同给药途径下，硫酸镁的药理作用各有什么不同。

（李红妍）

第十九章 抗组胺药

学习目标

1. 掌握H_1受体阻断药、H_2受体阻断药的抗过敏作用、临床应用、不良反应及用药注意事项。
2. 熟悉组胺生理作用、组胺受体的分布与作用。
3. 了解其他组胺受体阻断药的作用特点及应用。

引导案例

男性，22岁，反复周身瘙痒伴红色斑丘疹多年，多在食鱼虾后发作，口服抗过敏药后症状消失。本次发作是跟朋友一起喝酒后引起，症状比以前更为严重，入院就诊。初步诊断：荨麻疹。医生制订用药方案：①氯苯那敏4mg，每日1次；②赛庚啶片4mg，每日1次；③泼尼松片10mg，每日1次。

1. 为该患者选择组胺受体阻断药的药理学依据是什么？
2. 针对此患者，应如何进行用药指导？

第一节 概述

组胺（histamine）是广泛存在于人体组织的自身活性物质。组织中的组胺主要储存于肥大细胞及嗜碱性粒细胞中。肥大细胞颗粒中的组胺常与蛋白质结合，物理或化学等刺激能使肥大细胞脱颗粒，导致组胺释放。组胺与靶细胞上特异受体结合，产生生物效应。组胺受体有H_1、H_2、H_3亚型，各亚型受体的分布及效应见表19-1。组胺的临床应用已逐渐减少，但其受体阻断药在临床上却有重大价值，其中H_1、H_2受体阻断药的应用较多，而H_3受体阻断药的应用尚在研究中。

表19-1 组胺受体分布及疗效

受体类型	受体类型	主要效应	阻断药
H_1	支气管、胃肠、子宫等平滑肌	收缩	苯海拉明
	皮肤血管、毛细血管	扩张通透性增加	异丙嗪
	心房肌	收缩增强	氯苯那敏
	房室结	传导减慢	阿司咪唑等
	中枢	觉醒反应	—

(续表)

受体类型	受体类型	主要效应	阻断药
H₂	胃壁细胞	胃酸分泌增加	西咪替丁
	血管	扩张	雷尼替
	心室肌	收缩增强	法莫替丁
	窦房结	心率加快	—
H₃	中枢与外周神经末梢	负反馈调节组胺合成与释放	硫丙咪胺

第二节　H受体阻断药

组胺受体阻断药分为两类：H_1受体阻断药和H_2受体阻断药。前者主要用于抗过敏，后者主要用于抗溃疡。

一、H_1受体阻断药

本类药物常用的第一代有：苯海拉明（苯那君）、异丙嗪（非那根）、曲吡那敏（扑敏宁）、氯苯那敏（扑尔敏）等，因对中枢活性强、受体特异性差，故有明显的镇静和抗胆碱作用，表现出困倦、耐药、口鼻眼干涩等不良反应。为了克服这些不足开发出的第二代药物有西替利嗪（仙特敏）、特非那定、阿司咪唑（息斯敏）、阿伐斯汀（新敏乐）和咪唑斯汀等。

【体内过程】

大多数药物口服吸收完全，15～30min生效，2～3h达高峰，作用维持3～6h。本类药物具有肝药酶诱导作用，可加速自身代谢，其代谢物及原形药均由肾排出。第二代H_1受体阻断药阿司咪唑、特非那定等口服后吸收迅速，作用维持时间较长，可达24h以上。

【药理作用】

1. 组胺受体作用　可完全对抗组胺引起的支气管、胃肠道平滑肌的收缩作用；对组胺引起的毛细血管扩张和通透性增加（局部水肿）有很强的抑制作用；对组胺引起的血管扩张和血压降低，此类药仅有部分对抗作用，须同时应用H_1和H_2受体阻断药才能完全对抗。

2. 中枢抑制作用　此类药物多数可通过血-脑脊液屏障，有不同程度的中枢抑制作用，表现有镇静、嗜睡，尤其以第一代药物苯海拉明和异丙嗪抑制作用最强。第二代药物阿司咪唑不易透过血-脑脊液屏障，故无中枢抑制作用；阿伐斯汀、左卡巴斯汀等均无镇静、嗜睡的副作用。

3. 其他　多数药物有较弱的M受体阻断作用、局麻作用和奎尼丁样作用。

【临床应用】

1. 皮肤黏膜变态反应性疾病　对荨麻疹、花粉症、过敏性鼻炎等疗效较好，H_1受体阻断药可作为首选药物。对昆虫咬伤所致的皮肤瘙痒和水肿亦有良效。对血清病、药疹和接触性皮炎也有一定疗效。对变态反应性支气管哮喘效果很差，对过敏性休克无效。

2. 晕动病及呕吐　苯海拉明、异丙嗪等对晕动病、妊娠呕吐以及放射病呕吐有镇吐作用。预防晕动病应在乘车、船前15～30min服用。

【不良反应】

最常见为中枢抑制现象，表现为困倦、嗜睡、乏力等，以苯海拉明和异丙嗪较为明显。因此用药期间应避免驾车和高空作业,以防意外。其次是消化道反应,如食欲减退、恶心、呕吐等。青光眼患者禁用。

二、H_2受体阻断药

H_2受体阻断药可选择性阻断胃壁细胞上H_2受体,拮抗组胺引起的胃酸分泌。常用的药物有西咪替丁、雷尼替丁、法莫替丁和尼扎替丁等。

【体内过程】

本类药物口服易吸收,生物利用度为50%~80%不等。1~3h血药浓度达高峰。大部分药物以原形的形式经肾排出。肾功能不全患者应适当减小剂量,肝功能不全患者体内雷尼替丁的半衰期明显延长。

【药理作用】

对胃壁细胞上的H_2受体有高度选择性,显著抑制组胺引起的胃酸分泌。不仅抑制基础胃酸的分泌,也显著抑制促胃液素、胆碱受体激动剂及刺激迷走神经等引起的胃酸分泌,使分泌量和酸度降低。

【临床应用】

主要用于胃及十二指肠溃疡的治疗,能迅速改善症状,加速溃疡愈合。停药后易复发,为避免复发,可考虑小剂量维持治疗。此外,还可用于卓-艾综合征、反流性食管炎、消化性溃疡出血等。

【不良反应】

各药物不良反应的发生率不同,其中以西咪替丁较多,常见有头痛、头晕、便秘或腹泻、皮疹等。

第三节 抗组胺药的用药指导

【用药指导程序】

用药步骤	用药指导要点
用药前	熟悉抗组胺药的适应证和禁忌证,了解各种剂型和用法。
用药中	1. 苯海拉明可增强中枢抑制药作用,可干扰口服抗凝血药(如华法林)的活性,降低其疗效。 2. 氯苯那敏可抑制苯妥英钠的代谢,使其血药浓度升高,甚至出现毒性反应,故应避免合用。 3. 氯苯那敏可增强金刚烷胺、抗胆碱药、吩噻嗪类及拟交感神经药的作用,与中枢抑制药同服,可使本药效增强。 4. 特非那定不宜与大环内酯类抗生素、酮康唑及咪康唑同时服用,否则会导致严重的心律失常。
用药后	密切观察用药后的疗效和不良反应。

【常用制剂和用法】

盐酸苯海拉明 片剂:25mg,50mg。每次25~50mg,3次/天,注射剂:20mg/mL,每次20mg,肌内注射,1~2次/天。

茶苯海明(晕海宁) 片剂:25mg,50mg。为苯海拉明与氨茶碱复合物,预防晕动病,行前半小时服50mg。

盐酸异丙嗪(非那根) 片剂:12.5mg,25mg。每次12.5~25mg,2~3次/天。注射剂:25mg/mL,

50mg/2mL，每次25~50mg，肌内或静脉注射。

马来酸氯苯那敏（扑尔敏）　片剂：4mg。每次4mg，3次/天。

特非那定　片剂：60mg。每次60mg，2次/天；或每次120mg，1次/天。7~12岁儿童每次30mg，6岁以下儿童减半，2次/天。孕妇及哺乳期女性慎用。

米索前列醇　口服800μg/d，分2~4次与食物同服，用于治疗十二指肠溃疡和胃溃疡。

引导案例解析

荨麻疹，又称为风团，主要是由于患者接触过敏原发生抗原抗体反应而发生。H_1受体阻断药可对抗组胺的H_1受体效应，故可用于荨麻疹的治疗。

同时嘱患者避免食用鱼虾、辛辣食物。

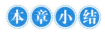

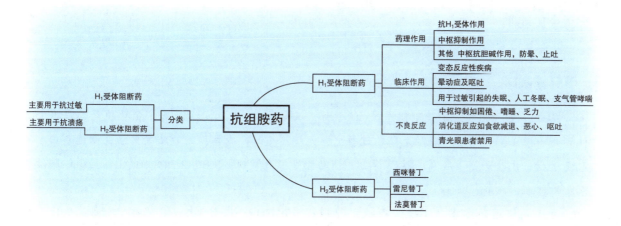

考点提示

1. 第一代和第二代H_1受体阻断药的主要作用特点和代表药。
2. 苯海拉明、氯苯那敏、阿司咪唑、西替利嗪的药理作用、临床应用及不良反应。

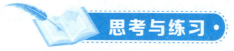

1. 组胺受体主要分哪几个亚型？它们的主要生物效应是什么？
2. 简述西咪替丁的临床应用。
3. 案例分析：

患者，男，35岁，公共汽车司机，因太阳暴晒，出现局部皮肤片状红色突起，瘙痒难忍，诊断为过敏性皮炎。

试分析：可选用哪些药物进行治疗？其药理基础是什么？

（潘红丽）

第二十章　作用于血液及造血系统的药物

> **学习目标**
>
> 1. 掌握抗贫血药的药理作用、临床应用及不良反应。
> 2. 熟悉抗凝血药和促凝血药的药理作用及临床应用。
> 3. 了解常用促白细胞生成药物。
> 4. 学会观察血液系统用药的疗效及不良反应,能综合分析、判断及采取相应措施,正确指导患者合理用药。

引导案例

患者,女,40岁,不规则阴道流血2个月,头晕乏力1周,发病以来,食欲缺乏、睡眠欠佳、大小便正常、消瘦,既往无药物过敏史,无烟酒嗜好。查体:一般状况欠佳,面色苍白、毛发干枯、皮肤干燥、脱屑、结膜苍白。辅助检查:血常规:RBC 2.78×10^{12}/L,呈小细胞低色素性贫血。诊断:贫血。

医生制订用药方案:①硫酸亚铁,片剂:每次0.3g,每日3次;②维生素C每次0.1g,每日3次。

1. 该患者属于贫血的哪种类型?
2. 为什么在服用铁剂的同时要服用维生素C?

血液是机体生存最为重要的物质之一。血液流动性的正常、血细胞数量和功能的稳定,以及血容量的维持,是发挥血液正常生理功能的重要条件,一旦条件改变,则会出现血液系统疾病,甚至危及生命。

第一节　促凝血药和抗凝血药

一、促凝血系统与纤溶系统

凝血系统和纤溶系统是机体内存在的对立统一的调节机制,二者保持动态平衡,共同维持血液的流动性。一旦平衡失调,就会出现血栓、栓塞、血管内凝血或出血性疾病。

血液凝固过程又有内源性和外源性两条途径。此过程需多种凝血因子参加,最终生成纤维蛋白、血细胞和血小板,产生血凝块。而纤维蛋白又可在抗凝血因子作用下降解而产生抗凝作用,凝血及纤溶过程见图20-1。生理情况下,机体内的血液凝固与抗凝血系统之间维持着动态平衡,这样既保持了血管内血流的畅通，又能有效地防止出血、失血。

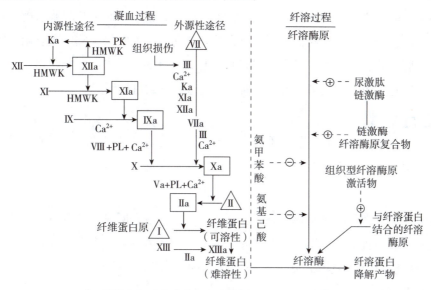

图20-1　血液凝固和血块溶解过程及药物作用示意图

二、促凝血药

维生素K

维生素K（vitamine K）的基本结构为甲萘醌，其中K_1存在于绿色植物中，K_2是由肠道细菌产生的代谢产物或由腐败鱼粉制得，以上二者均为脂溶性维生素，需胆汁协助吸收；K_3（menadione sodium bisulfate，亚硫酸氢钠甲萘醌）、K_4（menadiol，甲萘氢醌）系人工合成品，为水溶性维生素。口服维生素K_1经近端小肠吸收，肌内注射和静脉注射的K_1则由β脂蛋白转运，经肝脏代谢后以氧化衍生物、葡萄糖醛酸结合形式和少量游离型从胆汁排泄，少部分经肾脏排出。一般给药后12～24h可改善凝血酶原时间。维生素K_3、K_4，口服吸收不依赖于胆汁，可直接吸收入血，均在肝脏被利用。

【药理作用和临床应用】

维生素K作为羧化酶的辅酶参与凝血因子Ⅱ、Ⅶ、Ⅸ、Ⅹ等在肝脏的合成，从而促进凝血过程。当维生素K缺乏时，上述凝血因子合成停留在前体状态，导致凝血障碍，凝血酶原时间延长而出血。

（1）用于治疗维生素K缺乏引起的出血，主要用于口服抗凝血药、广谱抗生素、梗阻性黄疸、胆瘘、慢性腹泻和广泛肠段切除后因吸收不良所致的低凝血酶原血症，以及新生儿因维生素K产生不足所致出血。

（2）缓解平滑肌痉挛，可用于缓解胆绞痛和胃肠绞痛。

【不良反应】

（1）维生素K毒性较低，尤以K_1毒性更低。K_1静注速度过快时，可出现面部潮红、出汗、胸闷、血压骤降，甚至发生虚脱，故一般宜用肌注。

（2）维生素K_3、K_4口服可引起恶心、呕吐。

（3）剂量较大时，对新生儿和早产儿可发生溶血及高胆红素血症和黄疸，葡萄糖-6-磷酸脱氢酶缺乏的患者也可诱发溶血性贫血。

氨甲苯酸

氨甲苯酸（p-aminomethyl benzoic acid，PAMBA），能竞争性抑制纤溶酶原激活物的作用，阻止纤溶酶原被激活为纤溶酶，从而抑制纤维蛋白溶解，达到止血效果。临床主要用于纤溶亢进所致的出血，如肺、肝、脾、前列腺、子宫、甲状腺、肾上腺等部位手术后的异常出血，鼻、喉、口腔的局部止血和链激酶、尿激酶过量导致的出血。用量过大可致血栓形成。

三、抗凝血药

抗凝血药（anticoagulants）是指能通过干扰机体生理性凝血过程的某些环节而阻止血液凝固的药物，临床主要用于防止血栓的形成和已形成血栓的进一步发展。

肝素

肝素（heparin）存在于哺乳动物的许多脏器中，但以肺脏和肠黏膜的含量最高，现药用肝素多自猪肠黏膜或牛肺脏中提取。肝素因其分子量大，故口服不被吸收，常静脉给药，60%集中于血管内皮，大部分经单核-吞噬细胞系统破坏，极少以原形的形式经肾排出。

【作用机制】

肝素在体内、体外均有强大的抗凝作用。肝素的抗凝作用主要依赖于抗凝血酶-Ⅲ（AT-Ⅲ）介导。肝素使AT-Ⅲ构象改变，加速抗凝血酶-Ⅲ（AT-Ⅲ）对凝血酶Ⅱa及因子Ⅻa、Ⅺa、Ⅸa、Ⅹa等的灭活。

【药理作用和临床应用】

1. **血栓栓塞性疾病**　可防止血栓的形成与扩大，主要用于急性心肌梗死、深静脉血栓、肺栓塞、脑栓塞等疾病。

2. **弥散性血管内凝血（DIC）**　早期应用肝素可防止微血栓形成，改善重要器官的供血，并避免纤维蛋白原及其他凝血因子的消耗，以防止继发性出血。

3. **体外抗凝**　如心导管检查、体外循环及血液透析等。

【不良反应】

（1）毒性较低，常见不良反应为自发性出血。轻度者，停药即可自行恢复，但严重出血须缓慢静脉注射鱼精蛋白（protamine sulfate）解救，1mg鱼精蛋白约中和100U的肝素，每次用量不能超过50mg。

（2）血小板减少症发生率为5%~6%。常发生在用药初的5~9d，故应用肝素期间应监测血小板计数。

（3）偶见一次性脱发和腹泻。

（4）偶见骨质疏松和自发性骨折。

香豆素类

香豆素类（coumarins）是一类含有4-羟基香豆素基本结构的物质，口服吸收后参与体内代谢发挥抗凝作用，故称口服抗凝药。包括双香豆素（dicoumarol）、华法林（warfarin，苄丙酮香豆素）和醋硝香豆素（acenocoumarol，新抗凝）等。目前临床常用的制剂为华法林。

华法林

华法林（acenocoumarel）口服吸收快而完全，其钠盐的生物利用度几乎为100%，吸收后99%以上与血浆蛋白结合，2~8h达高峰。可通过胎盘屏障，主要在肝中代谢，最后以代谢物形式由肾排出。

【药理作用】

香豆素类是一类口服的抗凝血药，体外无抗凝作用。本类药物是维生素K的拮抗剂，影响凝血因子Ⅱ、Ⅶ、Ⅸ、Ⅹ的活化，产生抗凝作用。本药口服只能阻止凝血因子的活化过程，对已具活性的凝血因子无抑制作用，须待血液中有活性的凝血因子耗竭后才出现疗效，因此作用时间较慢，须经12～24h才出现作用，1～3d达高峰，维持3～4d。

【临床应用】

（1）防治血栓栓塞性疾病，如心房纤颤和心脏瓣膜病所致的血栓栓塞，这是华法林的常规应用，接受心脏瓣膜修复手术的患者须长期服用华法林。

（2）与抗血小板药合用，可减少外科大手术、风湿性心脏病、人工瓣膜置换术后的静脉血栓发生率。

【不良反应】

1. 出血　是本类药物的主要副作用。表现为牙龈出血、血尿、皮肤和黏膜斑痕以及胃肠道、泌尿系统、呼吸和生殖系统的出血症状，可引起颅内血肿等。对轻度出血者减量或停药即可缓解，但中度或严重出血者，应给予维生素K_1治疗，维生素K_3对香豆素类过量引起的出血无效。严重出血应立即同时输注新鲜血、血浆或凝血酶原复合物，以迅速恢复凝血因子的功能，因维生素K_1需数小时后才能发挥作用。

2. 皮肤和软组织坏死　一般发生于给药后2～10d，多累及皮肤、肌肉和软组织，可出现局部疼痛、紫绀、皮疹和缺血性梗死等，机制不清。此时如能排除其他原因则应立即停药，应用维生素K_1和肝素治疗能阻止病变的发展。

枸橼酸钠

枸橼酸钠（sodium citrate）的枸橼酸根离子，能与血浆中的Ca^{2+}形成难解离的可溶性络合物，从而降低血中Ca^{2+}的浓度，使血凝过程受阻，发挥抗凝作用。仅适用于体外抗凝。若大量输血引起血钙下降，导致心功能不全、血压骤降时，可静脉注射氯化钙或葡萄糖酸钙解救。婴幼儿因酶系统发育不健全，进入体内的枸橼酸钠不能及时被氧化，应慎用。

四、抗血栓药

双嘧达莫

双嘧达莫（dipyridamole），又名潘生丁，20世纪60年代发现其具有抗血小板作用。本药口服不能完全吸收，一般较静脉给药达峰值时间延迟2～2.5h，在组织中分布广泛，经肝脏代谢，可经胆汁分泌、肠道和肾脏排泄，少量通过胎盘、乳汁分泌。一般与口服抗凝血药香豆素类合用，治疗血栓栓塞性疾病，可增强疗效，如人工瓣膜者、口服香豆素类仍有血栓栓塞者或同服阿司匹林不能耐受者等。

【不良反应】

（1）胃肠道症状、头晕和外周血管扩张所致的面红、皮疹、乏力等。长期治疗时症状消失，但少数患者不能耐受。

（2）过量或快速静脉注射时可致血压下降。少数心绞痛患者应用后能引起"窃血"现象而导致心绞痛发作。

（3）孕妇、哺乳妇女和12岁以下儿童慎用。

（4）低血压、心肌梗死后血流动力学指标不稳定者禁用。

噻氯匹定

噻氯匹定（ticlopidine）为噻吩吡啶衍生物，是强效血小板抑制剂，抑制二磷酸腺苷（ADP）、花生四烯酸（AA）、胶原、凝血酶和血小板活化因子等所引起的血小板聚集。口服吸收良好，临床主要用于脑血管和冠状动脉栓塞性疾病、不能耐受阿司匹林的患者。不良反应为腹泻、出血，有1%的患者可引起骨髓抑制，而不良反应多在用药后3个月内出现，故在此期间应经常进行血常规检查。

第二节 改善血液成分药

一、抗贫血药

贫血是指人体外周血中红细胞容积的减少，低于正常范围下限的一种常见的临床症状。由于红细胞容积测定较复杂，临床上常用血红蛋白（Hb）浓度来代替。根据病因及发病机制的不同，贫血可分为3种类型：①缺铁性贫血：体内制造血红蛋白的原料铁缺乏，红细胞生成障碍造成的，在我国较多见；②巨幼红细胞性贫血：叶酸和（或）维生素B_{12}缺乏引起的DNA合成障碍所致的一类贫血；③再生障碍性贫血：感染、放疗等多种因素所致的骨髓造血功能障碍，临床以全血细胞减少为主要表现的综合征，较难治愈。

治疗贫血的措施有药物治疗、输血、脾切除、骨髓移植等方法。药物治疗的目的是针对贫血的病因及发病机制进行治疗。常用的抗贫血药物有铁剂、叶酸、维生素B_{12}等。近年来由于分子生物学技术的发展，某些造血生长因子可用基因重组技术合成供临床使用，有广泛的应用前景。

造血生长因子

血细胞是由多功能造血干细胞衍生而来，干细胞既能自身分裂，又能在生长因子和细胞因子作用下分化产生各种血细胞生成细胞。常用造血生长因子有红细胞生成素（EPO），静脉或皮下注射应用，最佳适应证为慢性肾衰竭所致的贫血，对骨髓造血功能低下、肿瘤化疗、艾滋病药物治疗引起的贫血也有效。

铁剂

临床上常用的口服铁剂有硫酸亚铁（ferrous sulfate）、枸橼酸铁铵（ferric ammonium citrate）和富马酸亚铁（ferrous fumarate）；注射铁剂为右旋糖酐铁（iron dextran）、山梨醇铁（iron sorbitex）等。

【知识链接】

> 含铁量较高的植物性食物是苔菜和红蘑。含铁丰富的动物性食物是动物血、肝脏、瘦肉、鱼、禽等，鸡蛋黄、兔肉中铁的含量虽然高，但人体仅能吸收3%，动物性食品中铁的含量及吸收率都高于植物性食品。因此，结构上要注意荤素搭配及进食铁强化食品，从而保证铁的摄入充足。

【体内过程】

铁剂主要吸收部位是在十二指肠和空肠上段，其吸收的形式是Fe^{2+}，而Fe^{3+}则很难吸收。铁的吸收率为10%，成人每天需要补充铁1~1.5mg，故食物中含铁10~15mg就能满足机体需要。吸收入肠黏膜细胞的Fe^{2+}一部分与黏膜细胞的去铁蛋白结合成铁蛋白而储存，另一部分进入血液循环，立即氧化为Fe^{3+}，并与血浆转铁蛋白结合，转运到肝、脾、骨髓等储铁组织中，供机体利用。铁主要通过肠黏膜细胞脱落以及胆汁、尿液、汗液而排出体外。

【药理作用】

铁是细胞成熟阶段合成血红素必不可少的物质，吸收至骨髓的铁先被有核红细胞的膜吸附并进入线粒体，与原卟啉结合形成血红素，后者再与珠蛋白结合形成血红蛋白，进而使红细胞发育成熟。

【临床应用】

治疗失血过多或需铁增加所致的缺铁性贫血，疗效极佳。对慢性失血（月经过多、痔疮出血和子宫肌瘤等）、营养不良、妊娠、儿童生长发育所引起的贫血，用药后一般症状及食欲迅速改善。口服铁剂一般4~5d后血液中网织红细胞数即可上升，7~12d达到高峰，血红蛋白于用药第4周时明显增加，但恢复正常值常需4~12周。

治疗缺铁性贫血口服铁剂一般首选硫酸亚铁，因二价铁易于吸收；富马酸亚铁的含铁量较高，刺激性小；而枸橼酸铁铵为三价铁制剂，含铁量少，吸收差，但刺激性小，可制成糖浆应用于儿童用药。注射用铁剂可迅速增加体内储存铁，但血液中网织红细胞和血红蛋白的上升与口服制剂相类似，且副作用较多，主要用于胃肠道吸收障碍或不能耐受口服制剂的严重患者。

【不良反应】

1. 胃肠反应　口服铁剂有恶心、呕吐、上腹痛及腹泻等消化道刺激症状，亦可出现便秘，可能是铁与刺激肠蠕动的硫化氢相结合，减弱了肠蠕动所致。

2. 急性中毒　小儿误服1g以上铁剂可引起急性中毒，表现为坏死性胃肠炎、呕吐、腹痛、血性腹泻、休克、呼吸困难和死亡。中毒的解救主要是早期用磷酸盐或碳酸氢盐洗胃，并以解毒剂去铁胺经鼻饲管注入胃内以结合残存的铁，减轻毒性反应。

叶酸

叶酸（folic acid）主要包括天然叶酸和合成叶酸两类，天然叶酸广泛存在于动植物类食品中，尤以酵母、肝及绿叶蔬菜中含量比较多；合成叶酸以四甲氧基丙醇和对氨基苯甲酰-L-谷氨酸为主要原料与三氨基嘧啶硫酸盐反应生成，数月或数年内可保持稳定，容易吸收且人体利用度高，高出天然制品的1倍左右。人体每天需叶酸50μg，妊娠妇女可增至0.3~0.4mg，所需叶酸全部由食物中摄取。口服叶酸主要在小肠上段吸收，吸收前须经还原和转甲基等作用形成5-甲基四氢叶酸后才吸收入肝和血液，最终90%以原形的形式经肾排出。

【药理作用】

食物中叶酸和叶酸制剂进入人体被还原和甲基化为具有活性的5-甲基四氢叶酸。进入细胞后的5-甲基四氢叶酸作为甲基供给体使维生素B_{12}转成甲基B_{12}，而自身变为四氢叶酸，后者能与多种一碳单位结合成四氢叶酸类辅酶，传递一碳单位，参与体内多种生化代谢。当叶酸缺乏时，上述代谢障碍，其中最为明显的是dTMP合成受阻，导致DNA合成障碍，细胞有丝分裂减少。由于对RNA和蛋白质合成影响较少，使血细胞RNA:DNA比率增高，出现巨幼红细胞性贫血（图20-2）。

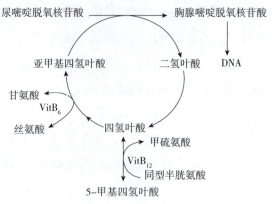

图20-2 叶酸和维生素B_{12}作用示意图

【临床应用】

（1）叶酸用于治疗各种巨幼红细胞性贫血，尤其是营养不良或婴儿期、妊娠期对叶酸的需要增加所致的营养性巨幼红细胞性贫血，以叶酸为主，辅以维生素B_{12}，效果良好。

（2）对于叶酸对抗剂如氨甲蝶呤、乙胺嘧啶等所致的巨幼红细胞性贫血，因二氢叶酸还原酶受抑制，四氢叶酸生成障碍，故须用亚叶酸钙治疗。

（3）对维生素B_{12}缺乏所致"恶性贫血"，叶酸仅能纠正异常血象，而不能改善神经损害症状。故治疗时应以维生素B_{12}为主，叶酸为辅，对缺铁性贫血则无效。

【不良反应】

在肾功能正常的患者中，很少发生中毒反应，偶可见过敏反应，如皮疹、瘙痒、肿胀、头晕和呼吸困难。少数患者长期大量服用叶酸可出现厌食、恶心、腹胀等胃肠道症状。大量服用叶酸时，可出现黄色尿。

维生素B_{12}

维生素B_{12}（vitamin B_{12}）又称钴胺素或氰钴素，是一种由含钴的卟啉类化合物组成的B族维生素，广泛存在于动物肝脏、肾脏、牛肉、猪肉、鸡肉、鱼类、蛋、牛奶和乳制品中，在一般情况下，正常饮食可以保证每日1~2 μg的需要量。食物中的维生素B_{12}与蛋白质结合，进入人体消化道，在胃酸、胃蛋白酶及胰蛋白酶的作用下，维生素B_{12}被释放，并与胃黏膜细胞分泌的一种糖蛋白内因子（IF）结合。维生素B_{12}-IF复合物在回肠被吸收，维生素B_{12}的储存量很少，约储存2~3mg在肝脏，主要经肾排出，部分从胆汁排出。

【药理作用】

（1）提高叶酸利用率，参与许多重要化合物的甲基化过程。维生素B_{12}缺乏时，从甲基四氢叶酸上转移甲基基团的活动减少，患者出现与叶酸缺乏相似的巨幼红细胞性贫血。

（2）维护神经髓鞘的代谢与功能。缺乏维生素B_{12}时，可引起神经障碍、脊髓变性，并可引起严重的精神症状。小儿缺乏维生素B_{12}的早期表现是情绪异常、表情呆滞和反应迟钝，最终导致贫血。

（3）促进红细胞的发育和成熟。将甲基丙二酰辅酶A转化成琥珀酰辅酶A，参与三羧酸循环，其中琥珀酰辅酶A与血红素的合成有关。

【临床应用】

主要用于恶性贫血及其他巨幼红细胞性贫血，临床也作为神经系统疾病如多发性神经炎、神经痛、神经萎缩和肝病的辅助治疗。

【不良反应】

较少，极少数患者可出现过敏性休克，故不宜滥用。

二、促白细胞增生药

粒细胞集落刺激因子

粒细胞集落刺激因子（G-CSF）是由血管内皮细胞、单核细胞和成纤维细胞合成的糖蛋白。现临床应用的为经基因重组技术生产的含有174个氨基酸的糖蛋白造血因子，又称为重组人粒细胞集落刺激因子（rhG-CSF），其分子量为2万。

本药能通过受体机制促进粒细胞集落的形成，促使造血干细胞向中性粒细胞增殖、分化；刺激成熟的粒细胞从骨髓释出，增强中性粒细胞趋化及吞噬等功能。可采用静脉滴注或皮下注射的方式给药。本药用于肿瘤化疗、放疗引起骨髓抑制，也用于自体骨髓移植，以促进减少的中性粒细胞恢复。可升高中性粒细胞数量，减少感染发生率。患者耐受良好，可有胃肠道反应、肝功能损害和骨痛等。长期静脉滴注可引起静脉炎。有药物过敏史以及肝、肾、心功能严重障碍者慎用。

三、血容量扩充剂

血容量扩充剂是指能够维持血液胶体渗透压，扩充血容量的药物。大量失血或失血浆（如烧伤）均可引起血容量降低，导致休克。迅速补足血容量是治疗休克的基本疗法。

右旋糖酐

右旋糖酐（dextran）是葡萄糖的聚合物，由于聚合的葡萄糖分子数目不同，可得不同分子量的产品。临床应用的有中分子量（平均分子量为70 000），低分子量（平均分子量为40 000）和小分子量（平均分子量为10 000）右旋糖酐，分别称右旋糖酐70，右旋糖酐40和右旋糖酐10。右旋糖酐70在血液中存留时间较久，24h约排出50%，作用维持12h，右旋糖酐10则仅维持3h。

【药理作用和临床应用】

1. 扩充血容量　右旋糖酐分子量较大，不易渗出血管，可提高血浆胶体渗透压，从而扩充血容量，维持血压。用于大量失血或失血浆所致的低血容量性休克。

2. 改善微循环和抗血栓　可降低血小板聚集、黏附及稀释血液，阻止血栓形成和改善微循环。用于治疗休克、防止心肌梗死、脑血栓形成和血栓性静脉炎等。

3. 渗透性利尿　低分子和小分子右旋糖酐可迅速由肾小球滤过，但不被肾小管重吸收，产生渗透性利尿作用。用于防治急性肾衰竭、治疗脑水肿等。

【不良反应】

少数患者用药后出现皮肤过敏反应，极少数人可出现过敏性休克。故首次用药应严密观察5~10min，发现症状，立即停药，及时抢救。用量过大可出现凝血障碍，故禁用于血小板减少症及出血性疾病。

第三节 作用于血液及造血系统药物的用药指导

【用药指导程序】

用药步骤	用药指导要点
用药前	熟悉常用血液系统用药的适应证和禁忌证，了解各种剂型和用法。
用药中	1. 食物中维生素K缺乏或应用广谱抗生素抑制肠道细菌，使体内维生素K含量降低，可使本类药物作用加强。 2. 阿司匹林等血小板抑制剂可与维生素K发生协同作用。 3. 巴比妥类、苯妥英钠因诱导肝药酶，口服避孕药因增加凝血作用可使本类药物作用减弱。
用药后	密切观察用药后的疗效和不良反应。

【常用制剂和用法】

硫酸亚铁　片剂：0.3g。每次0.3g，3次/天，饭后服。

右旋糖酐铁　注射剂：25mg/mL、50mg/2mL。深部肌内注射，每次25～50mg，1次/天。儿童体重6kg以下，每次0.5mL，1次/天，体重6kg以上，每次1mL，1次/天。

叶酸　片剂：5mg。每次5～10mg，3次/天。

亚叶酸钙　注射剂：3mg/mL。肌内注射，每次3～6mg，1次/天。

维生素B_{12}　片剂：25mg、50mg。每次25mg，3次/天。注射剂：0.05mg/mL、0.1mg/mL、0.25mg/mL、0.5mg/mL、1mg/mL。每次0.025～0.2mg，每日一次或隔日一次，肌内注射。

肝素　注射剂：1000U/2mL、5000U/2mL、12 500U/2mL。每次5000U加入5%葡萄糖注射液或0.9%氯化钠注射液100～200mL中静脉滴注，30～60min内滴完。必要时可每隔4～6h一次，每日总量为25 000U。

华法林　片剂：2.5mg、5mg。首日5～20mg，次日起用维持量，每日2.5～7.5mg。

枸橼酸钠　注射剂：0.25g/10mL。每100mL全血中加2.5%枸橼酸钠溶液10mL。

双香豆素　片剂：每次0.1g，第一天2～3次/天，第二天1～2次/天，以后0.05～0.1g/d。

阿司匹林　片剂：25mg、40mg、100mg。预防血栓形成，25～75mg/d，1次/天。

双嘧达莫　片剂：25mg。每次25～50mg，3次/天。

噻氯匹定　片剂：250mg。每次250～500mg，1次/天，进餐时服。

链激酶　注射剂：10万U、20万U、30万U。首次剂量25万～50万U，溶于100mL 5%葡萄糖注射液或0.9%氯化钠注射液中，30min静滴完毕。维持量为60万U，溶于5%葡萄糖注射液250～500mL中，加地塞米松1.25～2.5mg，缓慢静脉滴注，每6h一次，以保持每小时10万U为宜。

维生素K_1　注射剂：10mg/mL。肌内或静脉注射，每次10mg，2～3次/天。

维生素K_3　注射剂：2mg/mL、4mg/mL。肌内注射，每次4mg，2次/天。

维生素K_4　片剂：2mg、4mg。每次4mg。3次/天。

重组人红细胞生成素　注射剂，开始时50～100U/kg，皮下或静脉注射，每周3次。2周后视红细胞比容增减剂量。

引导案例解析

该患者为缺铁性贫血，辅助检查可作为诊断依据。维生素C和铁剂合用可促进铁剂的吸收。

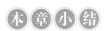

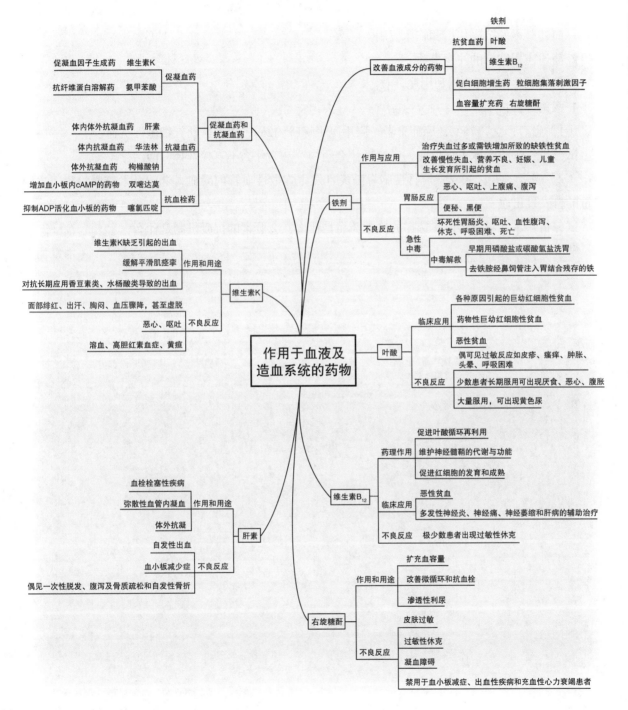

考点提示

1. 肝素、低分子量肝素和华法林的药理作用、临床应用及不良反应。
2. 维生素K和抗纤维蛋白溶解药的临床应用。

3. 阿司匹林、双嘧达莫和噻氯匹定的药理作用及临床应用。

4. 链激酶、尿激酶的临床应用。

5. 铁剂、叶酸、维生素B_{12}的临床应用。

6. 粒细胞集落刺激因子的临床应用。

思考与练习

1. 简述肝素的抗凝作用和临床应用。

2. 简述应用铁剂的注意事项。

3. 简述维生素K的作用和用途。

4. 案例分析：

（1）患者，女，75岁，癌症患者，服用氨甲蝶呤约2周，出现巨幼红细胞性贫血。

试分析：①防治该不良反应，应选择什么药物？②为什么不直接选择叶酸治疗？

（2）患者，男，30岁，流行性脑脊髓炎且发生弥散性血管内凝血，选用肝素抗凝治疗，出现严重的自发性出血。

试分析：①针对此出血，选择的抢救药品是什么？②肝素的抗凝机制是什么？

（潘红丽）

第二十一章　肾上腺皮质激素类药物

> **学习目标**
>
> 1. 掌握糖皮质激素类药物的药理作用、临床应用与不良反应。熟悉皮质激素类药物的用法。了解盐皮质激素类药物的药理作用与临床应用。
> 2. 学会合理有效地使用与分析肾上腺皮质激素类药物，注重肾上腺皮质激素类药物的不良反应。

引导案例

> 高某，男，58岁。近几个月来感觉四肢无力，下肢水肿，尿中泡沫增多，遂去医院就诊。经实验室检查，尿蛋白50mg/dL，血浆蛋白25g/L，总胆固醇8.46mmol/L，甘油三酯4.30mmol/L。结合其他的检查，诊断为肾病综合征。
>
> 请问该患者可以用哪些药物治疗？

炎　症

一、炎症病因

1. 生物性因子　细菌、病毒、立克次体、支原体、真菌、螺旋体和寄生虫等生物病原体为炎症最常见的病因。

2. 物理性因子　高温、低温、放射性物质、紫外线辐射和机械损伤等。

3. 化学性因子　分为外源性化学物质和内源性毒性物质，外源性化学物质如强酸、强碱、松节油和芥子气等。内源性毒性物质如坏死组织的分解产物，和在某些病理条件下堆积于体内的代谢产物，如尿素。

4. 异物　通过各种途径进入人体的异物，如各种金属、木材碎屑、尘埃颗粒和手术缝线等，由于其抗原性不同，可引起不同程度的炎症反应。

5. 坏死组织　缺血或缺氧等原因所引起的组织坏死是潜在的致炎因子。在新鲜梗死灶边缘所出现的充血出血带和炎性细胞的浸润都是炎症的表现。

6. 变态反应　当机体免疫反应状态异常时，可引起不适当的免疫反应，造成组织和细胞损伤而导致炎症。

二、临床表现

炎症是机体组织受损伤时所发生的一系列保护性应答，以血管反应为中心，对机体局部损伤的反应。典型特征是红、肿、热、痛和功能障碍。

1. 红　由炎症病灶内充血所致，在炎症初期时动脉性充血，局部氧合血红蛋白增多，故呈鲜红色。但随着炎症恶化，血流缓慢，导致淤血和停滞，局部因含还原性血红蛋白增多而呈暗红色。

2. 肿 由渗出物增多，特别是炎性水肿所致。在慢性炎症时，因组织和细胞增生也可引起局部肿胀。

3. 热 由代谢增强所致，白细胞产生的介质如白细胞介素Ⅰ（IL-1）、肿瘤坏死因子（TNF）及前列腺素E（PGE）等炎性因子均可引起机体发热反应。

4. 痛 引起炎症局部疼痛的因素较多。炎症介质诸如前列腺素（PGE）、5-羟色胺（5-HT）、缓激肽等的刺激是引起疼痛的主要原因。因炎症病灶内渗出物造成组织肿胀，张力增高，压迫神经末梢可引起疼痛，故疏松组织发炎时疼痛相对较轻，而牙髓和骨膜处，因组织紧密所引发的炎症往往引起剧痛；此外，发炎的器官肿大，使富含感觉神经末梢的被膜张力增加，神经末梢受牵拉而引起疼痛。

5. 功能障碍 如炎症灶内实质细胞变性、坏死、代谢功能异常，炎性渗出物造成的机械性阻塞、压迫等，都可能引起发炎器官的功能障碍。疼痛也可影响肢体的活动功能。

休 克

休克（shock）指机体遭受强烈的致病因素侵袭后，有效循环血量锐减，组织血流灌注广泛、持续、显著减少，导致全身微循环功能不良、生命重要器官严重障碍的综合征候群。主要特点是重要脏器组织中的微循环灌流不足、代谢紊乱和全身各系统的功能障碍。简言之，休克就是机体对有效循环血量减少的反应，是组织灌流不足引起的代谢和细胞受损的病理过程。

一、分类

（一）低血容量性休克

低血容量性休克为血管内容量不足，引起心室充盈不足和心搏量减少，如果增加心率仍不能代偿，可导致心排血量降低。

1. 失血性休克 因大量失血，迅速导致有效循环血量锐减而引起周围循环衰竭的一种综合征。

2. 烧伤性休克 大面积烧伤，伴有血浆大量丢失，可引起烧伤性休克。休克早期与疼痛及低血容量有关，晚期可继发感染，发展为感染性休克。

3. 创伤性休克 发生与疼痛和失血有关。

（二）血管扩张性休克

血管扩张性休克通常是由血管扩张所致的血管内容量不足，其循环血容量正常或增加，但心脏充盈和组织灌注不足。

1. 感染性休克 临床上最常见的休克类型之一，临床上多以细菌感染引起。根据血流动力学的特点又分为低动力休克（冷休克）和高动力性休克（暖休克）两型。

2. 过敏性休克 致敏机体再次接触到抗原时，可发生的强烈的变态反应，使容量血管扩张，毛细血管通透性增加并出现弥散性非纤维蛋白血栓，血压下降、组织灌注不良可使多脏器受累。

3. 神经源性休克 交感神经系统急性损伤或被药物阻滞可引起神经所支配的小动脉扩张，血容量增加，出现相对血容量不足和血压下降；这类休克预后好，常可自愈。

（三）心源性休克

心源性休克是指心脏泵功能受损或心脏血流排出道受损引起的心排出量快速下降、而代偿性血管快速收缩不足所致的有效循环血量不足、低灌注和低血压状态。

二、临床表现

（一）休克代偿期

休克代偿期指机体对有效循环血量减少早期做出的代偿能力。表现为精神兴奋征象，如：烦躁焦虑，精神紧张；皮肤苍白，四肢发冷；心率加快，血压可骤降，脉压缩小；尿量轻度减少，口渴。

（二）休克失代偿期

休克失代偿期指机体对有效循环血量减少丧失代偿能力。一般失代偿表现：口渴加重，神志淡漠，呼吸表浅，皮肤湿冷，脉搏细数，血压下降，脉压小于20mmHg。重度失代偿表现：意识模糊，血压下降明显，肢端发凉青紫。可出现DIC、急性肾衰竭、急性呼吸窘迫综合征等。

激素是由内分泌细胞合成并释放直接进入血液循环的化学信息物质，它通过调节各组织细胞的代谢来影响人体的生理活动。由内分泌腺或内分泌细胞分泌的生物活性物质在体内作为信使传递信息，对机体的代谢、生长和发育等起重要的调节作用。激素水平的高低均可引起生理功能与内环境紊乱。

激素按化学结构分类分为四大类：第一类为类固醇，如肾上腺皮质激素（皮质醇、醛固酮等）、性激素（雌激素、孕激素及雄激素等）；第二类为氨基酸衍生物，如甲状腺激素、肾上腺髓质激素等；第三类激素的结构为肽与蛋白质，如下丘脑激素、垂体激素、胰岛素等；第四类为脂肪酸衍生物，如前列腺素。

肾上腺皮质激素（adrenocortical hormones）是肾上腺皮质所分泌的激素的总称，属甾体类化合物。可分为3类：

1. 盐皮质激素（mineralocorticoids） 由球状带分泌，有醛固酮（aldosterone）和去氧皮质酮（desoxycortone，desoxycorticosterone）等。

2. 糖皮质激素（glucocorticoids） 由束状带合成和分泌，有氢化可的松（hydrocortisone）和可的松（cortisone）等，其分泌和生成受促皮质素（ACTH）调节。

3. 性激素 由网状带分泌，通常所指的肾上腺皮质激素，不包括性激素。

临床常用的皮质激素是指糖皮质激素。它们在临床上有广泛的用途，如治疗严重感染、自身免疫性疾病、过敏性疾病和休克等，有时甚至可挽救濒危患者的生命，但也有许多不良反应，使用时应谨慎。

第一节 糖皮质激素类

常用的糖皮质激素类药物按照作用时间的长短分为短效类、中效类和长效类。

分类	药物	水盐代谢（比值）	抗炎作用（比值）	等效口服剂量（mg）
短效类	氢化可的松（hydrocortisone）	1	1	20
	可的松（cortisone）	0.8	0.8	25
	泼尼松（prednisone）	0.3	4	5
	泼尼松龙（prednisolone）	0.3	5	5

(续表)

分类	药物	水盐代谢（比值）	抗炎作用（比值）	等效口服剂量（mg）
中效类	曲安西龙（triamcinolone）	0	5	4
	氟泼尼松龙（fluprednisolone）	0	15	1.5
长效类	倍他米松（betamethasone）	0	25~40	0.6
	地塞米松（dexamethasone）	0	30	0.75

注：表中水盐代谢、抗炎作用的比值均以氢化可的松为1计；等效剂量以氢化可的松为标准计。

【体内过程】

糖皮质激素类药物脂溶性大，口服、注射均可吸收。可的松和氢化可的松口服吸收快而完全，1~2h血药浓度达高峰，一次给药作用持续8~12h。氢化可的松在血浆中80%与皮质激素转运蛋白（CBG）结合，10%与白蛋白结合，10%以游离型发挥作用。人工合成的糖皮质激素类药物与皮质激素转运蛋白结合率比较低（约70%），游离型药物多，所以作用较氢化可的松强。糖皮质激素类药物主要在肝中代谢，大部分由尿迅速排出。可的松和泼尼松进入人体后没有药理活性，须在肝内分别转化为氢化可的松和泼尼松龙才有活性，故严重肝功能不全的患者只能选用氢化可的松或泼尼松龙。

【生理作用】

糖皮质激素的作用广泛而复杂，且随浓度不同而异。生理情况下所分泌的糖皮质激素主要影响物质代谢过程。

（1）糖代谢：糖皮质激素是机体调节糖代谢的重要激素之一，主要通过以下机制升高血糖：①抑制外周组织对葡萄糖的利用；②增加肝葡萄糖异生作用，使葡萄糖产生增多；③促进肝糖原合成，增加肝糖原和肌糖原含量；④减慢葡萄糖氧化分解过程。因此，糖皮质激素过多时可出现类固醇性糖尿病；而缺乏时则可发生低血糖。

（2）蛋白质代谢：糖皮质激素促进蛋白质分解代谢，抑制蛋白质合成，导致负氮平衡。长期过量糖皮质激素可引起严重的肌肉萎缩、骨质疏松、伤口愈合延缓，影响儿童生长发育。

（3）脂肪代谢：短期应用对脂肪代谢无明显影响。长期大剂量应用会升高血浆胆固醇，激活四肢皮下的脂酶，促进皮下脂肪分解，重新分布在脸、上胸部、颈背、腹及臀部，形成如水牛背、满月脸之类的向心性肥胖。

（4）水和电解质代谢：生理浓度的皮质醇可通过糖皮质激素受体促进钠的再吸收和钾、钙、磷排泄，起到保钠排钾作用。由于尿钙排出增加，可使血钙降低，长期使用会造成骨质疏松。但此为较弱的盐皮质激素样作用。

【药理作用】

1. 抗炎作用　糖皮质激素在药理剂量时能抑制感染性和非感染性炎症，在炎症的急性阶段，可减轻充血、降低毛细血管通透性，抑制炎症细胞（如淋巴细胞、粒细胞、巨噬细胞等）向炎症部位移动，阻止炎症介质如激肽类、组织胺、慢反应物质等发生反应，抑制吞噬细胞的功能，稳定溶酶体膜，阻止补体参与炎症反应，从而改善和消除红肿热痛等局部症状。在炎症后期，抑制成纤维细胞的增生和肉芽组织的形成，抑制组织损伤的修复等。

2. 免疫抑制作用 药理剂量的糖皮质激素可影响免疫反应的多个环节，包括可抑制巨噬细胞吞噬抗原功能，阻碍淋巴母细胞转化，破坏淋巴细胞，抑制淋巴因子所引起的炎症反应。此作用对T细胞较明显，小剂量抑制细胞免疫；大剂量还可抑制B细胞转化为浆细胞，抑制体液免疫。

3. 抗毒素作用 糖皮质激素不能破坏内毒素，对外毒素亦无作用。但能提高机体对有害刺激的应激能力，减轻细菌内毒素对机体的损害，缓解毒血症症状，也能减少内热原的释放，对感染毒血症的高热有退热作用。

4. 抗休克作用 大剂量的糖皮质激素具有抗休克的作用，临床上广泛用于各种严重休克，特别是中毒性休克。其作用原理主要与以下因素有关：①抗炎、抗毒、抗免疫的综合作用；②稳定溶酶体膜，减少心肌抑制因子的形成，防止心肌收缩减弱和内脏血管收缩；③降低血管对缩血管物质的敏感性，解除血管痉挛，改善微循环。

5. 其他作用

（1）对血液和造血系统的作用：使红细胞和血红蛋白含量增加；大剂量可使血小板增多并提高纤维蛋白原浓度，缩短凝血时间；促使中性粒细胞增多，但降低其功能；此外，可使血液中的嗜酸性粒细胞、嗜碱性粒细胞及淋巴细胞减少。

（2）中枢神经系统的作用：提高中枢神经系统的兴奋性，出现欣快、激动、失眠等。偶可诱发精神失常。

（3）对消化系统的影响：促进胃酸及胃蛋白酶分泌，减少胃黏液分泌，使胃黏膜的保护机制减弱。长期超生理剂量应用可诱发或加重溃疡。

【临床应用】

1. 替代治疗 用于急、慢性原发性肾上腺皮质功能减退症（艾迪生病）、脑垂体功能减退症和肾上腺次全切除术后的治疗。

2. 严重感染或炎性反应 一般感染不可用，用于如中毒性细菌性痢疾、暴发型流行性脑脊髓膜炎、重型肺炎、急性重型肝炎等严重感染。因糖皮质激素类药物不具有抗菌的作用，所以对细菌性感染，应在有效抗生素治疗感染的前提下，可加用糖皮质激素辅助治疗，可迅速缓解严重症状，使机体度过危险期。但病毒性感染一般不用糖皮质激素治疗。

3. 预防某些炎性反应后遗症 由于组织损伤及修复时产生的粘连或瘢痕，会引起严重的组织器官功能障碍，所以早期应用糖皮质激素可预防某些炎性反应后遗症的发生，如结核性脑膜炎、脑炎、心包炎、风湿性心瓣膜炎、损伤性关节炎及烧伤后瘢痕挛缩等。这是由于糖皮质激素在炎症后期可抑制成纤维细胞的增生和肉芽组织的形成。

4. 休克 可用于治疗各种原因所致的休克，但须结合病因治疗和抗休克治疗，如治疗感染性休克，应与抗菌药合用；对过敏性休克，应与肾上腺素合用。

5. 自身免疫性疾病 如风湿热、风湿性心肌炎、风湿性关节炎、类风湿关节炎、系统性红斑狼疮、结节性动脉炎、皮肌炎、自身免疫性贫血和肾病综合征等。加用糖皮质激素后可缓解症状，一般采用综合疗法。

6. 器官移植 异体器官移植后所致的免疫排异反应。

7. 过敏性疾病 如荨麻疹、花粉症、血管神经性水肿、过敏性鼻炎、支气管哮喘和过敏性休克等，可通过糖皮质激素的抗炎、抗过敏作用而缓解症状。

8. 血液系统疾病 如白血病、恶性淋巴瘤、再生障碍性贫血、粒细胞减少（缺乏）症、血小板减少性紫癜和过敏性紫癜等。

【不良反应】

1. 长期应用引起的不良反应

（1）类肾上腺皮质功能亢进症（库欣综合征）：过量使用糖皮质激素引起物质代谢和水盐代谢紊乱的结果。其主要表现有满月脸、水牛背、向心性肥胖、皮肤变薄、痤疮、多毛、水肿、低血钾、高血压、糖尿病、易感染等。一般无须特殊治疗，停药后可自行消失，数月可恢复正常。严重者分别加用抗高血压药、降血糖药治疗。使用低钠、低糖高蛋白饮食及加用氯化钾可减轻症状。

（2）诱发或加重感染：糖皮质激素可减弱机体防御疾病能力，长期应用可诱发感染或使潜在性感染灶扩大或造成播散性感染。特别是一些原来抵抗力弱的患者还可使原来静止的结核病灶扩散恶化，如肺结核等。故在用药过程中应注意病情变化，必要时并用抗菌或抗结核药物。

（3）诱发或加重溃疡：糖皮质激素刺激壁细胞分泌胃酸，增加胃蛋白酶分泌，故可诱发或加重胃、十二指肠溃疡，甚至造成消化道出血或穿孔。长期大剂量使用糖皮质激素时可考虑加用抗酸药。

（4）心血管系统：长期应用糖皮质激素类药物，因可导致机体水钠潴留和血脂升高，而诱发高血压和动脉粥样硬化。

（5）骨质疏松和骨坏死：由糖皮质激素促进蛋白质分解，增加钙、磷排泄，抑制肠内钙的吸收所致，儿童、老人和绝经妇女更易发生。严重者可引起自发性骨折。

（6）其他：欣快、易激动、失眠、偶致精神失常或诱发癫痫发作、延缓伤口愈合等。

2. 停药反应

（1）医源性肾上腺皮质功能不全：长期应用糖皮质激素可通过负反馈作用，使内源性肾上腺皮质功能减退，甚至肾上腺皮质萎缩。在突然停药的情况下，内源性肾上腺皮质激素不能立即分泌，可出现肾上腺皮质功能不全。表现有恶心、呕吐、食欲缺乏、肌无力、低血糖、低血压等症状，应注意停药须缓慢减量，不可骤然停药。

（2）反跳现象及停药症状：长期用药因减量太快或突然停药所致原病复发或加重的现象称为"反跳现象"，是患者对激素产生依赖性或病情未被完全控制所致。常须加大剂量再进行治疗，待症状缓解后缓慢减量，直至停药。此外长期用药因减量太快突然停药时，有些患者出现一些原来病症没有的症状，如肌痛、肌强直、关节痛、疲乏无力、情绪消沉、发热等，称为停药症状。

【禁忌证】

抗菌药物不能控制的感染、严重的精神病和癫痫、活动性消化道溃疡、新近胃肠吻合术、骨折、创伤修复期、角膜溃疡、肾上腺皮质功能亢进症、严重高血压、糖尿病、妊娠早期、孕妇等。

【用法及疗程】

1. 大剂量突击疗法 用于严重中毒性感染与中毒性休克、哮喘持续状态。用法：静滴氢化可的松每次300mg，1g/d以上，疗程<3d。治疗休克可用超大剂量，每次静脉注射1g，每日4～6次。

2. 一般剂量长期疗法 用于反复发作的顽固病症，如肾病综合征、顽固性支气管哮喘、中心性视网膜炎、淋巴细胞性白血病等。开始时用泼尼松口服10～20mg或其他制剂的等效量，3次/天，产生疗效后逐渐减量，一般每5～7d减5～10mg，至合适的最小维持量。疗程为6～12个月。

3. 小剂量替代疗法 各种原因皮质功能不全，如垂体前叶功能减退、艾迪生病及肾上腺皮质次全切除术后等。一般选用氢化可的松10～20mg/d，须长期应用，必要时加用盐皮质激素。

4.隔日疗法 糖皮质激素的分泌具有昼夜节律性,上午8时至10时逐渐升至最高,下午4时至午夜12时逐渐降至最低。对某些慢性病采用隔日清晨一次顿服两日总量,此时正值激素分泌高峰,皮质功能的抑制小。本疗法以用泼尼松、泼尼松龙等中效制剂较好。

5.局部用药 用于治疗皮肤病及眼部炎症,宜选用氢化可的松、氟轻松等。

【药物相互作用】

(1)皮质激素可使血糖升高,减弱口服降血糖药或胰岛素的作用。

(2)苯巴比妥、苯妥英钠、利福平等肝药酶诱导剂可加快皮质激素代谢,故皮质激素须适当增加剂量。

(3)皮质激素与噻嗪类利尿药或两性霉素B均能促使排钾,合用时注意补钾。

(4)皮质激素可使水杨酸盐的消除加快而降低其疗效。此外,两药合用更易致消化性溃疡。

(5)皮质激素可使口服抗凝药效果降低,两药合用时抗凝药的剂量应适当增加。

第二节 盐皮质激素

盐皮质激素主要包括醛固酮、去氧皮质酮等,由肾上腺皮质球状带合成和分泌,其中醛固酮是最主要的盐皮质激素。醛固酮能促进肾远曲小管Na^+、Cl^-的重吸收和K^+的排出,调节水盐代谢,维持机体水、电解质平衡。慢性肾上腺皮质功能减退症(艾迪生病)中,须加用盐皮质激素,与糖皮质激素一起替代治疗。常用氟氢可的松。

第三节 糖皮质激素类药的用药指导

【用药指导程序】

用药步骤	用药指导要点
用药前	熟悉常用糖皮质激素类药的适应证和禁忌证,了解各种剂型和用法。嘱患者在医生指导下合理用药,不可擅自减量与停药。
用药中	1.低盐、低糖、高蛋白饮食及加用氯化钾等。 2.在应用激素期间尽量减少盐分的摄入量,适当增加含钾丰富的食物如橘子、橙子、香蕉等水果,可食用一些热量较低的食物如黄瓜、番茄等水果,并控制总的热量摄入,必要时加用保钾利尿剂。 3.在决定采用长时间的激素治疗之前应先整体评估患者的免疫状态,需要排查结核、肝炎等潜在的感染。 4.加用抑制胃酸分泌药或保护胃黏膜保护剂。 5.长期用药患者要定期到医院监测以下项目:体重,血压,血糖,骨质疏松检查,眼科检查,儿童生长发育情况等。 6.糖皮质激素类适宜清晨服用。
用药后	1.如发生骨质疏松症则尽量减少激素的应用。可补充活性维生素D、碳酸钙D_3、骨化三醇等。 2.用药后严密观察:有无延迟不愈的伤口、皮肤破损、炎症等,防止掩盖感染症状;有无情绪、行为、睡眠及精神状态改变;如果出现精神症状,可予抗精神病药物对症处理,待激素减量后症状可自行好转。有无胃部疼痛、食欲缺乏及胃酸增高症状,有无柏油样大便,注意观察胃溃疡和胃肠出血,必要时调整用量或停药。 3.密切观察停药反应与反跳现象。

【糖皮质激素特殊人群用药指导】

儿童用药：严格掌握适应证。根据年龄、体重（或体表面积）、疾病严重程度与对药物的反应确定给药方案。密切观察不良反应，特别是对儿童生长发育的影响。

妊娠期妇女用药：慎用。特殊情况下可在医师指导下使用。如慢性肾上腺皮质功能不全，严重的妊娠疱疹、妊娠天疱疮等。

哺乳期妇女用药：应用生理剂量或维持剂量对婴儿一般无明显不良影响。中等剂量以上暂停哺乳。

【糖皮质激素对其他疾病的诊断干扰】

糖皮质激素可使血糖、血胆固醇、血钠水平升高，使血钙、血钾下降；可使血象中淋巴细胞、嗜酸性粒细胞与嗜碱性细胞数下降，血小板增加或下降。长期大剂量服用糖皮质激素可使皮肤试验结果呈假阴性，导致结果不准确，如结核菌素试验与过敏反应皮试等。

【常用制剂和用法】

醋酸可的松　片剂：5mg、25mg。替代疗法，每日12.5～25mg，分两次口服；其他治疗，开始时每日75～300mg，分3～4次口服，维持量每日25～50mg。注射剂：50mg/2mL、125mg/2mL、250mg/10mL。每次25～125mg，每日2～3次，肌注，用药前摇匀。

醋酸氢化可的松　片剂：10mg、20mg。替代疗法，每日20～30mg，分两次口服；其他治疗，开始每日60～120mg，分3～4次口服，维持量每日20～40mg。注射剂：10mg/2mL、25mg/5mL、100mg/20mL。每次100～200mg，每日1～2次，静脉注射，用药前摇匀。

醋酸泼尼松　片剂：1mg、5mg。每次2.5～10mg，每日2～4次。

醋酸泼尼松龙　片剂：1mg、5mg。开始时每日20～40mg，分3～4次服，维持量每日5mg。

醋酸地塞米松　片剂：0.5mg、0.75mg。开始时每次0.75～1.5mg，每日分3～4次口服，维持量每日0.5～0.75mg。注射剂：5mg/mL，每次5～10mg，每日1～2次，静脉滴注，用药前摇匀。

倍他米松　片剂：0.5mg。开始时每日1.5～2mg，分3～4次服，维持量每日0.5～1mg。

引导案例解析

前述案例可以选择的药物：

1. 利尿消肿　氢氯噻嗪25mg，每日3次口服。

2. 减少尿蛋白　卡托普利50mg，每日2次口服。

3. 抗炎、抗免疫　泼尼松20mg，每日3次口服。连服8周后，视病情缓慢减药。

3种药物中，氢氯噻嗪和卡托普利分别为对症治疗。糖皮质激素则是主要的治疗措施，当症状缓解后，每隔2～3周，减少原用药量的10%。减至20mg/d时减药要更加缓慢。最后以最小有效量剂量10mg/d维持6个月左右。

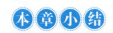

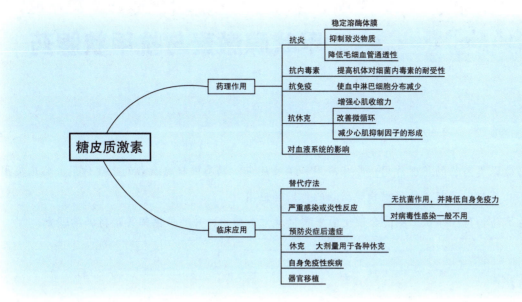

考点提示

1. 糖皮质激素类药物的分类及其代表药物。
2. 糖皮质激素类药物的药理作用、临床应用、不良反应及用法用量。
3. 盐皮质激素类的代表药物及临床应用。

思考与练习

1. 长期大剂量使用糖皮质激素类药物会出现哪些不良反应，可采取哪些措施预防？
2. 如何正确评价糖皮质激素类的抗炎作用？

（杨相海　孙　晓）

第二十二章 甲状腺激素与抗甲状腺药

> **学习目标**
>
> 1. 掌握硫脲类药物的药理作用、临床应用和不良反应。熟悉甲状腺激素的生理作用、临床应用和不良反应。了解其他抗甲状腺药物的作用和应用。
> 2. 能运用药物药理知识正确、合理使用甲状腺激素类药物,并能提供相关用药咨询服务。

引导案例

> 患者李某,女,32岁,近两个月来出现颈部增粗、心悸、体重下降,来院就诊。查体:心率120次/分,双眼明显突出,手颤,甲状腺Ⅱ度增大,表面光滑,实验室检查T_3、T_4均升高。该患者确诊为甲状腺功能亢进症。针对甲亢,临床可采用哪些治疗方法,可选择哪些药物?

甲状腺激素是甲状腺合成和分泌的激素,是维持机体正常生长发育、促进机体新陈代谢的重要激素,机体内甲状腺激素分泌得过多或过少都会引起不同的疾病,如:

一、甲状腺功能低下

甲状腺功能低下是甲状腺素分泌缺乏或不足而出现的综合征。按发病年龄分为3型:

1. **呆小病或"克汀病"** 功能减退始于胎儿期或出生后不久的新生儿,严重影响大脑和身体生长发育;称呆小病或"克汀病"。

2. **幼年甲减** 功能减退始于发育前儿童者称为幼年甲减。

3. **成人甲减** 功能减退始于成人期者称为成人甲减。严重时,患者皮下组织出现非凹陷性水肿,称为黏液性水肿,更为严重时,可出现黏液性水肿昏迷。

4. **桥本甲状腺炎** 又名亚临床甲减,是自身免疫性甲状腺炎的一个类型。女性发病率是男性的15~20倍,好发年龄为30~50岁。长期病程,早期可无症状。常见全身乏力,偶有甲状腺区的隐痛。甲状腺多呈双侧对称性、弥散性肿大。甲状腺质地韧,表面光滑,也可呈大小不等的结节状,与周围组织多无粘连,吞咽运动时可上下移动。

二、甲状腺功能亢进

甲状腺功能亢进简称甲亢,是由多种原因引起的甲状腺激素分泌过多所致的一组常见内分泌疾病。主要临床表现为多食、消瘦、畏热、多汗、心悸、激动等高代谢综合征,以不同程度的甲状腺肿大和眼突、手颤、颈部血管杂音等为特征,严重的可出现甲状腺危象、昏迷甚至危及生命。

三、地方性甲状腺肿(俗称:大脖子病)

1. **缺碘** 该病主要多见于远离沿海及海拔高的山区,流行地区的土壤、水和食物中含碘量极少,地方性甲状腺肿与缺碘有密切关系。

2. 高碘性地方性甲状腺肿 在自然界含碘丰富的地区也有地方性甲状腺肿流行，主要是因为摄入碘过多，从而阻碍了甲状腺内碘的有机化过程，抑制了T_4的合成，促使TSH分泌增加而产生甲状腺肿。

第一节 甲状腺激素

甲状腺素（thyroid hormone）是由滤泡上皮细胞合成、分泌的生物活性物质，包括甲状腺素（thyroxin，T_4）和三碘甲状腺原氨酸（triiodothyronine，T_3），是维持正常代谢和生长发育所必需的激素。正常人每日释放的T_4与T_3量分别为75μg和25μg。分泌过多或过少都会引起疾病。

【甲状腺激素的合成】

1. 合成 碘的摄取：血液循环中的碘经碘泵的作用进入甲状腺细胞。碘的活化：进入甲状腺细胞内的碘被氧化为活性碘。酪氨酸碘化：活化碘与甲状腺球蛋白中的酪氨酸结合，合成一碘酪氨酸（MIT）和二碘酪氨酸（DIT）。耦联：两分子二碘酪氨酸耦联形成T_4，一分子二碘酪氨酸和一分子一碘酪氨酸耦联形成T_3。

2. 储存 合成的T_4和T_3仍结合在甲状腺球蛋白上，储存在甲状腺滤泡腔内的胶质中。

3. 释放 经蛋白水解酶的作用，T_4和T_3与甲状腺球蛋白分离，T_4和T_3释放进入血液循环。

4. 调节 在中枢神经系统的调控下，下丘脑释放促甲状激素释放激素（TRH）调节腺垂体促甲状腺激素（TSH）的分泌，TSH则刺激甲状腺细胞分泌T_4和T_3。当血液中T_4和T_3浓度增高后，通过负反馈作用，抑制腺垂体TSH的合成和释放，降低腺垂体对TRH的反应性，使TSH分泌减少，从而使甲状腺激素分泌不至于过高。而当血中T_4和T_3浓度降低时，对腺垂体负反馈作用减弱。TSH分泌增加，促使T_4、T_3分泌增加。总之，下丘脑—腺垂体—甲状腺调节环路可维持甲状腺激素分泌的相对恒定。

【生理作用】

1. 氧化、生热及温控作用 甲状腺激素增加细胞的氧化速率，产生热量。

2. 物质代谢的作用 促进糖、脂肪和蛋白质的代谢。

3. 促进生长发育 甲状腺激素促进：①细胞增多，体积增大，使机体生长；②软骨骨化和牙齿发育；③大脑成熟。

【药理作用】

1. 维持生长发育 甲状腺激素为人体正常生长发育所必需，能促进蛋白质合成，促进骨骼的生长发育，对中枢神经系统的生长发育尤为重要。

2. 促进代谢 甲状腺激素能促进物质氧化，增加氧耗，提高基础代谢率，使产热增多。

3. 神经系统及心血管效应 甲状腺激素可增强机体对儿茶酚胺的敏感性。甲状腺功能亢进时则出现神经过敏、焦躁易怒、震颤、心率加快等现象。严重者可发生甲亢性心脏病，表现为血压升高、心律失常、心力衰竭等。

【临床应用】

1. 呆小病 对于功能减退的胎儿或出生后不久的新生儿，尽早使用，发育仍可正常。若治疗过迟，躯体虽可发育正常，但智力仍低下。使用时从小剂量开始，剂量个体化，终生应用。

2. **黏液性水肿**　一般用甲状腺片，开始剂量为15mg/d，逐渐增至120mg/d。2~3周如基础代谢率恢复正常，可逐渐减至维持量80mg/d。若黏液性水肿昏迷患者必须立即静注大量T_3和T_4，待患者苏醒后改为口服。

3. **单纯性甲状腺肿**　以含碘食盐、食物预防为主。由于缺碘所致者应补碘；由于内源性甲状腺激素分泌不足者，可适量补充甲状腺激素，可抑制TSH分泌，减轻腺体增生肥大。

【不良反应】

长期过量应用甲状腺激素可引起甲状腺功能亢进的临床表现，可引起心悸、手颤、多汗、体重减轻、神经兴奋性升高和失眠。老年人和心脏病患者可发生心绞痛和心肌梗死，一旦出现症状应立即停药，并可用β受体阻断药对抗，停药一周后再从小剂量开始用。

第二节　抗甲状腺药

抗甲状腺药是指能干扰甲状腺激素的合成和释放，用于治疗甲状腺功能亢进的药物。常用的有硫脲类、碘和碘化物、放射性碘和β受体阻断药4类。

一、硫脲类

常用的药物：硫氧嘧啶类，如甲硫氧嘧啶（thiamazole）和丙硫氧嘧啶（propylthiouracil）等；咪唑类，如卡比马唑（carbimazole，甲亢平）等。

【体内过程】

口服易吸收，生物利用度约为80%。与血浆蛋白结合率约为75%，吸收后分布于全身组织，但以甲状腺内药物浓度高，肝代谢，部分以结合型从尿排出，易透过胎盘，易进入乳汁。

【药理作用】

1. **抑制甲状腺激素的合成**　通过抑制甲状腺过氧化物酶，进而抑制酪氨酸的碘化及耦联，从而抑制甲状腺激素的生物合成。对已合成的甲状腺激素无效，故改善症状常需2~3周，恢复基础代谢率需1~2个月。

2. **抑制外周组织的T_4转化为生物活性较强的T_3**　可迅速控制血清中T_3的水平，在重症甲亢、甲状腺危象时可作为首选药。

3. **抑制甲状腺免疫球蛋白生成**　轻度抑制免疫球蛋白的生成，使循环血液中甲状腺刺激性免疫球蛋白下降。对甲亢患者除能控制高代谢综合征外，目前认为甲亢腺的疾病与自身免疫机制异常有关。因此对病因也有一定的治疗作用。

【临床应用】

1. **甲亢的内科治疗**　适用于轻症和不宜手术或放射性碘治疗者，如儿童、青少年、术后复发、年老体弱的中重度患者，兼有心、肝、肾、出血性疾患等患者。开始时给予大剂量，症状可在1~2月内得到控制，症状缓解后给予维持量，疗程1~2年。

2. **甲亢术前准备**　为减少甲亢患者在麻醉和术合并症及甲状腺危象，在术前给予硫脲类药，使甲状腺功能恢复或接近正常。但可使腺体增生，组织脆而充血。可在术前两周加服大量碘剂，可使腺体缩小、变硬，减少术中出血。

3. **甲状腺危象的治疗**　甲状腺危象是甲亢最严重的并发症，多发生在甲亢未治疗或控制不良患者，在感染、手术和创伤等诱因后，患者可发生高热、虚脱、心力衰竭、肺水肿、电解质紊乱、意识障碍，严重时甚至死亡。常用大剂量碘剂抑制甲状腺激素释放并立即应用较大剂量丙硫氧嘧啶阻止甲状腺素合成，剂量为治疗的2倍，应用不能超过一周。

【不良反应】

1. 过敏反应　常见有皮肤瘙痒、药疹、发热等。一般无须停药。

2. 粒细胞缺乏症　为最严重的不良反应，一般发生在治疗后的2～3月内，也可消失。若用药后出现咽痛、发热、乏力、肌痛和感染等现象，立即停药就诊。老年人更易发生，故应定期检查血液，注意与甲亢本身引起的白细胞数偏低相区别。

3. 消化道反应　可发生厌食、呕吐、腹痛、腹泻等。

4. 甲状腺肿及甲状腺功能减退　长期过量用药时发生，可使甲状腺激素水平显著下降，反馈性引起甲状腺代偿性增生、肿大、充血、甲状腺功能减退，停药后可自愈。

【禁忌证】

本类药物对胎儿和乳儿有影响，故妊娠和哺乳期妇女禁用。甲状腺癌患者禁用。

二、碘及碘化物

常用的药物有复方碘溶液（卢戈液）、碘化钾、碘化钠。

【药理作用】

不同剂量的碘化物对机体的作用不同：

1. 促进甲状腺合成　碘是合成甲状腺激素的原料，小剂量碘可预防单纯性甲状腺肿。

2. 抗甲状腺作用　大剂量碘抑制甲状腺激素的释放，还能拮抗TSH促进激素释放作用，但反复应用可失效，不能单独用于甲亢内科治疗。

【临床应用】

1. 防治单纯性甲状腺肿　缺碘地区在食盐里加入1/万～1/10万比例的碘化钾和碘化钠，可有效防止本病。对发病的早期，可每日口服碘化钾5～10mg进行治疗。

2. 甲亢的手术前准备　术前2周应用大剂量碘能抑制TSH的作用，使腺体缩小变韧、血管减少、利于手术进行及减少手术出血。

3. 甲状腺危象的治疗　大剂量碘化物可抑制甲状腺激素的释放，但同时配合服用硫脲类药物。危象消除后及时停用碘剂。

【不良反应】

1. 一般反应　碘有刺激性，可引起咽喉不适、口内金属味、呼吸道刺激、鼻炎等。停药几天后可消失。

2. 过敏反应　用药后立即或几小时内发生，表现为发热、皮疹、皮炎、血管神经性水肿，严重者有喉头水肿。

3. 诱发甲状腺功能紊乱　如甲亢、甲状腺功能减退和甲状腺肿引起窒息。服食盐和增加饮水量可促排泄。

三、放射性碘

临床上常用的放射性碘是^{131}I，$t_{1/2}$为8d，用药后56d内其放射性可消除99%以上。^{131}I被甲状腺摄取后，在腺泡中可产生β射线（占99%），β射线射程不超过2mm，主要破坏甲状腺实质，很少波及周围组织。临床上一般用于不宜手术或手术后复发及硫脲类药物治疗无效的甲亢患者。^{131}I还产生少量γ射线（占1%），可在体外测得，故可用于甲状腺摄碘功能的测定。本品剂量较难掌握，剂量过大易致甲状腺功能低下，使用中应严格掌握剂量和观察不良反应。

四、β受体阻断药

本类药物通过阻断β受体，用于控制甲状腺功能亢进患者的心动过速、心律失常、手颤、激动等。也能适当减少甲状腺激素的分泌。普萘洛尔、阿替洛尔等还能减少T_4转化为T_3。这类药物被用于控制甲状腺功能亢进患者的辅助治疗和甲状腺部分切除手术前的准备用药。

胍乙啶通过松弛交感神经支配的眼睑平滑肌，使后缩的眼睑恢复正常位置。临床上作为滴眼剂用于解除抗甲状腺药物不能缓解的甲亢突眼症状。

第三节 甲状腺激素类药与甲状腺疾病的用药指导

【甲状腺激素类药用药指导程序】

用药步骤	用药指导要点
用药前	熟悉常用甲状腺激素类药的适应证和禁忌证，了解各种剂型和用法。
用药中	1. 甲状腺激素类药最佳服用时间多为晨起、空腹、餐前30～60min白开水送服。勿同时服用钙剂与维生素等，以避免对甲状腺吸收的影响。 2. 甲状腺激素类药多保存在25℃以下，夏季应保存于冰箱冷藏。用量不足一片时，要现用现掰，已掰开的放入密封容器保存，避免受潮。 3. 长期过量可引起甲状腺功能亢进的临床表现，如心悸、手颤、多汗、体重减轻、神经兴奋性升高和失眠。在老年人和心脏病患者可发生心绞痛和心肌梗死。可用β受体阻断药对抗，并立即停用本品。 4. 可与苯妥英钠、阿司匹林、双香豆素类及口服降血糖药与血浆蛋白产生竞争性结合，增加这些药物在血浆中的游离量，从而增强其作用，加重不良反应，甚至发生意外，须特别注意。 5. 早期要适当休息，必要时卧床，饮食应保证提供足够的热量和营养，主要是糖、蛋白质和B族维生素等。 6. 用药期间要定期检查血象，以防白细胞减少，最初宜每周检查一次，以后每2～4周检查一次，必要时用升白细胞药如维生素B_4、鲨肝醇、利血生等。 7. 用硫糖铝、氢氧化铝、碳酸钙、考来烯胺、铁盐等降低甲状腺素的胃肠道吸收，通常间隔2h服药。
用药后	1. 过量可引起甲状腺功能亢进的临床表现，在老人和心脏病患者中，可发生心绞痛和心肌梗死，宜用β受体阻断药对抗，并应停用甲状腺激素。 2. 老年或有心脏疾病患者用药后一旦发生心悸、心绞痛、心衰等症状，应立即停药，给予对症治疗。

【甲状腺疾病的非药物治疗指导】

一、甲状腺结节而甲状腺功能正常

（一）适当的含碘食物

若是高碘引起的甲状腺结节，避免食用含碘丰富的海物。

（二）少吃可引起甲状腺肿的食物

十字花科植物，如大白菜、卷心菜等。栗子、玉米、大豆、洋葱、大蒜、花生、榴梿、杧果等。

（三）避免辛辣刺激食物

如烟、酒、辣椒、花椒、咖啡等。

（四）适当增加蛋白质与增强免疫力的食物

如肉、蛋、奶、香菇、木耳、坚果类、五谷杂粮等。

（五）运动

多进行运动，增强免疫力。

（六）避免精神刺激

保持良好的情绪，不要经常烦躁、发怒、紧张与焦虑等。

二、甲亢

（1）禁食含碘高的食物；避免服用含碘药物；使用无碘盐。

（2）甲亢患者基础代谢率高，保证充足的碳水化合物、脂肪、维生素与微量元素；控制纤维素食物；因甲亢患者出汗多，要保证充足饮水，戒烟、酒、烧烤类，禁饮咖啡与浓茶等兴奋性饮料。

（3）按时作息，睡眠充足，劳逸结合。

（4）适量运动，避免剧烈运动。

（5）纾解心情，保持良好的情绪。

（6）女性孕期与产后甲状腺功能多有很大变化，注意定期复查。

三、甲减

（1）适当补碘：对单纯性缺碘引起的甲减，适量补碘。若是桥本甲状腺炎，补碘可加重病情。

（2）饮食上注意低盐低脂、补充蛋白质、维生素，少食多餐。充足饮水，日饮水量2000mL以上。

（3）注意休息，特别对于心肾功能不全与黏液性水肿患者，可卧床。其他患者适量运动。

（4）皮肤护理，对皮肤干燥患者注意用温水擦洗，涂护肤油剂，以防干燥与脱屑。

四、甲状腺癌

（1）高碘与低碘饮食都与甲状腺癌发生有关。对于甲状腺癌术后的患者，可少量进食含碘食物。

（2）给予高蛋白、高热量与高维生素饮食；禁食油腻、辛辣与煎炸食物；少吃或不吃腌制与腊制食物。

（3）忌烟、酒。

（4）甲状腺癌术后补充甲状腺激素。定期复查定药量。

（5）保持良好心态，适量运动。

【常用制剂和用法】

甲状腺　片剂：10mg、40mg、60mg。每次10~40mg，每日20~120mg。极量：每日160mg。

甲状腺素　片剂：0.1mg。每日0.1~0.2mg。注射剂：1mg/10mL。每日0.3~0.5mg，静注。

三碘甲状腺原谷氨酸钠　片剂：20μg、25μg、50μg。开始每日10~20μg，逐渐增至每日80~100μg，分2~3次服。

丙硫氧嘧啶　片剂：50mg、100mg。每次50~100mg，每日3次。极量：每次200mg，每日600mg。

甲巯咪唑　片剂：5mg。开始剂量每日30~60mg，分3次服。维持量：每日5~10mg。

卡比马唑　片剂：5mg。每次10~20mg，每日3次。维持量：每日5~10mg。

引导案例解析

甲状腺功能亢进症临床上可采用药物治疗、手术治疗及放射性[131]I治疗等。药物治疗常用的主要有两类：

（1）硫脲类，如他巴唑、卡比马唑、甲硫氧嘧啶及丙硫氧嘧啶等，临床上应用较多的是甲巯咪唑，其次是丙硫氧嘧啶。

（2）咪唑类，有甲巯咪唑、卡比马唑等。手术治疗主要是药物治疗无效后采取的甲状腺大部切除术，术前要使用硫脲类药物，并于术前两周加用大剂量碘剂。

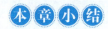

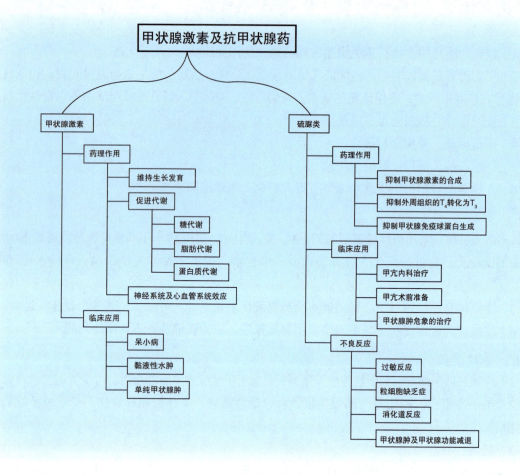

考点提示

1. 甲状腺激素的药理作用及临床应用。
2. 硫脲类药物的临床应用。
3. 碘剂在临床上的使用。

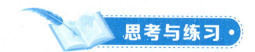

1. 抗甲状腺药物有哪几类？各类有何临床应用？
2. 简述硫脲类药物的作用机制与临床应用。

第二十三章 胰岛素与口服降血糖药

> **学习目标**
>
> 1. 掌握胰岛素的药理作用、临床应用和不良反应。熟悉磺酰脲类的药理作用、临床应用与不良反应。了解口服降血糖药物的药理作用、临床应用与不良反应。
> 2. 能运用药物药理知识正确地分析、解释本章药物处方的合理性,并能提供相关用药咨询服务。

引导案例

患者吴某,女,43岁,一年以来多饮、多尿、乏力,近来症状加重,来院就诊。查体:体重超重12%,空腹血糖和餐后血糖均高于正常,结合临床表现,诊断为2型糖尿病。根据上述情况,可选择哪些药物治疗?

糖尿病(diabetes mellitus)是一组以慢性血葡萄糖(简称血糖)水平增高为特征的代谢紊乱性疾病。临床主要特征为血糖过高、尿糖、多尿、多饮、多食、消瘦和疲乏。糖尿病是生活中最常见的慢性病之一。随着人们生活水平的提高、人口老龄化以及肥胖发生率的增加,糖尿病的发病率呈逐年上升趋势,糖尿病若得不到有效的治疗,可引起身体多系统的损害。

【分类】

糖尿病分为1型糖尿病(type 1 diabetes)、2型糖尿病(type 2 diabetes)和妊娠期糖尿病(gestational diabetes)。

1. **1型糖尿病(胰岛素依赖型 IDDM)** 多发生于青少年,其胰岛素分泌绝对不足,必须依赖外源性胰岛素治疗,口服降血糖药无效。

2. **2型糖尿病(非胰岛素依赖型 NIDDM)** 多见于30岁以后中老年人,胰岛素的分泌量相对缺乏,大多数患者用口服降血糖药治疗即可。

3. **妊娠期糖尿病(gestational diabetes)** 妊娠糖尿病是指怀孕前未患糖尿病,而在怀孕时才出现高血糖的现象。源于细胞的胰岛素抵抗,不过其胰岛素抵抗是由于妊娠期妇女分泌的激素所导致的。妊娠期糖尿病通常在分娩后自愈。

【危害】

糖尿病无法治愈,其主要危害在于它的并发症,临床可发生急性和慢性并发症。

一、急性并发症

1. **糖尿病酮症酸中毒** 糖代谢紊乱加重时,大量脂肪酸转化产生大量乙酸、β-羟丁酸和丙酮,三者统称为酮体。在体内堆积产生代谢性酸中毒,严重时可引起昏迷。常见诱因有感染、饮食不当、创伤、麻醉、手术、妊娠和分娩等。

2. **糖尿病高渗综合征** 又称高渗性昏迷。是糖代谢紊乱的另一种临床表现。多发生于50～70岁的老人,半数无糖尿病史,临床表现包括脱水逐渐加重,出现嗜睡、幻觉、偏盲、偏瘫等,最后出现昏迷。有时可因偏瘫、昏迷等临床表现而被误诊为脑血管意外,死亡率高达50%。

3. **糖尿病合并感染** 发病率高,两者互为因果,必须兼治。常见感染包括呼吸道感染和肺结核、泌尿系统感染和皮肤感染。

二、慢性并发症

慢性并发症可遍及全身各重要器官,可单独出现,也可以不同组合同时出现或先后出现。主要有以下几种:

1. **大血管并发症**

(1) 脑血管:患病率比非糖尿病患者高3倍,是糖尿病患者残废或早亡的主要原因,其中堵塞性脑血管疾病多见。

(2) 心血管:患病率比非糖尿病患者高3倍,是糖尿病患者早亡的主要原因,以冠心病较为多见。

(3) 下肢血管:主要表现为下肢疼痛、感觉异常和间歇性跛行,严重供血不足可导致肢体坏疽。患病率比非糖尿病患者高5倍,糖尿病下肢血管病变造成截肢者要比非糖尿病患者多10倍以上,是引起糖尿病患者肢体残废的主要原因。

2. **微血管并发症**

(1) 糖尿病肾病:患病患者尿毒症发病率比非糖尿病患者高17倍,是糖尿病特别是1型糖尿病患者早亡的主要原因。患者可有蛋白尿、高血压、水肿等表现,晚期则发生肾功能不全。

(2) 糖尿病性视网膜病变:糖尿病病程超过10年,双目失明比非糖尿病患者高25倍。

3. **神经并发症** 临床表现为先出现肢端感觉异常呈袜子或手套状分布,随后有肢体疼痛,后期累及运动神经,出现肌张力减弱甚至肌萎缩和瘫痪。自主神经损害可出现排汗异常、直立性低血压、心动过速、尿失禁或尿潴留、腹泻或便秘以及阳痿等。

第一节 胰岛素

胰岛素(insulin)是一种小分子蛋白质,是由胰腺中胰岛B细胞合成、分泌的激素。

【分类】

(一) 按来源不同分类

1. **动物胰岛素** 从猪和牛的胰腺中提取,两者药效相同,但与人胰岛素相比,猪胰岛素中有1个氨基酸不同,牛胰岛素中有3个氨基酸不同,因而易产生抗体。

2. **半合成人胰岛素** 将猪胰岛素第30位丙氨酸,置换成与人胰岛素相同的苏氨酸,即为半合成人胰岛素。

3. **生物合成人胰岛素** 利用生物工程技术,获得的高纯度的生物合成人胰岛素,其氨基酸排列顺序及生物活性与人体本身的胰岛素完全相同。

（二）按药效时间长短分类

分类	药物	注射途径	作用时间（h）			给药时间
			开始	高峰	维持	
短效	普通胰岛素	静注	立即	0.5	2	用于急救
		皮下	0.5~1	1.5~4	5~8	每餐前0.5h
中效	珠精蛋白锌胰岛素	皮下	1~2	6~12	18~24	早晚餐前1h
	低精蛋白锌胰岛素	皮下	3~4	8~12	18~24	同上
长效	精蛋白锌胰岛素	皮下	4~6	14~20	24~36	早晚餐前1h

【体内过程】

口服无效，易被消化酶破坏，故必须皮下注射，多于前臂外侧和腹壁。皮下注射作用快慢与持续时间长短有差异，起效为0.5~1h，$t_{1/2}$约为10min，作用可维持5~8h。血浆蛋白结合率为1%~10%，经肝脏和肾脏代谢。

【生理作用】

1.调节糖代谢　胰岛素能促进全身组织细胞对葡萄糖的摄取和利用，促进糖原的合成与储存，同时抑制糖原的分解和糖原异生，因此，胰岛素有降低血糖的作用。

2.调节脂肪代谢　胰岛素能促进脂肪的合成与储存，同时抑制脂肪的分解氧化，使血中游离脂肪酸和酮体生成减少。

3.调节蛋白质代谢　胰岛素促进氨基酸进入细胞，促进蛋白质的合成，抑制蛋白质的分解。

4.促进K^+进入细胞　胰岛素可促进钾离子穿过细胞膜进入细胞。

【临床应用】

1.糖尿病　可用于治疗各型糖尿病，主要用于以下情况：①1型糖尿病患者：胰岛素是唯一的药物，须终身用药；②经饮食控制或口服降血糖药物未能控制的2型糖尿病；③糖尿病发生各种急性或严重并发症（如酮症酸中毒、高渗性昏迷等）时；④糖尿病合并重度感染、高热、分娩及大手术等应激状态时。

2.纠正细胞内缺钾　用葡萄糖、胰岛素和氯化钾组成的复合液（GIK极化液）静滴，促进K^+进入细胞，用于心肌梗死早期，可防治心肌病变时的心律失常，降低病死率。

【不良反应】

1.低血糖反应　最常见和最严重的不良反应，多见于消瘦患者。一般由于体力活动或运动太多，偶或饮食太少、减量或剂量过大引起。早期症状有饥饿感、头晕、虚弱、出汗、心悸，甚而出现神经症状，如定向失常、烦躁不安、语无伦次、哭笑无常，有时可更严重，甚而昏厥、抽搐、状似癫痫，昏迷不醒，以致死亡。轻者可及早摄食糕饼糖食或糖水以缓解，较重者应立即静脉注射葡萄糖。但要注意必须将低血糖昏迷与严重酮症酸中毒昏迷患者相鉴别。

2.过敏反应　少数患者有过敏反应，如荨麻疹、血管神经性水肿和紫癜，极个别有过敏性休克。此种反应大致由于制剂中有杂质所致。轻者可用抗组胺药和糖皮质激素药治疗，重者须调换高纯度制剂。

3.胰岛素耐受性　也称胰岛素抵抗，分急性抵抗与慢性抵抗。急性抵抗，常由于并发感染、创伤、手术、情绪激动等应激状态所致，血中抗胰岛素物质增多，使胰岛素作用锐减。此时须短期内增加胰岛素剂量达数千单位。慢性抵抗：指每日须用200U以上的胰岛素且无并发症者，原因可能是体内产生了抗胰岛素的抗体,此时可改用高纯度胰岛素,并适当调整剂量才能常有效。

4.局部反应 皮下注射局部皮肤出现红肿、皮下脂肪萎缩或皮下小结发生,多由于含有蛋白质等杂质所致,改变注射部位后或更换高纯度胰岛素可减少此反应,不影响疗效。

【药物相互作用】

胰岛素和普萘洛尔共用时,低血糖所致的代偿性交感神经活性的增强被抑制,使低血糖症状不易察觉。

第二节 口服降糖药物

口服降血糖药携带方便,但作用弱和慢,不能替代胰岛素,仅作为轻、中型糖尿病患者使用。目前,我国用于治疗糖尿病的口服降糖药物主要有四大类:磺脲类、双胍类、α-葡萄糖苷酶抑制剂和胰岛素增敏剂。

一、磺酰脲类降糖药

磺酰脲类降糖药是目前国内外应用最广泛的口服降糖药。目前将磺酰脲类降糖药按其发现的先后顺序分为第1代、第2代和第3代。第一代包括甲苯磺丁脲(tolbutamide,D88,甲糖宁)和氯磺丙脲(chlorpropamide)。第二代于20世纪60年代用于临床,包括格列苯脲(glyburide,优降糖)、格列吡嗪(glipizide,美吡哒)和格列齐特(gliclazide,达美康)。第三代为格列美脲(glimepiride)。

药物	$t_{1/2}$(h)	达峰时间(h)	作用持续时间(h)	每日给药次数(次)
甲苯磺丁脲	8	3~5	6~12	3
氯磺丙脲	36	10	60	1
格列苯脲	10~16	2~6	16~24	1~2
格列吡嗪	2~4	1~2	6~10	1~2
格列齐特	10~12	2~6	12~24	1~2

【药理作用】

1.降低血糖 主要对尚有一定胰岛功能的、经饮食治疗仍不能满意控制的2型糖尿病患者有作用,作用方式:①作用于胰岛β细胞,刺激内源性胰岛素释放;②增强胰岛素作用,抑制胰高血糖素释放;③降低胰岛素的代谢。

2.抗利尿 氯磺丙脲能促进抗利尿激素的释放而起到抗利尿的作用。

【临床应用】

1.治疗糖尿病 用于尚有一定胰岛功能的轻、中型糖尿病患者,或经饮食治疗仍不能满意控制的2型糖尿病患者。

2.治疗尿崩症 氯磺丙脲可用于治疗尿崩症,与氢氯噻嗪合用可提高疗效。

【不良反应】

治疗量时常见恶心、厌食、腹泻等胃肠道反应,偶见药热、皮疹等过敏反应。大剂量使用时可引起粒细胞减少和肝损伤,应定期检查血液和肝功能。

二、双胍类药物

双胍类药物主要有二甲双胍(metformin,甲福明)和苯乙双胍(phenformin,苯乙福明)。

【药理作用】

该药对胰岛功能尚存和丧失的糖尿病患者均有降血糖作用,对正常人的血糖则无影响。作用机制:①增强机体对胰岛素的敏感性;②减少葡萄糖经肠道吸收;③促进肌细胞对葡萄糖的摄取,减少糖原异生。此外,二甲双胍还可降低血脂,延缓糖尿病患者血管并发症的发生。

【临床应用】

临床主要用于肥胖的2型糖尿病或饮食控制未成功的患者。因能降低甘油三酯和胆固醇,并减轻体重,尤其适用于肥胖型糖尿病患者。

【不良反应】

主要不良反应有食欲下降、口苦、金属味、恶心等消化道反应。严重的不良反应中患者可发生乳酸性酸血症、酮血症,故糖尿病酮症酸中毒、肝肾功能不全者禁用。

三、α-葡萄糖苷酶抑制剂

临床应用的α-葡萄糖苷酶抑制剂有阿卡波糖(acarbose)和伏格列波糖(voglibose)。作用机制为竞争性抑制小肠中的α-葡萄糖苷酶,从而减少淀粉、糊精、双糖在小肠的吸收,使正常和糖尿病患者饭后高血糖降低。临床用于各型糖尿病,可单用于老年人或餐后明显高血糖的患者。由于它可使糖在肠道分解和吸收减少,滞留时间延长,因而可产生肠道多气、腹痛、腹泻等不良反应。

四、胰岛素增敏剂

胰岛素增敏剂主要有罗格列酮(rosiglitazone)和吡格列酮(pioglitazone)。作用机制主要通过提高外周肌肉和脂肪对胰岛素的敏感性,增加对葡萄糖的利用,但不刺激胰岛素分泌,单独不引起低血糖。在临床上通常与胰岛素或其他口服降血糖药合用于2型糖尿病患者。不良反应有贫血、体重增加、水肿等。肾功能不全的患者也可应用,活动性肝病和心脏患者禁用。

第三节 胰岛素和口服降血糖药的用药指导

【用药指导程序】

用药步骤	用药指导要点
用药前	1. 熟悉常用胰岛素和口服降血糖类药的适应证和禁忌证,了解各种剂型和用法。 2. 注意用药的剂量、不良反应。 3. 选药原则:根据糖尿病的不同类型选药、根据体重选药、根据高血糖类型选药。 4. 老年人宜选短效药物,早期可联合用药。
用药中	1. 为了防止血糖突然下降,来不及呼救而失去知觉,应给每一患者随身记有病情及用胰岛素情况的卡片,以便及时抢救与处理。 2. 注射液中多含有防腐剂,一般不宜用于静注。静注宜用针剂安瓿胰岛素制剂。 3. 如注射胰岛素发生不良反应,应按照要求处理。 4. 磺酰脲类要注意与水杨酸制剂、磺胺类药物、保泰松、氯霉素、胍乙啶、利血平、β-肾上腺素能拮抗剂、单胺氧化酶抑制剂等共用时,有可能会增强磺脲类的降糖效果;与噻嗪类利尿药、呋塞米、依他尼酸钠、糖皮质激素、雌激素、钙拮抗剂、苯妥英钠、苯巴比妥等共用时,可能会减低其降糖作用。 5. 肝肾功能不全者,合并有糖尿病的急性并发症及消瘦者慎用双胍类药物。 6. 注射胰岛素应变换不同注射部位,交替在前臂外侧、大腿内侧、腹壁及臀部注射。在运动前,不要注射大腿和上臂这样血液循环快的部位,否则在运动时容易发生低血糖。
用药后	1. 胰岛素须置于冰箱内冷藏(5℃~15℃)保存,避免受热、光照和冻结。如超过有效期或药液出现颗粒时不能使用。 2. 在使用磺脲类降糖药时,应注意定期检查患者的血象和肝功能。 3. 定期监测血糖。 4. 使用血糖仪时,采血时宜采用自然流出法进行指端采血,若用力挤血,可使血糖值出现假性偏低。

【糖尿病的非药物治疗指导】

首先明确糖尿病为终身疾病，需要终身治疗，且很难治愈。非药物治疗要终身坚持。

一、饮食方面

（1）限制糖分与含糖食物摄入量，选择低糖、低淀粉食物。可选择富含维生素、微量元素及高纤维的食物。加工食物可选择煮与炖，尽量避免炒。

（2）控制总热量：根据年龄、性别、体重、体力活动强度来控制。儿童、青春期、妊娠与哺乳期，体力劳动繁重者，每天摄取的蛋白质量可适当增加。

（3）忌烟酒，尤其注意不宜空腹饮酒，可诱发不易被发现的低血糖，非常危险。

二、运动方面

（1）运动前要进行15min左右的热身，避免运动时拉伤。应进行适合自己的有氧运动，如太极拳、水上运动、平衡运动、散步、间歇运动等，刚开始运动时，先维持5～10min，逐渐加量至20～30min。运动结束后做10min左右的恢复运动，然后再休息。

（2）以下情况避免运动或减少运动量：血糖不易控制时；较重的大血管并发症，眼底并发症、糖尿病肾病患者。

（3）注意运动损伤与低血糖，随身携带点心。

三、保持正常的理想体重

主要通过饮食与运动来维持。

四、注意口腔卫生

勤刷牙，预防口腔感染。

五、心理支持与自我调适

积极了解、认识糖尿病，特别是其并发症，从而配合治疗。了解糖尿病虽然不能根治，但如果很好地控制，可享受正常人寿命。积极参加社会活动，与社会保持联系，维持心情稳定平和。同时，家属要多关心与理解患者，为患者营造一个和谐的家庭环境。

【常用制剂和用法】

胰岛素　注射剂：400U/10mL、800U/10mL。剂量和给药次数视病情而定，皮下注射，必要时可静脉滴注。

低精蛋白锌胰岛素　注射剂：400U/10mL。剂量和给药次数视病情而定，皮下注射。

珠蛋白锌胰岛素　注射剂：400U/10mL。剂量和给药次数视病情而定，皮下注射。

精蛋白锌胰岛素　注射剂：400U/10mL、800U/10mL。剂量和给药次数视病情而定，皮下注射。

甲苯磺丁脲　片剂：0.5g。第一日每次1g，每日3次；第二日起每次2.5g，每日3次，饭前服。待血糖正常后改为维持量，每次0.5g，每日2次。

氯磺丙脲　片剂：0.1g、0.25g。每次0.1～0.3g，每日1次。待血糖正常后改为维持量，每次0.1～0.2g，早饭前每次服用。

格列丙脲　片剂：2.5mg。开始每日早饭后服2.5mg，以后逐渐增量，待增至每日10mg时应分早晚两次服。

格列齐特　片剂：80mg。口服每次80mg，开始时每日两次，连续2～3周，然后根据血糖和尿糖调整用量，每日80～240mg。

二甲双胍　片剂：0.25g。每次0.25～0.5g，每日3次，根据尿糖量增减。

引导案例解析

前述患者吴某，已经被诊断为2型糖尿病，且体重超重，建议口服降血糖药治疗，可以选用双胍类药物。同时进行健康教育，注重合理饮食，降低体重［理想体重（kg）=身高（cm）-105］。适当的体育运动有利于减轻体重，提高胰岛素敏感性。定期测血糖，每年至少一次全面复查。

本章小结

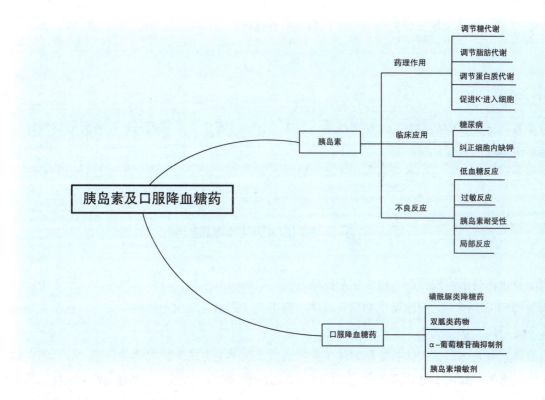

考点提示

1. 胰岛素的临床应用，适用于哪些疾病？
2. 胰岛素的不良反应及解救办法。
3. 口服降血糖药的分类及代表性药物。

思考与练习

1. 简述胰岛素的主要不良反应。
2. 简述磺酰脲类降血糖药的药理作用与临床应用。

第二十四章 抗微生物药

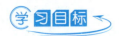

1. 掌握抗生素、化疗指数、耐药性等名词术语。
2. 学会分析、解释抗微生物药物的作用机制与耐药性的机制。

引导案例

氨基糖苷类、四环素类、大环内酯类、氯霉素、林可霉素类等抗菌药通过抑制菌体蛋白合成的不同环节而起到抗菌作用。

这些药物用药之后,会不会抑制人的蛋白质合成?

第一节 病原微生物概述

病原微生物是指可以侵犯人体、引起感染甚至传染病的微生物,或称病原体。病原体中,以细菌和病毒的危害性最大。病原微生物指朊毒体、寄生虫(原虫、蠕虫、医学昆虫)、真菌、细菌、螺旋体、支原体、立克次体、衣原体和病毒。

病原体侵入人体后,人体就是病原体生存的场所,医学上称之为病原体的宿主。病原体在宿主中进行生长繁殖、释放毒性物质等引起机体不同程度的病理变化,这一过程称为感染。病原体入侵人体后,在发生感染的同时,能激发人体免疫系统产生一系列免疫应答与之对抗,称之为免疫。感染和免疫是一对矛盾,其结局如何,根据病原体和宿主两方面力量强弱而定。如果宿主足够强壮,可以根本不形成感染,即使形成了感染,病原体也多半会逐渐消亡,于是患者康复;如果宿主很虚弱而病原体很凶猛,则感染扩散,患者将会死亡。

一、细菌

细菌(bacteria)是生物的主要类群之一,属于细菌域。也是所有生物中数量最多的一类,据估计,其总数约有5×10^{30}个。细菌的形状相当多样,主要有球状、杆状以及螺旋状。

【知识链接】

细菌最早是被荷兰人列文虎克(Antonie van Leeuwenhoek,1632—1723)在一位从未刷过牙的老人的牙垢上发现的,但那时的人们认为细菌是自然产生的。直到后来,巴斯德用鹅颈瓶实验指出,细菌是由空气中已有的细菌产生的,而不是自行产生,并发明了"巴氏消毒法",被后人誉为"微生物之父"。

"细菌"这个名词最初由德国科学家埃伦伯格(Christian Gottfried Ehrenburg,1795—1876)在1828年提出,用来指代某种细菌。这个词来源于希腊语βακτηριον,意为"小棍子"。

细菌主要以无性二分裂方式繁殖（裂殖），即细菌生长到一定时期，在细胞中间逐渐形成横隔，由一个母细胞分裂为两个大小相等的子细胞。细胞分裂是连续的过程，分裂中的两个子细胞形成的同时，在子细胞的中间又形成横隔，开始细菌的第二次分裂。有些细菌分裂后的子细胞分开，形成单个的菌体，有的则不分开，形成一定的排列方式，如链球菌、链杆菌等。

细菌感染是致病菌或条件致病菌侵入血循环中生长繁殖，产生毒素和其他代谢产物所引起的急性全身性感染，临床上以寒战、高热、皮疹、关节痛及肝脾肿大为特征，部分可有感染性休克和迁徙性病灶。临床上主要表现的症状有：

1.原发炎症　各种病原菌所引起的原发炎症与其在人体的分布部位有关。原发炎症的特点是局部的红、肿、热、痛和功能障碍。

2.毒血症症状　起病多急骤。常有寒战、高热，发热多为弛张热及或间歇热，亦可呈稽留热、不规则热及双峰热，后者多系革兰阴性杆菌败血症所致。发热同时伴有不同程度的毒血症症状，如头痛、恶心、呕吐、腹胀、腹痛、周身不适、肌肉及关节痛等。

3.皮疹　见于部分患者，以淤点最为多见，多分布于躯干、四肢、眼结膜、口腔黏膜等处，为数不多。

4.关节症状　可出现大关节红、肿、热、痛和活动受限，甚至并发关节腔积液、积脓，多见于革兰阳性球菌、脑膜炎球菌、产碱杆菌等败血症的病程中。

5.感染性休克　见于1/5～1/3的败血症患者，表现为烦躁不安、脉搏细速、四肢厥冷、皮肤花斑、尿量减少及血压下降等，且可发生DIC，系严重毒血症所致。

6.肝脾肿大　一般仅轻度肿大。

二、病毒

病毒是一种非细胞生命形态，它由一个核酸长链和蛋白质外壳构成，病毒没有自己的代谢机构，没有酶系统。因此病毒离开了宿主细胞，就成了没有任何生命活动也不能独立自我繁殖的化学物质。一旦进入宿主细胞，它就可以利用细胞中的物质和能量以及复制、转录和转译的能力，按照它自己的核酸所包含的遗传信息产生和它一样的新一代病毒。

机体感染病毒后，可表现出不同的临床类型。依据有无症状，可分为显性感染和隐性感染；依据病毒滞留时间及症状持续时间的长短，又可分为急性感染和持续性感染。

1.隐性感染　由于侵入机体的病毒数量较少、毒力较弱或机体的抵抗力较强，病毒在宿主细胞内增殖，但机体不出现明显的临床症状，称为隐性感染。隐性感染可使机体获得对该病毒的特异性免疫，保护机体免受该病毒的再次感染。隐性感染虽不出现临床症状，但病毒仍在体内增殖并向外界传播病毒，成为重要的传染源。

2.显性感染　由于侵入机体的病毒数量较多、毒力较强或是机体的抵抗力较弱，病毒在宿主细胞内大量增殖，出现明显的临床症状，称为显性感染。显性感染根据感染持续时间的长短，分为急性感染和持续性感染。

（1）急性感染：病毒侵入机体后，其潜伏期短、发病急、病程数日至数周，病后常可获得特异性免疫力，机体可通过自身的免疫机制把病毒完全清除出体外，如甲型肝炎病毒。

（2）持续性感染：病毒侵入机体后，在体内持续存在数月、数年，甚至数十年，机体可出现临床症状，也可不出现临床症状而长期带有病毒，成为重要的传染源。持续感染按病程、致病机制的不同，可分为3种。①慢性感染：病毒侵入机体后，长期存在于血液或组织中，机体可出现症状，也可不出现症状。在整个病程病毒均可被查出，如乙型肝炎病毒引起的慢性肝炎。②潜伏感染：原发感染后，病毒基因潜伏在机体一定的组织或细胞中，但不复制增殖出具有感染性的病毒，此时机体既没有临床症状，也不会向体外排出病毒。在某些条件下病毒可被激活而急性发作，并可检测出病毒，如单纯疱疹病毒。③慢发病毒感染：经显性或隐性感染后，病毒长时间潜伏在机体内，潜伏期可长达数月至数年，此时机体无症状也检测不出病毒。一旦发病，则呈亚急性进行性加重直至死亡，如人类免疫缺陷病毒的感染。

第二节　抗菌药物概述

【概述】

感染是指细菌、病毒、真菌、寄生虫等病原体侵入人体所引起的局部组织和全身性炎症反应。感染的主要表现是机体的体温升高超出正常的体温界限。炎症的临床表现是机体受损组织局部血管周围出现红、肿、热、痛和功能障碍。实验室检查包括血液及其他可采集到的体液的细菌、真菌、病毒和分枝杆菌的分离培养，全部血球计数和抗体滴定。

抗微生物药是指一类能抑制或杀灭病原微生物（细菌、真菌、病毒、立克次体、衣原体、支原体、螺旋体、放线菌），用于防治感染性疾病的药物，包括抗菌药、抗真菌药、抗病毒药，其中抗菌药又分为抗生素和人工合成抗菌药。临床上将抗微生物药、抗寄生虫药和抗恶性肿瘤药统称为化学治疗药，治疗方法称为化学治疗（化疗）。

抗菌药主要分为八大类：β-内酰胺类，大环内酯类，氨基糖苷类，四环素类，氯霉素类，抗结核药，人工合成抗菌药，抗真菌和抗病毒药。抗菌药物的应用须根据不同的感染性疾病进行合理选择。

【名词术语】

1.抗菌药（antibacterial drug）　一类能抑制或杀灭细菌，用于防治细菌感染性疾病的药物，包括抗生素和人工合成抗菌药。

2.抑菌药（bacteriostatic）　仅能抑制细菌生长繁殖，但对其无杀灭作用的药物。

3.杀菌药（bactericide）　不仅能抑制细菌生长繁殖，还具有杀灭作用的药物。

4.抗生素（antibiotics）　由细菌、放线菌、真菌等微生物在生长过程中产生的，具有抑制或杀灭其他病原微生物作用的化学物质。可直接经微生物培养液中提取得到的称天然抗生素；用化学合成法制造的称半合成抗生素。

5.抗菌谱（antibacterial spectrum）　抗菌药物抑制或杀灭病原微生物的范围。药物仅作用于某一菌种或局限于某一菌属，称为窄谱抗菌药。药物对多种致病菌或多种微生物有作用的，称广谱抗菌药。

6.抗菌活性（antibacterial activity）　抗菌药物抑制或杀灭病原微生物的能力。把仅能抑制细菌生长繁殖，但对其无杀灭作用的药物称为抑菌药；能杀灭细菌的药物称为杀菌药。

7.最低抑菌浓度（minimal inhibitory concentration）　在体外试验中能抑制培养基中细菌生长的最低

浓度。

8. **最低杀菌浓度**（minimal bactericidal concentration） 在体外试验中能杀灭培养基中细菌的最低浓度。

9. **抗生素后效应**（PAE） 细菌短暂接触抗菌药物后，抗菌药物血清浓度降至最低抑菌浓度以下或已消失后，对微生物的抑制作用依然持续一定时间。

10. **耐药性**（resistance） 病原微生物或肿瘤细胞对化学治疗药物敏感性下降乃至消失的现象。

第三节 抗菌药物的作用机制

根据病原微生物结构或代谢特征、抗菌药物作用靶位的不同，其作用机制可分为下列几类：

1. *抑制细菌细胞壁的合成* 细菌的细胞壁具有维持细菌正常形态及功能的作用，主要是由肽聚糖构成，β-内酰胺类抗生素、头孢菌素类、万古霉素类等通过与细菌细胞壁上的青霉素结合蛋白（PBP）结合，阻止肽聚糖的合成，造成细胞壁的缺损，从而抑制细胞壁的合成，同时加上自溶酶的作用，使菌体肿胀、破裂、溶解而死亡。由于哺乳动物的细胞没有细胞壁，所以对人体的毒性小。

2. *增强细菌胞浆膜的通透性* 细菌的胞浆膜是一种半透膜，具有渗透屏障和运输物质的功能。多黏菌素、两性霉素B、制霉菌素、咪唑类抗真菌药等能与胞浆膜上的脂质类物质结合，使胞浆膜通透性增加，导致菌体内核苷酸、蛋白质、氨基酸等重要物质营养成分外漏，造成病原菌死亡。

3. *抑制菌体蛋白质的合成* 氨基糖苷类、四环素类、大环内酯类、氯霉素、林可霉素类等选择性地作用于细菌的核糖体，抑制菌体蛋白合成的不同环节而起到抗菌作用。哺乳动物的核糖体与细菌细胞的核糖体不同，故上述药物在常用剂量下对机体细胞的蛋白质合成过程无明显毒性作用。

4. *抑制细菌的叶酸与核酸的代谢*

（1）抗叶酸代谢：磺胺类、甲氧苄啶分别抑制叶酸代谢过程中的二氢叶酸合成酶与二氢叶酸还原酶，从而影响四氢叶酸的形成，导致细菌核酸合成受阻而产生抗菌作用。

（2）抑制DNA合成：喹诺酮类能抑制细菌DNA回旋酶，使DNA复制受阻而杀菌。

（3）抑制mRNA合成：利福平能抑制DNA依赖的RNA聚合酶，阻碍mRNA的合成而杀菌。

第四节 病原微生物的耐药性

耐药性又称抗药性。分天然耐药性与获得耐药性，前者为某些病原体对化疗药物自然存在的不敏感性，后者是指病原体与抗菌药多次接触后，对抗菌药的敏感性降低甚至消失。耐药性产生的主要机制有以下几种方式：

1. *产生灭活酶* 细菌产生的能改变药物结构的酶，包括水解酶和钝化酶两种，均可使抗菌药失去抗菌活性。

2. 改变药物作用的靶位蛋白　细菌通过改变药物作用的原始靶位结构，降低与抗菌药的亲和力，使抗生素不能与其结合；或通过增加靶位蛋白的数量，使未结合的靶位蛋白仍能维持细菌的正常结构和功能。

3. 降低细菌胞浆膜通透性　细菌可通过多种方式阻止抗菌药透过胞浆膜进入菌体。

4. 细菌改变自身代谢途径　通过改变细菌自身代谢途径而改变对营养物质的需要。如对磺胺类耐药的细菌，可直接利用外源性叶酸或产生较多的磺胺药拮抗物而产生耐药性。

近年来，耐药性已成为影响抗菌药疗效的严重问题，防止耐药性产生的主要措施是严格掌握药物的适应证和避免滥用。

第五节　抗菌药物的合理应用

1. 尽早明确病原学诊断　根据患者的体征、症状、实验室检查或超声等影像学结果，诊断为细菌、真菌等病原微生物所致感染的患者应用抗菌药物。对于临床为细菌感染的患者，在未知细菌培养及药敏结果前，应先给予抗菌药物治疗，待获知检测结果后，调整用药方案。

2. 制订适宜的用药方案　应以病原微生物、感染部位、感染轻重、患者生理情况、病理状态及抗菌药物的药动学和药代学特点等为根据，制订适宜的抗菌治疗方案，包括抗菌药物的选择、给药次数、给药剂量、疗程及联合用药等。选择针对性强、窄谱、安全、价格适宜的药物。

3. 严格控制预防性用药　对于无菌手术、病毒性感冒等不宜预防性使用抗菌药。预防性应用抗菌药仅限于经临床经验实践后，证明确实有效的少数情况，如预防流行性脑膜炎、结核病、疟疾或破伤风等。

4. 联合用药　对于单一药物可有效治疗的感染不宜联合用药，仅在下列情况时联合用药：①病原菌尚未检查出的严重感染。②单一药物不能有效控制患者病情的严重感染，多种细菌造成的复合感染，及多重耐药性或泛耐药菌感染。③需要长期治疗，且该病原菌对抗菌药物易产生耐药性的感染。④副作用较大的抗菌药物，减轻毒性反应。联合用药宜选用具有协同或相加作用的药物，一般情况下常采用两种药物联合应用。

5. 尽量避免局部用药　因抗菌药物不易通过皮肤黏膜，局部用药很少被吸收，反而容易导致细菌产生耐药性，因此全身性感染及脏器感染应尽量避免局部应用抗菌药物。局部用药仅限以下情况：①全身用药不能在感染部位达到有效浓度，可加用局部用药辅助治疗；②眼睛和耳部感染；③皮肤表层、阴道及口腔等黏膜表面感染。

6. 特殊病理、生理状况患者中的应用　①肾功能减退的患者应避免使用具有肾毒性的抗菌药物；②对于肝功能减退的患者，应考虑抗菌药物的选用及剂量的调整，避免毒性反应的发生；③老年人因机体组织器官的生理功能下降，在选择药物时应首选毒性低的抗菌药物，减少给药剂量；④新生儿、小儿肝肾功能未发育完全，使用药物时应避免使用毒性大的药物；⑤妊娠期和哺乳期妇女应尽量避免使用抗菌药物，如必须使用抗菌药物，应在严密观察下使用。

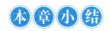

本章小结

本章主要涉及抗微生物药的名词术语，学习的过程中通过复习微生物学相关知识，先弄清抗微生物药的相关概念，再从细菌的基本结构、蛋白质合成、核酸代谢与叶酸代谢入手，理解抗菌药物的抗菌作用机制与细菌耐药性产生的机制。对学好后续抗菌药物非常重要，应加强学习力度。

引导案例解析

哺乳动物的核糖体与细菌细胞的核糖体不同，故上述药物在常用剂量下对机体细胞的蛋白质合成过程无明显毒性作用，不会抑制人的蛋白质合成。

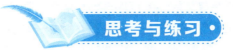

1. 抗菌谱的概念与意义。
2. 简述抗菌药物的抗菌作用机制。
3. 简述细菌对抗菌药物产生耐药性的作用机制。

（王　梅　刘建新）

第二十五章 抗生素

学习目标

1. 掌握代表药青霉素的抗菌作用、作用机制、临床应用与不良反应。与青霉素比较掌握半合成青霉素、头孢菌素与新型β-内酰胺类抗生素的作用特点。
2. 熟悉红霉素等大环内酯类药物、克林霉素与万古霉素的抗菌作用、作用机制、临床应用与不良反应。
3. 熟悉氨基糖苷类药物的共性和链霉素、庆大霉素、阿米卡星等药物的抗菌作用、作用机制、临床应用与不良反应。
4. 熟悉四环素与氯霉素类药物的抗菌作用、作用机制、临床应用与不良反应。
5. 能运用药物相关知识正确地分析、解释本章抗菌药物处方的合理性。具备提供相关用药咨询服务的能力。避免抗菌药物的滥用。

引导案例

患者，女，20岁，学生。3年前出现发冷发热，疲乏无力，走路快时出现心跳气短。1周前出现发热、腰痛。体温38.3℃，脉搏142次/分，血压110/70mmHg。两侧扁桃体肿大，两肺湿性啰音，心尖部可闻及双期杂音，肝下缘位于右锁骨中线肋下2.5cm处，脾未触及，肾叩压痛（+），两下肢水肿，血WBC9.8×10^9/L，中性粒细胞84%，淋巴细胞0.16%。经诊断为亚急性感染性心内膜炎。

针对此患者临床的治疗原则是什么？应该选择哪类药物？

第一节 β-内酰胺类抗生素

β-内酰胺类抗生素是一类化学结构中含有β-内酰胺环的抗生素，包括青霉素类、头孢菌素类及其他β-内酰胺类。

各种β-内酰胺类抗生素的作用机制均相似，主要通过β-内酰胺环与细菌胞浆膜上的青霉素结合蛋白（penicillin binding proteins，PBP）结合，干扰细菌细胞壁黏肽合成酶，从而使细菌细胞壁缺损，菌体膨胀裂解。除此之外，对细菌的致死效应还包括触发细菌的自溶酶活性，使细菌裂解、死亡。哺乳动物无细胞壁，因而本类药具有对细菌的选择性杀菌作用，对人体细胞毒性小。细菌对β-内酰胺类抗生素的耐药机制包括：①产生β-内酰胺酶；②青霉素结合蛋白的结构发生改变；③胞浆膜通透性发生改变；④自溶酶缺乏。

一、青霉素类

青霉素类可分为天然和半合成青霉素两类。

（一）天然青霉素

青霉素G（苄青霉素）

青霉素G从青霉菌的培养液提取而得，含G、K、X、F和双氢F等，其中G作用较强，有应用价值。临床常用其钠盐和钾盐，其晶粉在室温中稳定，易溶于水，但其水溶液在室温中不稳定，故青霉素应在临用前配制。

【体内过程】

青霉素口服易被胃酸分解，一般肌注给药，0.5h达血药浓度峰值，$t_{1/2}$为1/2h，并能广泛分布于全身各处，不易通过血-脑脊液屏障，但脑膜炎时可在脑脊液中达到有效浓度。本品排泄快，给药后3~4h几乎全部以原形的形式经肾排泄。

为延长青霉素作用时间可采用复合混悬剂普鲁卡因青霉素、苄星青霉素，前者一次肌注40万U，可维持24h，后者一次肌注120万U，可维持15d，但二者浓度低，不适用于急性或重症感染，只用于轻症患者或风湿病患者预防细菌感染。

【抗菌作用】

青霉素对革兰阳性菌作用强，对革兰阴性菌作用弱，对繁殖期细菌有作用，对静止期细菌无作用，对敏感菌有杀灭作用，对人体细胞无损伤作用，但抗菌谱较窄。主要的抗菌特点：①对大多数的革兰阳性球菌、革兰阴性球菌、螺旋体、放线菌有强大的杀菌作用；②对G-杆菌不敏感；③对阿米巴原虫、立克次体、真菌和病毒无效；④淋病奈瑟菌敏感性明显下降，绝大多数金葡菌对青霉素产生耐药性。

【耐药机制】

（1）细菌产生β-内酰胺酶（青霉素酶、头孢菌素酶）破坏β-内酰胺环。

（2）耐药菌产生新的PBP、对青霉素的亲和力降低。

【临床应用】

1. 革兰阳性球菌感染　草绿色链球菌引起的心内膜炎；敏感的金黄色葡萄球菌引起的败血症、脓肿、骨髓炎等；肺炎链球菌引起的支气管炎、脓胸等。

2. 革兰阳性杆菌感染　可用于破伤风、白喉、气性坏疽等，但青霉素不能对抗外毒素，故必须合用抗毒血清。

3. 革兰阴性球菌　脑膜炎奈瑟菌感染引起的流行性脑脊髓膜炎。

4. 螺旋体病　治疗梅毒、钩端螺旋体病和回归热。是钩端螺旋体病的首选药。

5. 放线菌感染　大剂量、长疗程。

【不良反应】

青霉素对人体的毒性极低，除肌注引起局部刺激疼痛、高钾血症以外，常见的不良反应有以下几种：

1. 过敏反应　最常见，在各种药物中居首位，发生率为0.7%~10%。以皮肤过敏、血清病样反应多见，最严重为过敏性休克。患者可死于呼吸困难与循环衰竭。防止措施：①详细询问患者是否使用过青霉素，是否存在过敏史，患者有青霉素过敏史或者皮试试验呈现阳性者须禁用；②应注意皮试试验也可引起过敏性休克反应，所以在皮试试验前做好急救准备；③皮试试验呈现阴性者，在用药过程中也会出现过敏性休克反应，因此在注射药物后应观察患者30min，没有反应方可离开；④注意药物应新鲜配制，避免饥饿时使用药物。

2. 赫氏反应　在应用青霉素治疗梅毒、钩端螺旋体、雅司、鼠咬热、炭疽等疾病时，出现的全身不适、寒战、发热、咽痛、肌痛、心率加快等症状。一般于治疗后6~8h出现，12~24h消失。但严重者可危及生命。可能与大量病原体被杀灭后释放的物质有关。

3. 青霉素脑病　静脉滴注大剂量青霉素时，可引起患者肌肉痉挛、抽搐、晕迷等症状，严重偶可见精神失常，称为青霉素脑病。

4. 其他　肌肉注射可引起局部红肿、疼痛，大剂量静脉注射钠盐或钾盐时，可引起高钠和高钾血症。

（二）半合成青霉素

青霉素虽杀菌力强、毒性低，但抗菌谱窄、不耐酸、不耐酶。在青霉素的母核上引入不同侧链从而合成了一系列半合成品。分别具有耐酸、耐酶、广谱、抗铜绿假单胞菌、抗革兰阴性菌等特性。但其与青霉素有交叉过敏性。

1. 耐酸青霉素　代表药物青霉素V（penicillin V），耐酸不耐酶，口服吸收好，抗菌作用较青霉素G弱。

2. 耐酶青霉素类　以双氯西林（dicloxacillin）作用最强，其次为氟氯西林（flucloxacillin）、氯唑西林（cloxacillin）、苯唑西林（oxacillin，新青霉素Ⅱ）、甲氧西林（methicillin，新青霉素Ⅰ）等。此类药物的特点是耐酶、耐酸，可口服，严重感染时应肌内或静脉注射给药。对耐青霉素的金葡菌有强大的杀菌作用，对一般G+球菌不如青霉素G，主要用于耐青霉素的金葡菌感染。不良反应较少，少数人可出现胃肠道反应。

3. 广谱青霉素类　特点是广谱、耐酸，但不耐酶。代表药物有氨苄西林（ampicillin）和阿莫西林（amcillin）。

4. 抗铜绿假单胞菌青霉素　代表药物有羧苄西林（carbenicillin）和哌拉西林（piperacillin）等。不耐酸不耐酶，抗菌谱广，对革兰阳性菌和革兰阴性菌都有效，尤其对铜绿假单胞菌有效。

5. 抗革兰阴性菌青霉素　代表药物有美西林（mecillinam）和替莫西林（temocillin）等。本类药物抗菌谱窄，对革兰阴性菌有效。

氨苄西林

氨苄西林可口服，严重感染时须注射给药。分布广泛，肝、肾浓度最高，胆汁中浓度为血药浓度的9倍。炎症时，可在中耳渗出液、支气管分泌液、腹水、关节腔渗出液和脑脊液中达到有效浓度。对G+菌不如青霉素G，对G-菌有较强作用，但对铜绿假单胞菌不敏感。用于敏感菌所致的呼吸道感染、消化道感染、泌尿系感染、软组织感染和败血症、脑膜炎、心内膜炎等。有较轻的胃肠道反应，皮疹发生率较其他青霉素高，可达10%或更高。

阿莫西林

口服本品后迅速吸收，血药浓度高，抗菌谱和抗菌活性与氨苄西林相似，但对肺炎链球菌、肠球菌、沙门菌属、流感嗜血杆菌和幽门螺杆菌作用比氨苄西林强。用于敏感菌所致的呼吸道、泌尿道、胆管感染及伤寒等，也用于慢性活动性胃炎和消化性溃疡。不良反应以消化道反应和皮疹为主。偶有白细胞减少和二重感染。对青霉素过敏者禁用。

抗铜绿假单胞菌广谱青霉素类：本类药物为广谱抗生素，特别是对铜绿假单胞菌作用强大。穿透性强，均不耐酸、不耐酶，只能注射给药。

羧苄西林

羧苄西林抗菌谱与氨苄西林相似,特点是对G-杆菌作用强,对铜绿假单胞菌作用强,对厌氧菌也有一定作用。可用于烧伤患者铜绿假单胞菌感染,亦可用于大肠杆菌、变形杆菌引起的各种感染,单用易产生耐药性,常与庆大霉素合用。大剂量注射应注意防止电解质紊乱、神经系统毒性及出血。

二、头孢菌素类抗生素

头孢菌素类抗生素(cephalosporins)。属于广谱的β-内酰胺抗生素,与青霉素具有相同的理化性质、杀菌机制、耐药机制、临床用途。具有抗菌谱广、抗菌作用强、耐青霉素酶、与青霉素仅有部分交叉过敏性等优点。

【分类】

现在根据抗菌谱、抗菌作用强度、对肾的毒性与临床应用可分为4类(表25-1)。

表25-1 常用头孢菌素的分类及主要作用特点

常用药物	作用特点
第一代:头孢噻吩(先锋霉素Ⅰ) 头孢噻啶(先锋霉素Ⅱ) 头孢氨苄(先锋霉素Ⅳ) 头孢唑啉(先锋霉素Ⅴ) 头孢拉定 头孢羟氨苄	①对革兰阳性菌作用强,对革兰阴性菌作用弱,对铜绿假单胞菌、耐药杆菌和厌氧菌无效。对β-内酰胺酶稳定,但可被革兰阴性菌β-内酰胺酶破坏。 ②肾损害较大。
第二代:头孢克洛 头孢呋辛 头孢孟多	①对革兰阳性菌作用较弱,对革兰阴性菌作用较强,对部分厌氧菌高效,对铜绿假单胞菌无效。对多种β-内酰胺酶稳定。 ②肾损害较小。
第三代:头孢噻肟 头孢他啶 头孢曲松 头孢哌酮	①对革兰阳性菌作用弱,对革兰阴性菌作用强,对厌氧菌、铜绿假单胞菌作用较强。对各种β-内酰胺酶稳定。 ②穿透力强,体内分布广,脑脊液中浓度较高,$t_{1/2}$长。 ③基本无肾损害。
第四代:头孢匹罗 头孢吡肟 头孢利定	①对革兰阳性菌作用弱,对革兰阴性杆菌作用强,对铜绿假单胞菌作用与头孢他啶相似或稍差,对大多数厌氧菌有活性。对β-内酰胺酶高度稳定。 ②基本无肾损害。

【体内过程】

除头孢拉定、头孢氨苄、头孢羟氨苄、头孢克洛、头孢克肟等少数药物可口服,多数头孢类药物不耐酸,需要肌注或静注给药,其中头孢噻吩因肌注引起剧烈疼痛只宜静注。吸收后分布较广,第三代头孢菌素在前列腺、房水、脑脊液等有较高浓度。主要通过肾排泄,尿中浓度较高。

【抗菌作用】

头孢菌素类药物抗菌谱较青霉素广。其中第三代对铜绿假单胞菌、厌氧菌有较强作用,第四代更强。本类药物与青霉素类药物作用机制相同。

【临床应用】

由于与青霉素类之间有单向交叉耐药性及价格昂贵,一般不作为首选药。

第一代头孢菌素:用于耐青霉素及其他敏感菌所致的呼吸系统、泌尿生殖系统、胆管、皮肤软组织、败血症等。

第二代头孢菌素:用于革兰阴性杆菌引起的呼吸系统、泌尿系统、皮肤和软组织、骨关节、败血症与盆腔感染等。

第三代头孢菌素：用于重症耐药的革兰阴性杆菌感染，以及威胁生命的败血症、脑膜炎、肺炎及尿路感染。抗铜绿假单胞菌宜选用头孢他啶。新生儿与成人脑膜炎必须选用头孢曲松或头孢他啶。

第四代头孢菌素：可用于对第三代头孢菌素耐药的细菌引起的中、重度感染。

【不良反应】

1. **过敏反应** 头孢类药物最常见的不良反应，多为皮疹、荨麻疹、药热等。罕见过敏性休克。与青霉素有部分交叉过敏反应，因此用时要先做皮试，对青霉素过敏者慎用。

2. **肾损害** 第一代头孢菌素大剂量可出现，可出现近曲小管损害。长期应用应定期检查肾功能。

3. **胃肠反应** 口服药物可发生恶心、食欲减退、腹泻等反应。

4. **其他** 使用头孢孟多、头孢哌酮、拉氧头孢可能出现低凝血酶原血症和血小板减少症。第三代头孢菌素偶可致二重感染。

三、非典型β-内酰胺类

这一类药物都具有β-内酰胺环结构，但经化学结构改造后是一类既非青霉素、又非头孢菌素类的药物。包括碳青霉烯类、单环β-内酰胺类、β-内酰胺酶抑制剂与氧头孢烯类。

（一）碳青霉烯类

碳青霉烯类具有抗菌谱广、抗菌作用强、毒性低的特点，是对β-内酰胺酶高度稳定而本身又抑制β-内酰胺酶的抗生素。

亚胺培南

亚胺培南（imipenem）的作用机制与青霉素相似。在体内易被脱氢肽酶灭活而失效，故须与抑制脱氢肽酶的西司他丁（1∶1配制）组成复方制剂，商品名为泰能。不耐酸，不能口服，须静脉给药。可用于各种需氧菌和厌氧菌引起的腹腔内感染、呼吸道感染、妇科感染、败血症、泌尿生殖道感染、骨关节感染和皮肤软组织感染等。常见的不良反应有轻微的胃肠道反应、药疹、静脉炎、一过性转氨酶升高；大剂量可造成肾损害，以及头痛、惊厥与癫痫样发作等中枢神经系统不良反应。该类药物还有美洛培南、帕尼培南等。

（二）单环β-内酰胺类

氨曲南

氨曲南（aztreonam）对需氧的革兰阴性菌包括铜绿假单胞菌有强大的抗菌作用。对革兰阳性菌与厌氧菌的作用弱。具有耐酶、低毒、体内分布广、与青霉素无交叉过敏的优点。常用于革兰阴性菌所致的下呼吸道、尿路、软组织感染及脑膜炎、败血症。不良反应少而轻。偶可致皮疹或血清转氨酶升高。同类药物还有卡芦莫南。

（三）β-内酰胺酶抑制剂

克拉维酸（棒酸）

克拉维酸（clavulanic）本身抗菌活性低。但与青霉素类、头孢菌素类合用极大地提高了抗菌活性，药物可增效几倍至十几倍，使耐药菌株恢复其敏感性。主要的复方制剂有阿莫西林克拉维酸钾、替卡西林钠克拉维酸钾等，主要用于产β-内酰胺酶的金葡菌、流感嗜血杆菌、卡他莫拉菌和脆弱类杆菌有大肠杆菌等所致的尿道及呼吸道感染。不良反应与阿莫西林相似。本类药物还有舒巴坦与他佐巴坦。

（四）氧头孢烯类

氧头孢烯类主要包括拉氧头孢（latamoxef）和氟氧头孢（flomoxef），适用于敏感菌所致的细菌性脑膜炎、腹腔感染、盆腔感染等。不良反应主要可致凝血酶原缺乏、血小板减少和功能障碍引起的出血，并具有双硫仑反应，临床使用较少。

β-内酰胺类抗生素的用药指导

β-内酰胺类抗生素的过敏反应最常见，在各种药物中居首位，防治过敏反应的措施有：

（1）详细询问患者的用药史、过敏史和家族过敏史。凡对青霉素过敏者禁用，掌握适应证，避免局部使用。凡首次用药、停药3d后再用者，以及更换药物批号，均须按常规做皮试。但应警惕个别人皮试可为假阴性。

（2）皮肤试验注入液必须新鲜配制。

（3）青霉素过敏试验或注射前均应做好急救的准备工作，严密观察患者，首次注射后须观察30min。

（4）试验结果阳性者禁止使用青霉素，同时报告医生，并告知患者及其家属。

（5）一旦发生过敏性休克，应立即就地抢救，首选肾上腺素，皮下或肌注0.5~1mg；严重者稀释后缓慢静注，必要时加入糖皮质激素和抗组胺药。对症治疗：人工呼吸，吸氧，抗休克等。

第二节 大环内酯类抗生素

大环内酯类是由链霉菌产生的弱碱性抗生素，因分子中含有一个14~16元大内酯环结构得名，天然药物主要有红霉素（erythromycin）、麦迪霉素（midecamycin）等，人工半合成品主要有罗红霉素（roxithoumycin）、克拉霉素（clarithromycin）、阿奇霉素（azithromycin）等。

一、天然大环内酯类

红霉素

在酸性环境下容易被破坏，在碱性环境下抗菌作用增强。因此药物多制成肠溶片或酯类制剂，由于耐药性和胃肠道不良反应，近年来应用日趋减少。

【体内过程】

口服多用肠溶片，在小肠上段被吸收。体内分布广，在扁桃体、乳汁、胸腔积液、腹水、前列腺和精液等组织液中可达到有效浓度，不易透过血-脑脊液屏障。主要通过胆汁排泄，胆汁中浓度为血药浓度的30倍，有肝肠循环。约5%以原形药物的形式经肾排出，$t_{1/2}$为2h，肾功能不全者可延长到6h。

【抗菌作用】

（1）对需氧的革兰阳性菌有强大的抗菌作用。

（2）对大多数革兰阴性杆菌无效。

（3）对其他革兰阴性细菌如淋病奈瑟球菌、流感嗜血杆菌、脑膜炎奈瑟球菌、肺炎支原体、沙眼衣原体、苍白密螺旋体、百日咳杆菌、军团菌和空肠弯曲菌有抑制作用。

（4）对病毒、酵母菌及真菌无效。

【抗菌机制】

抗菌机制为与敏感菌的50S核糖体亚基可逆性结合，从而抑制菌体蛋白质合成。随着应用的增多，耐药已很严重，耐药的机制是靶位改变或产生灭活酶，停用数月后，细菌又可恢复对其敏感性。

【临床应用】

红霉素是白喉带菌者、军团菌肺炎、百日咳、军团菌、支原体肺炎、衣原体感染等的首选药。红霉素是对青霉素耐药与过敏者的链球菌及破伤风感染的替换药。用于厌氧菌引起的口腔感染，以及对拔牙或呼吸道手术后继发性细菌性心内膜炎的预防。

【不良反应】

严重不良反应少见。口服大剂量或静注可出现恶心、呕吐、胃绞痛、腹泻、口舌疼痛、胃纳减退等。可引起肝毒性与肝功能异常，一般于停药数日后自行消失。

二、半合成大环内酯类

克拉霉素

为14元环半合成大环内酯类。口服吸收好，能迅速分布至各种组织中，$t_{1/2}$为3~7h，主要经粪及尿排泄。抗菌作用比红霉素强，对革兰阳性菌如链球菌属、嗜肺军团菌、肺炎衣原体的作用是大环内酯类中的最强者，对沙眼衣原体、肺炎支原体和厌氧菌也有较强作用。临床主要用于敏感细菌所致的呼吸道、泌尿生殖道及皮肤软组织感染的治疗。不良反应主要是胃肠道反应与过敏反应。

罗红霉素

为14元环半合成大环内酯类。抗菌谱与红霉素相似，吸收后血与组织浓度均高于红霉素，$t_{1/2}$为8~15h，生物利用度高，每日口服2次即可。主要用于敏感菌所致的呼吸道、泌尿生殖道、皮肤软组织及耳鼻喉等部位感染的治疗。不良反应发生率低，以胃肠道反应为主，偶见过敏反应。

阿奇霉素

阿奇霉素为15元大环内酯类。口服吸收好，血药浓度高于红霉素，抗菌谱与红霉素相似，抗菌作用更强，抗流感嗜血杆菌、淋球菌的作用比红霉素强4倍，对军团菌的作用比红霉素强2倍。主要用于敏感菌所致的呼吸道、皮肤软组织感染等。服用后可见轻中度胃肠道反应。

第三节 氨基糖苷类抗生素

20世纪60年代到20世纪70年代，临床此类药物主要用于对革兰阴性菌、绿脓杆菌等感染的治疗，但是由于此类药物常有比较严重的耳毒性和肾毒性，使其应用受到一定限制，正在逐渐淡出一线用药的行列。常用药物包括天然的链霉素（streptomycin）、庆大霉素（gentamicin）、卡那霉素（kanamycin）、妥布霉素（tobramycin）、新霉素（neomycin）等，以及半合成的阿米卡星（amikacin）和奈替米星（netimicin）等。由于其共同的结构氨基环醇环，因此决定了这类抗生素具有一定的共同特点。

一、氨基糖苷抗生素的共性

【体内过程】

口服不易吸收，仅用于肠道感染及消毒。多采用肌内注射用于全身性感染，吸收迅速而完全。

氨基糖苷类穿透力弱，进入体内后分布于细胞外液中，在肾皮质和内耳淋巴液中药物浓度很高。可透过胎盘屏障，但不易通过血-脑脊液屏障。

【抗菌作用】

氨基糖苷类对革兰阴性杆菌，如大肠埃希菌、克雷伯菌、变形杆菌、沙门菌等有抗菌作用；对铜绿假单胞菌、金黄色葡萄球菌及结核杆菌也有一定的抗菌活性；对奈瑟菌作用差，对链球菌及厌氧菌无作用。

【抗菌机制】

氨基糖苷类主要作用于细菌蛋白质的合成过程，使细菌蛋白质合成异常或阻碍细菌体内蛋白质的释放；氨基糖苷类还能增加细菌胞浆膜通透性，使细菌体内重要物质外漏引起细菌死亡。

【不良反应】

1. 耳毒性　包括前庭神经和耳蜗听神经损伤。前庭神经损伤表现为眩晕、恶心、呕吐、眼球震颤和平衡失调，多见于链霉素和庆大霉素。耳蜗听神经损伤表现为耳鸣和不同程度的听力下降，甚至可造成患者永久性耳聋，多见于卡那霉素和阿米卡星。

2. 肾毒性　氨基糖苷类可损害肾近曲小管细胞而造成药源性肾衰竭，临床表现为蛋白尿、血尿，严重者可见氮质血症、无尿及少尿等。

3. 过敏反应　可见药热、皮疹、血管神经性水肿、溶血性贫血等过敏反应。

4. 神经肌肉麻痹　大剂量静脉滴注氨基糖苷类药物可阻断神经肌肉接头，患者出现四肢无力、血压下降、呼吸困难甚至呼吸停止等症状。

二、常用氨基糖苷抗生素的特点与应用

链霉素

由于其严重的不良反应，目前链霉素仅用于不常见的感染，如可作为鼠疫和兔热病的首选药；与其他药物联合可用于结核病早期治疗；与青霉素合用可治疗细菌性心内膜炎，但现已完全由青霉素+庆大霉素取代。

庆大霉素

庆大霉素广泛用于革兰阴性杆菌感染，目前在氨基糖苷类里为首选药。与β-内酰胺类或其他抗生素合用，可治疗各类革兰阴性菌引起的肺部、胃肠道、泌尿道、皮肤、黏膜和眼、耳、鼻感染。但目前在一些医院中，大多数革兰阴性需氧菌对其耐药，使其应用受限。

妥布霉素

妥布霉素抗菌活性、临床应用与庆大霉素相似，但其抗铜绿假单胞菌的作用比庆大霉素强2～4倍，且对耐庆大霉素的病菌有效。常与抗铜绿假单胞菌的青霉素、氨曲南或头孢他啶合用治疗绿脓杆菌引起的各种感染。

阿米卡星

阿米卡星为卡那霉素的半合成衍生物，抗菌谱是氨基糖苷类中的最广者，而且对能灭活氨基糖苷类的钝化酶有耐受性。广泛用于医院中对庆大霉素及妥布霉素耐药的革兰阴性杆菌感染和大多数需氧革兰阴性杆菌感染，并对结核分枝杆菌有效。

新霉素

新霉素属广谱抗生素。口服吸收少，亦不能注射给药，因会引起严重的肾、耳毒性，常局部作

用。可用于敏感菌引起的各种皮肤和黏膜感染，如烧伤、伤口溃疡等。还可用于肠道感染、肠道消毒或肝性脑病患者。

第四节 其他常用抗生素

一、四环素类抗生素

四环素类抗生素分为天然品和半合成品两类。天然的有土霉素（terramycin）、四环素（tetracycline），是由链球菌产生的一类广谱抗生素。半合成的有多西环素（doxycline）与米诺环素（minocycline）。其共同特点：

（1）口服吸收不完全，不易通过血-脑脊液屏障。有肝肠循环，大部分以原形的形式经肾排泄。

（2）属快速抑菌剂，抑制菌体蛋白的合成。

（3）抗菌谱广，对革兰阴性菌、革兰阳性菌、螺旋体、衣原体、立克次体、支原体、放线菌和阿米巴原虫都有较强的作用。但近年来，耐药状况严重。

（4）主要用于立克次体、支原体、衣原体、螺旋体的感染，但由于其特殊的不良反应，现一般不作为首选药。

（5）不良反应以二重感染常见，还可影响牙齿及骨骼的发育。

（一）四环素

【体内过程】

口服吸收不完全，易与食物中的金属离子（如Ca^{2+}、Mg^{2+}、Fe^{3+}、Al^{3+}等形成络合物而影响其吸收。口服吸收量有限度，如口服每次0.5g，血浆药物浓度不增加，只增加粪便中排泄量。吸收后易渗入胸腔、腹腔、胎儿循环与乳汁，与骨和牙组织结合，但不易通过血-脑脊液屏障。可在肝内浓缩，有肝肠循环，胆汁中浓度是血浆中浓度的10~20倍。大部分以原形的形式经肾排泄。

【抗菌作用】

四环素属快速抑菌剂，抗菌机制为抑制菌体蛋白的合成。本类药物抗菌谱广，对革兰阴性菌、革兰阳性菌、螺旋体、衣原体、立克次体、支原体、放线菌和阿米巴原虫都有较强的作用。但近年来，耐药状况严重，大多数病菌对其产生耐药性，使其应用受到限制。

【临床应用】

四环素主要用于：①立克次体病，包括地方性斑疹伤寒、Q热等为首选药；②支原体感染，如支原体肺炎；③衣原体感染，包括肺炎衣原体感染、宫颈炎、沙眼衣原体感染等；④对布鲁菌病、回归热、鼠疫和兔热病疗效均显著。但由于其特殊的不良反应，现一般不作为首选药，而用多西环素做首选药；也是各种细菌感染的次选药。

【不良反应】

1. 局部刺激性　口服可引起恶心、呕吐、上腹不适、腹胀、腹泻等症状，餐后服用可减轻症状。

2. 二重感染　长期使用广谱抗生素，可使敏感菌群受到抑制，而一些不敏感菌（如真菌等）乘机生长繁殖，产生新的感染的现象。使用广谱抗生素时较易发生二重感染的有难辨梭状芽孢杆菌肠炎、口腔真菌感染、白色念珠菌阴道炎等。

3.影响牙齿及骨骼的发育 四环素能与新形成的骨、牙所沉积的钙结合，致牙釉质发育不全，棕色色素永久性沉着。抑制婴儿骨骼发育。故孕妇、哺乳妇女及8岁以下儿童禁用。

4.其他 长期大剂量口服或静注易引起肝、肾损害，也可引起过敏反应和光敏反应。

（二）半合成四环素

半合成四环素主要包括多西环素和米诺环素。口服吸收完全，吸收程度受食物影响小，每日给药一次即可。其中多西环素仅小部分从肾排泄，大部分从粪便排泄，是肾衰竭患者感染可选用的安全药物之一。抗菌谱与抗菌活性与四环素相似，但作用强度，是四环素的2~10倍。米诺环素对耐天然四环素类和耐青霉素类的金葡菌、链球菌、大肠埃希菌等仍有作用。多西环素具有长效、强效、速效的作用，目前已基本取代了四环素与土霉素作为首选药用。

不良反应与天然四环素相似。多西环素常见胃肠道反应，还可引起舌炎、口腔炎和肛门炎等，应饭后服。米诺环素可产生前庭反应，表现为眩晕、共济失调等，给药后很快出现，女性多于男性。因此服药期间不宜从事高空作业、驾驶和机器操作。

二、氯霉素类抗生素

氯霉素（chloramphenicol）于1947年首次由委内瑞拉链霉菌中分离提取。目前多用其人工合成品。

【体内过程】

氯霉素口服吸收良好，口服后1~2h在血中即可达最高浓度。广泛分布，容易进入心包液、胸液、关节腔液、眼房水及脑脊液，其中脑脊液中浓度较其他抗生素高。主要通过肝代谢、肾排泄。

【抗菌作用】

氯霉素为广谱抗生素。对需氧革兰阳性细菌和革兰阴性细菌、立克次体、衣原体、支原体和螺旋体都有抑制作用，对革兰阴性菌作用较强，尤其对流感杆菌作用强，对革兰阳性菌的作用不及青霉素和四环素。

氯霉素的抗菌机制是抑制蛋白质合成。由于氯霉素还可抑制人体线粒体的蛋白质合成，对人体产生毒性，特别是造血细胞对氯霉素更敏感。

【临床应用】

（1）曾作为伤寒与副伤寒的治疗，但由于氯霉素可引起再生障碍性贫血，现已被氟喹诺酮和第三代头孢菌素取代。

（2）目前仅作为治疗威胁生命的感染如细菌性（流感嗜血杆菌）脑膜炎或立克次体感染。其中多西环素通常为立克次体感染的首选，对多西环素过敏、肾功能不良、怀孕妇女和儿童，或必须注射给药者，可选用氯霉素。

（3）滴眼治疗敏感菌引起的眼部感染。

【不良反应】

1.抑制骨髓造血功能 氯霉素最严重的毒性反应，表现为：①剂量相关性的贫血、白细胞减少、血小板减少。发现后及时停药。②与剂量大小、疗程长短无关的不可逆的再生障碍性贫血。发生率为1/3万，但死亡率很高。患者出现致死性的各类血细胞减少、皮肤黏膜淤斑、鼻出血、咽痛、黄疸、高热等。在用药过程中定期检查血象，一旦出现异常，立即停药。

2．灰婴综合征　新生儿和早产儿当剂量过大时可发生。表现：最初24h内表现为呕吐、拒哺、呼吸不规则而快、腹部膨胀和发绀；后24h，病儿软弱，皮肤转为灰色，体温降低。若恢复无后遗症。故婴儿、孕妇、乳母应慎用。

3．其他　口服可发生恶心、呕吐、腹泻和会阴刺激症状。少见过敏反应如皮疹、血管神经性水肿与视神经炎等。

三、林可霉素类抗生素

林可霉素类包括林可霉素（lincomycin）和克林霉素（clindamycin）。

【体内过程】

口服吸收迅速而完全，不受进食的影响。吸收后除脑脊液外，广泛及迅速分布于各体液和组织中，主要在肝中代谢，肾排泄。

【抗菌作用】

作用机制为抑制细菌蛋白质合成。抗菌谱与红霉素相似，对革兰阳性菌及大多数厌氧菌有效。对几乎所有的革兰阴性杆菌及肺炎支原体无效。

【临床应用】

用于对青霉素、头孢菌素类无效或过敏者。如金葡菌所致的骨髓炎可作首选药，还可用于厌氧菌引起的腹腔、盆腔感染及敏感的革兰阳性菌引起的呼吸道、关节和软组织、骨组织、胆管等感染及败血症、心内膜炎等。

【不良反应】

常见为轻微的胃肠道反应，口服、注射均可引起。主要为不同程度的腹泻，严重时可导致致死性伪膜性肠炎，可口服万古霉素或甲硝唑治疗。也可引起轻微的变态反应。

四、万古霉素类抗生素

万古霉素类包括万古霉素（vancomycin）和去甲万古霉素（norvancomycin）。

【体内过程】

胃肠道吸收好，肌注引起剧痛和组织坏死，故一般应稀释后缓慢静脉滴注。广泛分布于全身大多数组织和体液中，不易通过血-脑脊液屏障，主要由肾排泄。

【抗菌作用】

作用机制是抑制细胞壁合成。作用特点是对其他抗生素耐药的革兰阳性菌有较强的杀菌作用。对多数革兰阴性菌、分枝杆菌属、立克次体属、衣原体属或真菌均无效。

【临床应用】

主要用于耐药菌所致的严重感染，如肺炎、脓胸、心内膜炎、骨髓炎和软组织感染等；还可用于治疗血液透析患者发生葡萄球菌属所导致的动、静脉分流感染；口服适用于治疗克林霉素所引起的假膜性肠炎经甲硝唑治疗无效者。

【不良反应】

毒性较大，较大剂量应用可出现耳毒性与肾毒性。在用药期间注意监测听力与肾功能。避免与氨基糖苷类抗生素、强效利尿药、多黏菌素合用。

替考拉宁的化学结构、作用机制、抗菌谱与抗菌活性与万古霉素类相当。但其肌肉注射吸收好。不良反应轻微而短暂。

五、多黏菌素类抗生素

多黏菌素类包括多黏菌素B（polymyxin B）和多黏菌素E（polymyxin E）。多黏菌素类是由多黏芽孢杆菌产生的一组多肽类抗生素，毒性大，主要作为局部应用，口服用于肠道感染和肠道手术前准备。多黏菌素类主要是与细菌细胞膜上的磷脂结合，增加细菌细胞膜通透性，使细菌细胞内物质外漏而呈现杀菌作用。目前临床主要用于铜绿假单胞菌及其他假单孢菌引起的创面、尿路及眼、耳等部位感染。但肾毒性大，发生率高，安全范围小，大剂量使用易造成患者急性肾小管坏死及肾衰竭。

第五节　抗生素的用药指导

【用药指导程序】

用药步骤	用药指导要点
用药前	熟悉抗生素的适应证和禁忌证，了解各种剂型和用法。
用药中	1. 过敏体质慎用抗生素，对过敏的药物禁用。 2. 肝功能不全者慎用大环内酯类、磺胺类和抗结核、真菌药。后两者长期使用时，应定期复查肝功能。头孢菌素类剂量较大时也可损坏肝功能。 3. 老、幼患者避免使用庆大霉素、链霉素、卡那霉素等肾毒性、耳毒性药物。 4. 磺胺类药抑制甲状腺功能，故甲状腺功能低下者禁用。 5. 无明确感染征象，应尽量避免使用抗生素，防止产生耐药性（细菌对药物的适应与抗药）及双重感染（敏感菌被杀灭后，不敏感菌因失去拮抗而感染机体）。 6. 青霉素在大剂量使用（每日超过2000万单位）时，有时会出现幻觉、抽搐、昏睡、精神失常等症状；静脉输入的浓度为1万~4万U/mL，超浓度使用时，各种危险性增加；静脉点滴青霉素钾盐更应当注意浓度与速度，否则血钾快速升高会引起心脏骤停。 7. 同类抗生素不要重用，但是有时不同抗生素联合使用起协同作用。 8. 抗生素达到最大作用，一般在用药72h之后，也就是说用药3d后才达到最好疗效，通常的用药1~2d认为无效而随意停用或更改药物是不合理的。
用药后	1. 氯霉素、氨苄西林、链霉素、新生霉素等有时可引起粒细胞缺乏症，应定期检测患者的血常规。 2. 妥布霉素偶可致转氨酶升高；多数头孢菌素类大剂量可致转氨酶、碱性磷酸酯酶升高；多黏菌素类、氨基苷类及磺胺类药可引起肾小管损害，应定期检测患者的尿常规。 3. 氨基糖苷类损害第八对脑神经，引起耳鸣、眩晕、耳聋；大剂量青霉素G或半合成青霉素或引起神经肌肉阻滞，表现为呼吸抑制甚至呼吸骤停；氯霉素、环丝氨酸引起精神病反应等；用药后应注意患者的体征和行为是否有变化。

【小儿感染预防指导】

经常保持皮肤和黏膜的清洁和完整，避免创伤，切忌挤压或用针挑刺疮疖，应积极治疗、控制慢性病，合理使用免疫抑制剂和抗生素类药物，烧伤病房应严格消毒等措施，均可预防感染发生。一切明显的或隐匿的化脓性病灶如能及早予以清除，就可以减少感染的发生。

小儿时常见的传染病如麻疹、流行性感冒、百日咳等易继发较重的呼吸道细菌感染，从而发生细菌感染。对这类病儿，必须加强保护。对不论多么细小的皮肤创伤必须予以重视，早做适当处理。随着环境卫生、个人卫生、营养状况及小儿保健工作的不断改善，细菌感染的发病率必然会随之下降。

主要预防措施：

（1）教育孩子养成良好的卫生习惯和饮食习惯，如饭前便后洗手、勤洗澡、喝开水和不吃生冷食物。

（2）房间经常通风换气，衣服被褥要经常在阳光下曝晒。

（3）尽量少带孩子去拥挤的公共场所，尽量避免与其他有发热、出疹性疾病的儿童接触。

（4）加强体育锻炼，提高抗病能力。

（5）患者用过的餐具、用具、衣物等健康人不要随便使用，要用开水煮沸消毒。

【常用制剂和用法】

青霉素钠　注射剂：静脉滴注，每日200万～2000万U，分2～4次给药。

阿莫西林钠　片剂：每次0.5～1.0g，每6～8h每次。

阿莫西林克拉维酸钾　片剂：成人每次1.2g，每日3～4次。

氯唑西林　胶囊剂：成人每次0.5～1g，每日3～4次。小儿：口服，每日3～4次，每次服20～30mg／kg。

双氯西林　片剂：成人每次0.25～0.5g，每日4次。小儿：口服，每日4～6次，每次服30～50mg／kg。

羧苄西林　注射剂：成人每次0.5g，每日4次。

头孢唑啉钠　注射剂：每次0.5g～1g，每日2～4次，严重感染可增至每日6g，分2～4次静脉给予。

头孢呋辛钠　注射剂：每次0.75～1.5g，每8h给药每次。对于危及生命的感染或罕见敏感菌引起的感染每6h使用1.5g。

头孢噻肟钠　注射剂：成人每日2～6g，分2～3次，严重感染者每6～8h给药2～3g，每日最高剂量不超过12g。肌酐清除率<20mL/min，维持量应减半；血清肌酐>751μmol/L时，维持量为正常的1/4。

头孢拉定　胶囊剂：成人每次0.25～0.5g（1～2粒），每6h一次，每日最高剂量为4g（16粒）。儿童按体重每次25～50mg/kg，每6h一次。

头孢氨苄　片剂或胶囊剂：成人：口服，一般每次250～500mg（2～4粒），每日4次，高剂量每日4g（32粒）。

头孢克肟　片剂：成人和体重30kg以上的儿童口服，每日2次，每次服50～100mg，重症可增至每次200mg。小儿：口服，每日2次，每次服1.5～3mg/kg。

红霉素　肠溶片剂：0.125g、0.25g。每次0.25～0.5g，每日3～4次。注射剂：0.25g、0.3g，每日1～2g，分3～4次注射。

林可霉素　片剂：0.25、0.5g。胶囊剂：0.25、0.5g。每次0.5g，每6～8h一次。注射剂：0.2g/mL、0.6g/mL，每日2～3次，肌注或静滴。

克林霉素　胶囊剂：0.075g、0.15g。每次0.15～0.3g，每日3～4次。

链霉素　注射剂：0.5g/2mL。每日0.75～1g。

卡那霉素　注射剂：0.5、1g/2mL。每次0.5g，每日2次，肌注。

阿米卡星　注射剂：0.1g/2mL、0.2g/2mL。每日0.2～0.4g。

新霉素　片剂：0.1g、0.25g。每次0.25～0.5g，每日3～4次。滴眼液：4万U/8mL。每次1～2滴，每日3～5次。

左氧氟沙星氯化钠注射液　注射剂：250mg或500mg，缓慢滴注，滴注时间不少于60min，每24h滴注每次；或750mg，缓慢滴注，时间不少于90min，每24h滴注每次。肌酐清除率≥50mL/min，无须调整剂量。<50mL/分，须调整剂量。

盐酸环丙沙星片 片剂：成人常用量：每日0.5～1.5g，分2～3次。尿路感染：急性单纯性下尿路感染，每日0.5g，分2次服，疗程5～7d。复杂性尿路感染，每日1g，分2次，疗程7～14d。

氯霉素 片剂：0.25g。每次1～2g，每日3～4次。滴眼液：20mg/8mL。每次1～2滴，每日3～5次。滴耳液：0.25mg/10mL。每次1～3滴，每日3次。

万古霉素 片剂：0.25g。每次0.25～1g，每日2次。注射液：0.5g/50万U。每日100万～200万U，分2～4次，缓慢滴注。

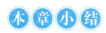

本病是在风湿性心瓣膜病基础上，扁桃体炎发生时链球菌感染损伤心内膜，细菌毒素侵入血液发生败血症，表现为皮肤黏膜出血，血栓栓塞于肾引起了叩击痛。风湿性心瓣膜病引起了心功能不全，表现为肺淤血水肿和体循环淤血（肝大）。

治愈本病的关键在于杀灭心内膜的病原菌，治疗原则：①应用杀菌药；②选用两种具有协同作用的抗菌药联合应用；③静脉给药，剂量须高于一般常用量，以达到有效的组织浓度；④疗程4～6周或更长，以降低复发率。

治疗药物：①青霉素仍为首选，剂量为1000万～2000万U/d，分4～6次给药；②联合应用庆大霉素3mg/kg，每8h给药1次，疗程4周。

本章小结

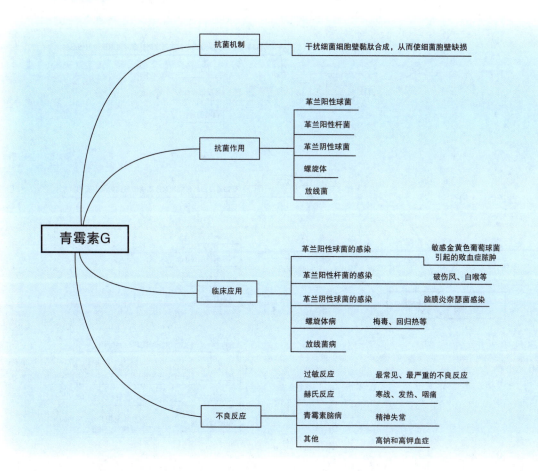

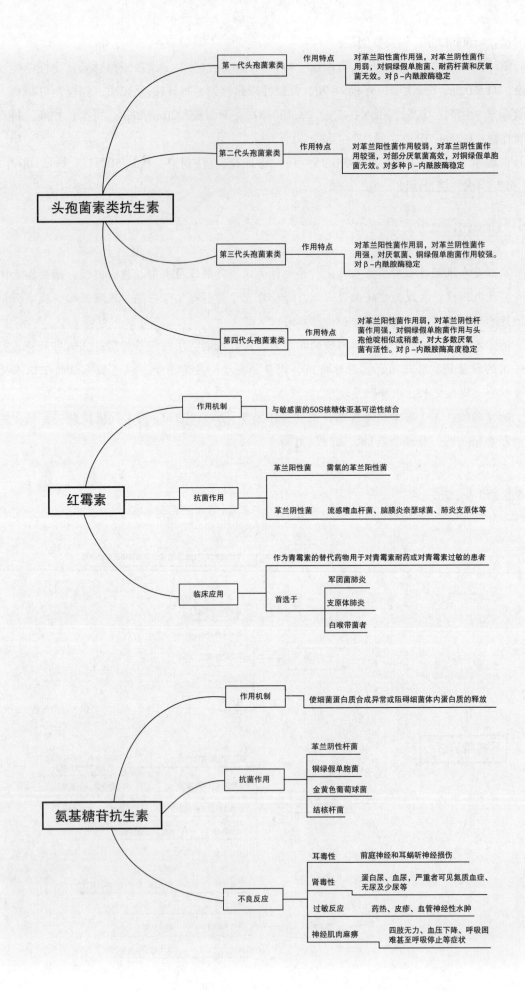

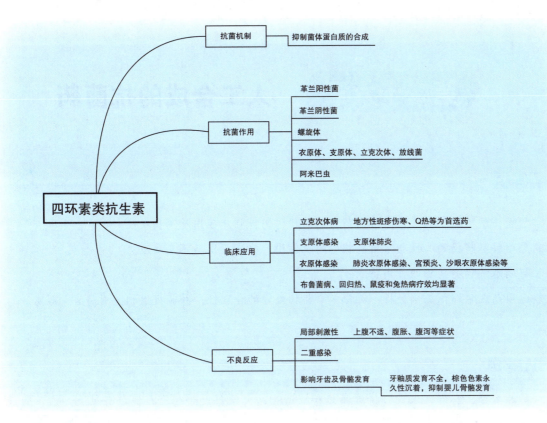

考点提示

1. 青霉素G的抗菌谱及临床应用。
2. 半合成青霉素的分类、每类代表药物及临床应用。
3. 氨曲南及克拉维酸的应用及注意事项。
4. 红霉素的抗菌谱及临床应用。
5. 克林霉素及麦迪霉素的临床应用。
6. 氨基糖苷类抗生素的作用机制、抗菌谱、临床应用及代表性药物。
7. 四环素类抗生素的作用机制、抗菌谱、临床应用及代表性药物。
8. 氯霉素类抗生素的作用机制、抗菌谱、临床应用及代表性药物。
9. 喹诺酮类类抗生素的作用机制、抗菌谱和临床应用。
10. 喹诺酮类抗生素的发展史。

思考与练习

1. 简述青霉素的抗菌谱。
2. 试述红霉素的临床应用。
3. 简述四环素与氯霉素的不良反应。

（王　裕　李金金）

第二十六章　人工合成的抗菌药

> **学习目标**
>
> 1. 掌握喹诺酮类药物的共性与常用药物的药理作用、临床应用及不良反应。
> 2. 熟悉磺胺类药物的共性与常用药物的药理作用、临床应用与不良反应。
> 3. 了解硝基呋喃类药物的作用特点。
> 4. 能运用药理学知识正确分析、解释本章药物处方的合理性,并能提供相关用药咨询服务。

引导案例

> 患者,男,25岁,农民,持续高热和腹泻8d,大便每天5~6次,偶尔有黏液,右下腹隐痛,伴畏寒、精神萎靡、头痛、食欲缺乏、腹胀、皮肤出现玫瑰疹、脾大、相对缓脉。血白细胞和嗜酸性粒细胞减少。大便检查:见少许白细胞和脓细胞,粪便培养分离到伤寒杆菌。经诊断为伤寒。
>
> 针对此患者临床如何治疗?应该选择什么药物?

第一节　喹诺酮类

喹诺酮类药物是具有4-喹诺酮母核基本结构的人工合成的抗菌药,最早应用的有萘啶酸和吡哌酸。现氟喹诺酮类药物如环丙沙星、氧氟沙星等发展迅速,临床广泛使用。共同特点:

(1)氟喹诺酮类药物大部分具有口服吸收好、与其他抗菌药无交叉耐药性、不良反应少等特点。氟喹诺酮类可以螯合铁、镁、锌等二价和三价阳离子,避免与含这些离子的食物和药物同服。

(2)抗菌谱广,抗菌活性强。对革兰阴性杆菌具强大的杀菌作用,对某些革兰阳性需氧菌也有效,某些品种对厌氧菌、结核分枝杆菌、衣原体、支原体及军团菌也有作用。

(3)喹诺酮类药物的作用机制为干扰DNA复制而起到杀菌作用。

(4)近年报道耐药菌株呈增多趋势。本类药物之间有交叉耐药性,但与其他抗菌药之间无交叉耐药性。

(5)可用于各种敏感菌所引起的感染,可替代氯霉素作为治疗伤寒与副伤寒的首选药,也可作为对青霉素与头孢菌素等易过敏药物的替代药。

(6)氟喹诺酮类的不良反应发生率较低。多见胃肠道反应、神经系统反应、变态反应及关节损害,孕妇与14岁以下儿童不宜应用。

诺氟沙星

诺氟沙星又名氟哌酸,为第一个氟喹诺酮类药物,血药浓度低,但在粪便排出量最高可达给药量的53%,在肾脏和前列腺中的药物浓度可分别高达血药浓度的6.6倍和7.7倍。所以,临床主要用于肠道和泌尿生殖道敏感菌的感染。

氧氟沙星

氧氟沙星口服后吸收快而完全,血药浓度高,体内分布广泛。用于敏感菌引起的呼吸道、肠道、胆囊、泌尿道、子宫、附件以及五官、口腔、外科等感染,也可用于支原体和衣原体引起的尿道炎和宫颈炎。耐普通抗生素病原菌引起的感染。

左氧氟沙星

左氧氟沙星为氧氟沙星的左旋异构体,抗菌谱同氧氟沙星,抗菌活性为氧氟沙星的2倍。口服后吸收完全,相对生物利用度接近100%,广泛分布于各组织和体液中,主要经肾排泄。可用于敏感菌引起的呼吸道、泌尿道、盆腔、腹腔、皮肤软组织、耳鼻咽喉及口腔感染与外科手术感染的预防。不良反应少而轻微。

环丙沙星

环丙沙星体外抗菌活性最强的药物,抗菌谱与诺氟沙星相似,口服生物利用度低,可采用静脉滴注提高其利用度。用于对其他抗菌药物耐药的革兰阴性杆菌所致的呼吸道、泌尿生殖道、消化道、骨、关节和皮肤软组织感染。不良反应可诱发跟腱炎及跟腱断裂,老年人和运动员慎用;静脉滴注时,局部有血管刺激反应。

第二节 磺胺类

磺胺类为第一个人工合成的用于全身感染的抗菌药。磺胺类药物已被抗生素及喹诺酮类取代,但由于疗效确切、服用方便,对流脑、鼠疫、沙眼衣原体、伤寒等有良好效果,仍保留有一席之地。共同特点:

(1)广谱抑菌药,对许多革兰阳性菌和一些革兰阴性菌、衣原体、放线菌及某些原虫(如疟原虫和阿米巴原虫)均有抑制作用。

(2)作用机制为竞争细菌二氢叶酸合成酶,影响了二氢叶酸的合成,使细菌生长和繁殖受到抑制。

(3)细菌对磺胺类药易产生耐药性,特别是在用量不足时易发生,本类药物之间有交叉耐药性。

(4)不良反应主要是肾脏损害,过敏反应易出现在长效制剂时,对造血系统磺胺药能抑制骨髓白细胞形成,长期应用磺胺药应检查血象。

一、用于全身感染磺胺类药

磺胺异噁唑(SIZ)

磺胺异噁唑又叫菌得清,属吸收快排泄快的短效磺胺类,血浆蛋白结合率为86%,肝代谢,肾排出,尿液浓度高,不易析出结晶。可用于诺卡菌引起的肺炎、脑膜炎和脑脓肿的治疗。较少引起肾损伤。

磺胺嘧啶(SD)

磺胺嘧啶口服易吸收,血浆蛋白结合率约为55%。易通过血-脑脊液屏障。可与青霉素组合治疗脑膜炎,或与乙胺嘧啶合用治疗弓形虫病。但本药可在尿中形成结晶,故应同服等量碳酸氢钠碱化尿液，注意多饮水以减少结晶尿对肾脏的损伤。

磺胺甲噁唑（SMZ）

磺胺甲噁唑又叫新诺明，血浆蛋白结合率较高（60%~80%），常与甲氧苄啶合用治疗呼吸道和消化道感染。

二、用于肠道感染的磺胺药

柳氮磺吡啶

柳氮磺吡啶口服或栓剂给药时不易吸收，对结缔组织有较强的亲和力，在结肠的肠微生物作用下分解成5-氨基水杨酸和磺胺吡啶。5-氨基水杨酸在肠壁组织中起到抗炎和免疫抑制作用，磺胺吡啶有微弱的抗菌作用。可用于溃疡性结肠炎和直肠炎。

三、外用磺胺药

磺胺醋酰

磺胺醋酰为局部短效磺胺药。穿透力强，对葡萄球菌、溶血性链球菌、脑膜炎球菌、大肠杆菌、淋病球菌、沙眼衣原体等有抑制活性。对沙眼衣原体较为敏感。眼药水或眼膏可有效治疗细菌性结膜炎和沙眼。

磺胺嘧啶银

磺胺嘧啶银又名烧伤宁。可发挥SD和硝酸银两者的作用，抗菌谱广，对铜绿假单胞菌作用强大，且银有收敛作用，可促进创面的愈合，用于治疗烧烫伤创面感染。

甲氧苄啶（TMP）

甲氧苄啶又称磺胺增效药，抗菌谱与磺胺药类似，为抑菌药，可抑制二氢叶酸还原酶导致二氢叶酸不能还原为四氢叶酸，从而阻止细菌核酸的合成。抗菌活性是SMZ的数十倍。但细菌较易产生耐药性，很少单独使用。磺胺药则抑制二氢叶酸合成酶。常与SMZ、SD或SIZ合用，抗菌作用大幅度提高，并可减少抗药菌株的出现。

第三节 硝基咪唑类

甲硝唑（灭滴灵）

甲硝唑为人工合成的5-硝基咪唑类化合物。同类药物还有替硝唑、奥硝唑等。药理作用与甲硝唑相似。

【药理作用和临床应用】

1. **抗阿米巴作用** 对肠内、肠外阿米巴原虫都有强大的杀灭作用，是急、慢性阿米巴痢疾和肠外阿米巴病高效、低毒的首选药。治疗阿米巴痢疾时宜与抗肠道内阿米巴药物交替使用，以提高疗效，降低复发率。

2. **抗厌氧菌作用** 对厌氧性革兰阳性菌、阴性菌都有强大的抗菌作用，且长期应用不易导致二重感染。主要用于防治口腔、腹腔、盆腔厌氧菌感染。目前作为预防和治疗厌氧菌感染的首选药。

3. **抗阴道滴虫病** 对阴道滴虫有直接杀灭作用，是治疗阴道滴虫病的首选药。口服后可分布于阴道分泌物、精液和尿液中，对女性与男性泌尿生殖道滴虫感染都有效。

4. **抗贾第鞭毛虫作用** 治疗贾第鞭毛虫病最有效的药物。

【不良反应】

1. **胃肠道反应** 服用后常见口干、食欲下降、恶心、腹泻、腹痛、口腔金属味等，一般不影响治疗。

2.**神经系统**　偶见头痛、眩晕、肢体麻木与感觉异常等。

3.**过敏反应**　少数患者可出现皮疹、轻度白细胞减少，停药后可恢复。

4.**致畸、致癌作用**　长期大量口服有致癌、致突变作用。

【用药注意】

（1）本品抑制乙醇的代谢过程中产生乙醛脱氢酶，导致急性乙醛中毒。用药期间应戒酒和禁饮含醇饮料。

（2）妊娠早期、哺乳期妇女、中枢神经系统疾病及血液病患者禁用。厌氧菌合并肾功能不全者慎用。

（3）苯巴比妥和苯妥英钠可加速甲硝唑代谢；甲硝唑可增强华法林和其他香豆素类的抗凝血作用，使用时注意调整剂量。

第四节　硝基呋喃类药

此类药物抗菌谱广，作用机制是干扰敏感菌DNA的合成，在血液和组织中的浓度低，尿液中的浓度高。临床上主要用于泌尿系统、消化系统及局部感染的治疗，且不易产生耐受性。代表药物有呋喃妥因和呋喃唑酮。

呋喃妥因（呋喃坦啶）

呋喃妥因抗菌谱广，对大多数革兰阳性菌及阴性菌均有抗菌作用。临床上用于敏感菌所致的泌尿系统感染，如肾盂肾炎、尿路感染、膀胱炎及前列腺炎等。酸化尿液可增强抗菌作用。较常见的不良反应有恶心、呕吐、腹泻等胃肠道反应；偶有过敏反应；对于缺乏6-磷酸葡萄糖脱氢酶患者可引起溶血性贫血。

呋喃唑酮（痢特灵）

呋喃唑酮的抗菌谱与不良反应与呋喃妥因相似，口服后肠内浓度高，主要用于敏感菌所致的细菌性痢疾、肠炎、霍乱；对幽门螺杆菌所致的胃、十二指肠溃疡疗效较好。栓剂可用于治疗阴道滴虫病。

第五节　人工合成抗菌药的用药指导

【用药指导程序】

用药步骤	用药指导要点
用药前	熟悉常用人工合成抗菌药的适应证和禁忌证，了解各种剂型和用法。
用药中	1.服用磺胺类药物期间加服等量碳酸氢钠，碱化尿液，以增加磺胺及其乙酰化物的溶解度。 2.服用磺胺类药物期间大量饮水，用药期间保持每日饮水量在1500mL以上，以增加尿量。 4.服用磺胺类药物期间定期检查尿液，发现结晶尿应及时停药。 5.喹诺酮类抗菌药不适宜14周岁以下青少年服用。 6.服用甲硝唑药物期间应戒酒和禁饮含醇饮料。
用药后	密切观察用药后的疗效和不良反应。

【厌氧菌防治指导】

治疗原则为建立不利于厌氧菌生长繁殖的环境和抗菌药物治疗。对少数产外毒素的厌氧菌感染如破伤风、肉毒杆菌食物中毒，宜同时应用抗毒素。对严重感染患者应加强支持疗法、酌情输血浆或全血，积极治疗原发疾病。

1. 破坏厌氧环境　包括局部病灶的切开引流、坏死组织或无效腔的清除、明显肿胀伴气体形成病变组织的减压，以及并存的恶性肿瘤、异物、梗阻、血栓的去除等。为控制感染扩散和减轻毒血症，必要时施行截肢、子宫切除等手术。而对抗菌药物治疗效果良好的肝脓肿、无明显囊壁的脑脓肿、输卵管附件脓肿等不一定做切开引流。浅表厌氧菌感染局部可用过氧化氢溶液冲洗。高压氧治疗适用于气性坏疽病例。

2. 其他治疗　支持和对症治疗包括维持水、电解质平衡、输血、纠正休克、止痛、肾衰竭的治疗、患肢的固定等。并发血栓性静脉炎或DIC时，有应用肝素等抗凝剂的指征。由产气荚膜梭菌造成流产后感染或败血症并发血管内溶血时，可应用换血疗法。破伤风或肉毒梭菌感染时，毒素是重要的致病因子，此时，抗毒素的应用尤为重要。此外可给氧，包括局部应用3%过氧化氢溶液冲洗和全身给药，重症患者可考虑高压氧舱治疗。

【常用制剂和用法】

诺氟沙星　胶囊：0.1g，每次0.4g，每日2次。软膏：10g：0.1g、250g：2.5g，皮肤软组织感染，每日患处涂药2次。乳膏：10g：0.1g、500g：5g，皮肤软组织感染，每日患处涂药2次。滴眼液：8mL：24mg，滴入眼睑，每次1～2滴。

环丙沙星　片剂：0.25g，成人的每日用量（以环丙沙星计，下同）为0.5～1.5g，分2次口服。注射液：100mL：0.2g，静脉滴注每日0.2～0.6g，但速度不宜过快；分2次滴注，每次时间约1h。

左氧氟沙星　片剂：0.1g、0.2g、0.5g。分散片：0.1g。胶囊剂：0.1g。注射液：100mL：0.3，50mL：0.1，口服。成人常用量：①支气管感染、肺部感染：每次0.2g，每日2次，或每次0.1g，每日3次，疗程7～14d。②急性单纯性下尿路感染：每次0.1g，每日2次，疗程5～7d；复杂性尿路感染：每次0.2g，每日2次，或每次0.1g，每日3次，疗程10～14d。③细菌性前列腺炎：每次0.2g，每日2次，疗程6周。

引导案例解析

治疗药物：①对于成人患者，氟喹诺酮类药物是首选，常用的有氧氟沙星和环丙沙星；②氨苄西林、阿莫西林治疗伤寒疗效确切，也可选用；③由于氯霉素存在严重的骨髓抑制，在伤寒治疗方面已逐步被取代，但仍可用于敏感伤寒沙门菌所致伤寒的治疗。

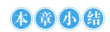

本章小结

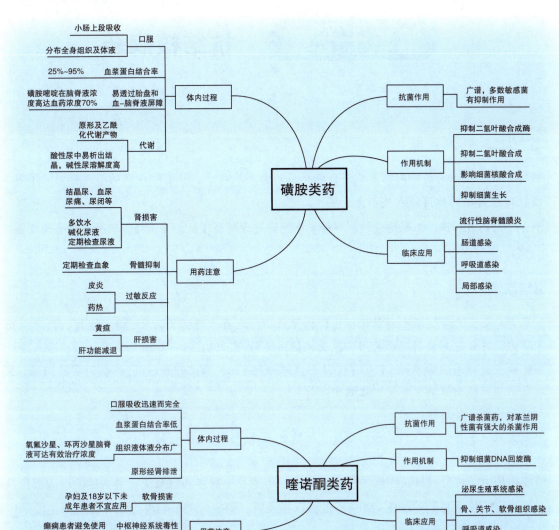

考点提示

1. 喹诺酮类：药动学特点，抗菌作用及机制，临床应用和不良反应；诺氟沙星、环丙沙星、左氧氟沙星抗菌作用的特点及临床应用。

2. 磺胺类：抗菌作用及机制，临床应用和不良反应；磺胺嘧啶、磺胺甲噁唑抗菌作用的特点及临床应用。

思考与练习

1. 简述第三代喹诺酮类药物抗菌作用的特点。
2. 试述甲硝唑的临床应用。
3. 简述磺胺类药的不良反应。

第二十七章 抗结核病药

> **学习目标**
>
> 1. 熟悉一线抗结核病药物的抗菌作用、临床应用与不良反应。熟悉结核病的治疗原则。了解二线抗结核药物的作用特点及不良反应。
> 2. 学会运用药理知识，正确地分析、解释本章药物处方的合理性，并能提供相关用药咨询服务。

引导案例

患者，女，32岁，半个月前体征出现持续低热、乏力、胸痛、偶尔咳嗽等症状，门诊中初步诊断为上呼吸道感染引起，采用头孢曲松钠输液治疗，但症状一直未见明显好转，后来经医院系统检查。结果：白细胞$5.7×10^9$/L，中性粒细胞0.70，血沉52mm/h，结核菌实验阳性，X线检查示肺部渗出性病变和增生性病变。

临床诊断：肺结核。

医生采取了异烟肼、利福平、乙胺丁醇联合治疗，病情逐渐好转。

结核病是由结核分枝杆菌引起的慢性传染病，可累及全身多器官系统，最常见的患病部位是肺脏，占各器官结核病总数的80%~90%。也可以累及肾、脑、骨关节与淋巴结等器官。主要的传播途径是呼吸道。

第一节 抗结核病药

根据临床疗效特点和不良反应，可将抗结核病药物分为两类：一线抗结核药物和二线抗结核药物。一线药物疗效高，不良反应少，患者容易接受，包括异烟肼、利福平、乙胺丁醇、吡嗪酰胺等。二线药物疗效较差，不良反应较大，包括对氨基水杨酸、丙硫异烟胺、链霉素、氧氟沙星等，多为对一线抗结核药物产生耐药时的备选药物。

结核分枝杆菌的特点：①生长缓慢，甚至可处于对药物不敏感的休眠状态；②其细胞壁富含脂质，很多药物不易穿透；③常生长在药物不易达到的特殊环境中。因此分枝杆菌感染对药物的治疗反应慢，需要长期治疗。典型的肺结核起病缓慢，病程较长，可以有午后低热、倦怠、盗汗、食欲缺乏、消瘦、咳嗽、胸痛及咯血。女性可有原因不明的月经不调或闭经。

一、常用的抗结核药

异烟肼（INH，雷米封）

为最常用的抗结核药，具有疗效高、毒性小、价廉、可口服等优点。

【体内过程】

口服吸收迅速而完全，1～2h血药浓度达峰值，个体差异很大。食物可减少吸收，应空腹服药。吸收后分布于全身各组织，穿透力强，能进入细胞、骨组织、关节腔、胸腔积液、腹水、结核空洞、痰液及胎儿体内。主要在肝内代谢成乙酰化异烟肼和异烟酸经肾排泄。异烟肼乙酰化的速度受遗传因素影响较大，不同患者乙酰化的速度相差很大：快乙酰化者$t_{1/2}$为0.5～1.6h；慢乙酰化者$t_{1/2}$为2～5h，不良反应多。

【抗菌作用】

异烟肼对结核分枝杆菌具有高度选择性，抗菌机制可能与选择性抑制结核分枝菌酸的合成有关。抗菌力强，对繁殖期的结核菌有杀菌作用，对静止期的结核菌有抑菌作用。单独应用易产生耐药性，与其他抗结核药联合可增强疗效、延缓耐药性的产生。

【临床应用】

异烟肼是治疗各型与各部位结核的首选药，可单独应用作为结核病的预防用药，治疗时可与其他一线抗结核药联合用。

【不良反应】

小剂量时不良反应少而轻，剂量大时可出现：

1. 周围神经炎　见于剂量大、维生素B_6缺乏与慢乙酰化患者。表现为四肢远端麻木、反应迟钝、共济失调甚至出现肌肉萎缩。发生的原因可能是异烟肼与维生素B_6结构相似、维生素B_6排泄增多有关，可同服维生素B_6防治。

2. 肝脏损害　小剂量时可出现转氨酶暂时升高，较大剂量或长期用药可引起肝损害。年龄越大，肝损害机会越大。应定期查肝功能以了解肝功能，肝功能损害者慎用。

3. 过敏反应　如皮疹、药热、狼疮样综合征等，出现过敏反应时应停药。

4. 中枢神经功能障碍　失眠、精神兴奋、神经错乱等，癫痫与精神病患者慎用。

【药物相互作用】

异烟肼是肝药酶抑制剂，可降低肝脏对香豆素类抗凝血药、苯妥英钠、卡马西平、丙戊酸钠、茶碱、拟交感胺类药物的代谢速度，合用时应注意调整剂量。

利福平

该药又名甲哌利福霉素，是利福霉素的半合成衍生物，橘红色结晶粉末，对光不稳定。

【体内过程】

口服吸收迅速而完全。进食可影响药物吸收，使血药浓度达峰时间延迟，故宜空腹口服。吸收后分布于全身各组织，穿透力强，能进入细胞、结核空洞、痰液及胎儿体内。脑膜炎时，脑脊液中浓度可达血浓度的20%。肝代谢，从胆汁排泄，形成肝肠循环，使其作用时间延长。约60%经粪与尿排泄，服药时患者的尿、粪、泪液、唾液、汗液、痰等均可染成棕红色，应预先告诉患者。

【抗菌作用】

广谱抗菌作用，对结核杆菌、麻风杆菌和革兰阳性球菌特别是脑膜炎奈瑟菌、耐药性金葡菌都有很强的抗菌作用，对革兰阴性菌、某些病毒和沙眼衣原体也有抑制作用。

作用机制是特异性地抑制敏感菌的DNA依赖性RNA多聚酶，阻碍mRNA合成。单用时易产生耐受性，须与其他抗结核药合用。

【临床应用】

1. 各种结核病　主要与其他结核病药合用，治疗各种结核病及重症患者也有效。

2. 其他感染　用于对耐药性金葡菌及其他细菌所致的感染。如胆管感染、脑膜炎、沙眼等。

3. 麻风病　起效快，用药5周即可将皮肤麻风分枝杆菌杀死，可与氨苯砜等抗麻风病药联合治疗麻风病。

【不良反应】

1. 胃肠道反应　表现为恶心、呕吐、腹痛、腹泻等。
2. 肝毒性　少数患者可出现黄疸，原有肝病患者、嗜酒或与异烟肼合用时易致严重肝损害。
3. 过敏反应　如药热、皮疹等，偶见白细胞减少和血小板减少。
4. 流感样综合征　表现为发热、头痛与全身酸痛等症状。常见于大剂量间歇疗法。

【药物相互作用】

异烟肼是肝药酶诱导剂，可提高地高辛、避孕药、普萘洛尔、抗凝血药、酮康唑、皮质激素等药物的代谢，可使其药效减弱。

【禁忌证】

严重肝病、胆管阻塞、妊娠3个月内妇女。老人与营养不良者慎用。

乙胺丁醇

人工合成的乙二胺衍生物，水溶性好，对热稳定。

【体内过程】

口服吸收良好，2~4h血药浓度达峰值。在脑膜炎时可透过血-脑脊液屏障，达有效治疗浓度。约20%经粪排泄，50%~75%以原形的形式由肾脏排泄，肾功能不全者应减少用量。

【抗菌作用与应用】

该药对各型结核分枝杆菌具有高度抗菌作用，对大多数耐异烟肼与利福平的结核分枝杆菌仍有抗菌活性。单用可产生耐药性，与其他抗结核药无交叉耐药性。临床上与异烟肼、利福平联用，可增强疗效，延缓耐药性产生，治疗各型结核病。

【不良反应】

不良反应少见，大剂量长期应用可致视神经炎，表现为视力下降、视野缩小、红绿色盲，发现后应及早停药，可自行恢复正常。也可出现胃肠道反应和高尿酸血症。

吡嗪酰胺

该药为人工合成的烟酰胺类似物，性质稳定，微溶于水。口服迅速吸收，广泛分布于全身，肝代谢肾排泄。对结核分枝杆菌有抑制和杀灭作用，在酸性环境下抗菌作用增强，单用易产生耐药性，与其他抗结核药无交叉耐药性。与异烟肼、利福平合用，有明显协同作用。

长疗程用药，不良反应主要为肝损害。其他可见高尿酸血症、关节痛、厌食、恶心、呕吐、排尿困难、不适、发热等。

链霉素

链霉素为第一个用于临床的抗结核药。体外杀菌，体内抑菌。不易透过血-脑脊液屏障和细胞膜，作用比异烟肼、利福平弱，单用易产生耐药性，且药物本身毒性大，须与其他药物合用。主要用于耐受其他药物的结核病。

二、其他抗结核病药

乙硫异烟胺

该药的化学结构类似于异烟肼。对异烟肼、链霉素耐药的菌株仍对乙硫异烟胺敏感。口服易吸收，体内分布广，脑脊液内浓度与血药浓度相同，肝脏代谢。临床作为第二线药物，只有在第一线药物无效或不能应用时，才可与其他药物合用。不良反应多且常见，如胃肠道反应、周围神经炎及肝损害等。

对氨水杨酸

对氨水杨酸属叶酸合成抑制剂，对结核分枝杆菌仅有抑制作用，作用弱于异烟肼和链霉素。耐药性产生较慢，临床上主要与异烟肼和链霉素联合使用，可增强疗效，延缓耐药性的产生。

常见不良反应有胃肠道反应、变态反应、长期大剂量使用可出现肝、肾损害。应嘱患者多饮水，少食酸性食物，碱化尿液可减轻肾损害。

利福喷汀

利福喷汀为利福霉素的衍生物，抗菌谱同利福平，抗菌活性比利福平强3倍以上。临床上与其他抗结核药合用。不良反应同利福平。

第二节 抗结核病药的用药指导

一、用药指导程序

用药步骤	用药指导要点
用药前	1. 熟悉常用抗结核病药一线二线分类、重点一线抗结核病药的适应证和禁忌证。 2. 告知患者结核病防治基本知识和防止传染的注意事项。 3. 做好患者心理疏导工作，使其积极配合治疗，相信结核病是可以彻底治愈的。
用药中	1. 掌握抗结核病药科学合理的用药方案及策略。 2. 掌握每种抗结核病药的作用特点。 3. 根据特点科学合理地选药和联合用药，提高疗效，防止耐药现象发生。 4. 确保用药有足够的疗程，防止病情复发或疗效下降。 5. 注意观察异烟肼导致的外周神经炎和中枢症状。可表现为手足感觉异常和中枢眩晕、运动失调等。 6. 对抗结核病药的不良反应要有足够的掌握，防止组织器官损害。
用药后	1. 密切观察或检查患者的外周神经反应、肝功检查和视觉变化情况。 2. 对结核病患者的用药及疗效情况定期回访，督导患者的用药和病情变化，必要时调整用药方案。

二、采用科学用药方案

明确结核病患者属于"初始"还是"复治"，并了解患者的用药史。用药过程中，应遵循十字原则：早期，联用，足量，规律，全程。

1. **早期用药** 早期病灶内结核分枝杆菌生长旺盛，对药物敏感；血液循环丰富，有利于药物渗入病灶，易于达到高浓度。

2. **联合用药** 联合用药的目的在于提高治愈率、降低复发率、降低毒性、防止耐药性产生。

3. **规律用药** 临床采用6个月的短期疗法，具体方法是异烟肼与利福平联合用于结核病的初治；对病情严重的，常采用头2个月强化治疗，用异烟肼、利福平和吡嗪酰胺，后4个月巩固治疗，每日给异烟肼和利福平。

4. **足量、全程用药** 结核病为慢性病，须长期治疗。同时，患者的病情、用药、复查等都应在医务人员的监督之下，在全程化疗期间（一般为6个月）均有医务人员的指导，得到规范的治疗。

三、药物相互作用

（1）维生素B_6与抗结核首选药物异烟肼长期联合应用，可防止外周神经系统功能障碍，如周围神经炎、中枢兴奋和视神经系统功能障碍。

（2）本类药物普遍加重肝脏代谢负担，易造成肝功能损害，须适当补充保肝药物，减轻肝脏损害。如维生素C和葡醛内酯等。

（3）结核病灶未控制前，不宜应用肾上腺糖皮质激素类药物，全程治疗中也要慎重应用肾上腺糖皮质激素，避免病灶扩散和复发。

（一）非药物治疗

1. 心理治疗 首先向患者交代结核病治疗是疗程长、治疗不当易复发、科学合理治疗能完全治愈的疾病，让患者积极配合治疗，充满足够的耐心和信心，确保治疗目标实现。

2. 行为治疗

（1）交代患病治疗期间注意休息规律，保障足够睡眠时间，不要过于劳累，适度散步行走，必要时安排适宜环境休假疗养。患者保持心情舒畅，对治愈疾病充满信心。

（2）传染期不宜聚会、聚餐、自身专用餐具和戴口罩等。

（二）餐饮习惯

（1）用药治疗期间适当多食用含糖、维生素C的水果，具有解毒保肝功效。每天还要保持足够的饮水量。

（2）不宜食用海带，海带可破坏异烟肼结构，使疗效下降。不宜吃鱼类，抑制鱼类蛋白质分解，造成中间代谢物堆积中毒等。但针对结核病机体要加强食品的营养补充，增强体质，以利于疾病康复。

（3）忌辛辣刺激性食物，减轻对呼吸系统的刺激影响。

【常用制剂和用法】

异烟肼　片剂：50mg、100mg、300mg。口服：成人每次0.1～0.3g，每日0.2～0.6g。对急性粟粒性肺结核或结核性脑膜炎，每次0.2～0.3g，每日3次。注射液：2mL：50mg，2mL：100mg。对较重度结核，每次0.3～0.6g。

利福平　片（胶囊）剂：0.15g、0.3g、0.45g、0.6g。口服混悬液20mg/mL。抗结核治疗：成人，每日0.45～0.60g，空腹顿服，每日不超过1.2g。脑膜炎奈瑟菌带菌者：成人5mg/kg，每12h一次，连续2d；1个月以上小儿每日10mg/kg，每12h一次，连服4次。老年患者，口服，按每日10mg/kg，空腹顿服。

乙胺丁醇　片剂：0.25g。胶囊剂：0.25g。成人常用量：与其他抗结核药合用，结核初治，按体重15mg/kg，每日1次顿服；或每次口服25～30mg/kg，最高2.5g，每周3次；结核复治，按体重25mg/kg，每日1次顿服，连续60d，继以按体重15mg/kg，每日1次顿服。非结核性感染，每日15～25mg/kg，1次顿服。小儿常用量：13岁以下不宜应用本品；13岁以上儿童用量与成人相同。

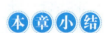

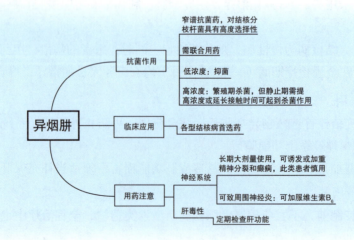

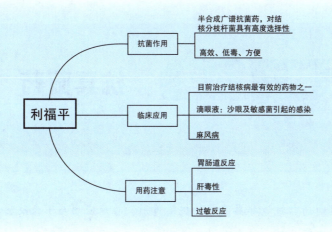

考点提示

1. 异烟肼、利福平、乙胺丁醇体内过程特点、抗菌作用机制、临床应用及不良反应防治。
2. 抗结核病药的合理应用原则和注意事项。

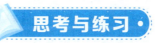

1. 简述异烟肼的药理作用与临床应用。
2. 抗结核病药的应用原则有哪些？
3. 案例分析：

患者，女，32岁。因发热、胸痛、咳嗽、血痰一周入院。近3个月来有低热，午后体温增高，咳嗽。曾在本单位诊断为"感冒"，予以抗感冒药、先锋霉素等药治疗，疗效欠佳。一周来体温升高，咳嗽加剧，痰中带血。半年来有明显厌食、消瘦、夜间盗汗。入院检查：T38℃，P88次/分，R28次/分，发育正常，营养稍差，消瘦，神志清楚，查体合作，胸部体检无明显异常。胸部X线片检查可见双肺纹理增粗，右肺尖有片状阴影，取痰液做细菌培养和抗酸检查均为阴性，结核菌素试验强阳性。再次取痰送检，经浓缩集菌后涂片，抗酸性细菌阳性。经检查后该患者确诊为肺结核（右上肺）。

（1）针对此患者临床治疗的原则是什么？
（2）该患者可以选择哪类药物治疗？

（文秀云）

第二十八章 抗真菌药

学习目标

1. 了解常用抗深部真菌药与抗浅部真菌药的抗菌作用、临床应用与不良反应。
2. 学会分析、解释本章药物处方的合理性,并能提供相关用药咨询服务。

引导案例

患者,女,48岁,5个月前发现一侧脚大拇指甲出现散在白色点状白斑,整体发浑浊,自认为缺乏微量元素等营养要素,自购含微量元素保健药品长时间服用,结果现象不见好转,并且加重。同时发现该趾甲凹凸不平、逐渐加厚、易碎、发黄等,相邻二拇指甲也出现了大拇指甲样的初期症状。去医院检查,临床诊断为甲癣。

医生采用了特比萘芬两个多月治疗,机体表现症状基本消除,并继续进行巩固治疗。

真菌感染可分为表浅部感染和深部感染。浅部真菌感染常由各种癣菌引起,主要侵犯皮肤、毛发、指(趾)甲等,引起手足癣、体癣、股癣、甲癣、头癣等。

第一节 抗浅部真菌药

浅部真菌感染发病率高。深部感染通常由白假丝酵母菌、新型隐球菌、粗球孢子菌、荚膜组织胞浆菌等引起,主要侵犯内脏器官和深部组织,发病率低但危害性大,常可危及生命。抗真菌药物主要分为抗深部真菌药和抗浅部真菌药。

灰黄霉素

【体内过程】

脂溶性高,口服易吸收,吸收后分布广泛,可沉积于皮肤的角质层及毛发、指(趾)甲新生的角质部分,从而抵抗真菌的入侵,使新生的毛发、指(趾)甲无癣菌。

【药理作用和临床应用】

对皮肤癣菌属、小孢子菌属、毛癣菌属等具有较强的抑制作用。对细菌与深部真菌无作用。主要用于皮肤癣菌属、小孢子菌属、毛癣菌属等引起头癣、股癣、体癣、甲癣等。外用无效。

【不良反应】

常见头痛、恶心、呕吐、腹泻、嗜睡、眩晕、共济失调等不良反应。偶见白细胞减少或中性粒细胞减少症。还可诱导肝药酶，增加口服避孕药的代谢速度。

特比萘芬

脂溶性高，口服吸收好，吸收后主要分布于皮肤的角质层。抑制皮肤癣菌中麦角固醇的生物合成，干扰细胞膜的功能与细胞壁的合成，从而使真菌死亡。优点是作用快、复发少、毒性低。用于头癣、股癣、手癣、体癣、甲癣等。主要不良反应为胃肠道反应，也可出现皮疹、荨麻疹与一过性转氨酶升高。

克霉唑

克霉唑属咪唑类抗真菌药，口服吸收少，不良反应多。临床主要供局部外用，用于皮肤癣菌引起的股癣、手足癣与耳道真菌病。另外，其口含片可用于治疗鹅口疮，栓剂用于治疗念珠菌引起的阴道炎。

第二节　抗深部真菌药

两性霉素B

两性霉素B为多烯类抗真菌抗生素，因具有嗜脂性和嗜水性两种特性而得名。

【体内过程】

口服、肌注均难吸收，刺激性大。常采用静脉滴注给药，分布容积小，不易透过血-脑脊液屏障。在体内缓慢由肾排泄，在肾中浓度最高。

【抗菌作用】

具广谱抗真菌作用，对深部感染真菌具有强大的抗真菌作用。作用机制是与敏感真菌细胞膜上的麦角固醇结合，损伤膜的通透性，导致细胞内重要物质如钾离子、核苷酸和氨基酸等外漏，造成真菌细胞死亡。细菌的细胞膜不含麦角固醇，故对细菌无作用。

【临床应用】

两性霉素B仍是治疗深部真菌感染的首选药，主要用于各种真菌引起肺炎、心内膜炎、脑膜炎及尿路感染等。

【不良反应】

不良反应较多，毒性较大，在肾脏、肝脏、血液系统和神经系统毒性较大，限制了应用。其中对肾性毒性较常见，可出现蛋白尿、管型尿。静脉给药可出现恶心、呕吐、食欲缺乏、发热、寒战、头痛等不良反应，有时可有血压下降。偶见血小板减少或白细胞下降。使用时，注意检查肝、肾功能与血常规。

制霉菌素

制霉菌素为多烯类抗真菌药，抗菌机制与作用和两性霉素B相似。口服后胃肠道不吸收且毒性大，也不能做注射用。目前主要以局部用药治疗皮肤、口腔、阴道念珠菌感染或阴道滴虫。不良反应主要有口服后可发生恶心、呕吐、腹泻等。减量或停药后迅速消失。皮肤局部应用后可能引起接触性皮炎。个别患者阴道应用后可引起白带增多。

第三节 广谱抗真菌药

酮康唑

酮康唑为咪唑类抗真菌药，抗真菌谱广，对各种浅部和深部真菌均有抗菌活性。

【体内过程】

口服易吸收，酸性环境助其溶解，应在就餐时或餐后立即服用。分布广泛，可到达皮肤的角化细胞，阴道黏液浓度与血浆中浓度相同，但不易透过血-脑脊液屏障。

【药理作用和临床应用】

对各种浅部和深部真菌可通过增加细胞膜通透性，从而抑制真菌生长。可用于经灰黄霉素治疗无效或对灰黄霉素呈现过敏及难以耐受的患者或顽固性有皮损的体癣、股癣和足癣。也可用于真菌性败血症、肺炎。

【不良反应】

最常见不良反应为恶心、呕吐、厌食等胃肠道反应。最严重的毒性反应为肝毒性。

氟康唑

氟康唑为三唑类抗真菌药，口服吸收好，与静脉给药效价相同。分布广泛，可透过血-脑脊液屏障。抗菌谱与抗菌机制与酮康唑相似，抗菌活性比酮康唑强10~20倍。用于治疗皮肤癣菌病、甲癣及念珠菌、隐球菌、真菌引起的脑膜炎及艾滋病患者口腔、消化道念珠菌病。尚可用于预防器官移植、白血病等患者的真菌感染。常见胃肠道反应，偶见脱发。

第四节 抗真菌药的用药指导

一、用药指导程序

用药步骤	用药指导要点
用药前	熟悉常用抗真菌药的适应证和禁忌证，了解各种常用剂型和用法。
用药中	1.灰黄霉素是肝药酶诱导剂，增加口服避孕药的代谢速度。 2.两性霉素B不良反应较多，毒性较大，使用时，注意检查肝、肾功能与血常规。
用药后	密切观察用药后的疗效和不良反应。

二、药物相互作用指导

抗真菌药物普遍肝脏毒性较大，不宜与有明显肝毒性的药物联合应用。

特比萘芬

（1）本药与两性霉素B联合有协同作用。

（2）西咪替丁等肝药酶抑制药可抑制本药代谢清除，不良反应明显。

（3）本药与口服避孕药同时应用，极少数人可见月经不调。

克霉唑

与两性霉素B合用药效下降。

酮康唑

（1）与两性霉素B合用疗效下降。

（2）与抗酸药和抑制胃酸分泌药同服吸收减少，疗效下降。

（3）与酒类制剂和肝毒性大药物应慎重联合应用，加大肝脏毒性。

（4）与抗凝血药合用，可延长凝血时间，注意观察出血倾向。

制霉菌素

制霉菌素不宜做深部真菌感染治疗用药，对全身真菌感染无治疗作用，5岁以下儿童不建议使用。

三、非药物治疗指导

1. 心理治疗

（1）首先让患者明确真菌类感染疾病是一种疗程相对较长、治疗难度大的疾病，消除患者治愈疾病急于求成的心态，同时明确合理科学治疗是能完全治愈的，让患者对疾病治疗充满信心。

（2）有些真菌感染性疾病发病在体表和特殊部位，影响外观或带来机体感觉上的不适，要做好患者的心理疏导工作，使其积极配合药物治疗，争取早日康复。

2. 行为治疗

（1）如感染部位发生在足部，要保持足部宽松舒适，不适宜穿紧鞋紧袜，不适宜过度走步和劳累。

（2）保持感染部位的卫生清洁，每天用药清洗，加速感染部位康复。

3. 饮食指导

（1）抗真菌药若非外用，对肝脏都有较大的损害，需要加强对肝脏的保护，用药期间建议适当增加含糖及维生素C高的食物或水果类补充，协助肝脏解毒，达到护肝作用。

（2）治疗期间忌口辛辣刺激性食物，控制感染皮肤刺激反应，否则不利于药物治疗。

【常用制剂和用法】

灰黄霉素　成人500～600mg/d，儿童10～15mg/（kg·d），分2～4次口服。滴丸（固体分散物），剂量减半。疗程10～14d。

两性霉素B　注射制剂：5mg（5000U）、25mg（2.5万U）、50mg（5万U），静脉滴注时溶于5%葡萄糖液中，稀释为0.1mg/mL，必要时可在滴注液中加入地塞米松。成人与儿童剂量均按体重计算。从0.1mg/（kg·d）开始，逐渐增至1mg/kg/日为止，可每日或隔日给药1次，药液宜避光缓慢滴入。鞘内注射：首次0.1～0.2mg，渐增至每次0.5～1.0mg，浓度不超过0.3mg/mL，应与地塞米松合用。

克霉唑　克霉唑口腔药膜、克霉唑乳膏、克霉唑药膜、克霉唑栓：成人每次0.5～1.0g，3次/天；儿童20～60mg/（kg·d），分3次服。软膏、栓剂、霜剂可供外用。

酮康唑　片剂、乳膏、洗剂、胶囊。成人每次200mg/次，1次/天，必要时剂量可加大至每次600mg/（kg·d）。儿童15kg以下每次20mg，3次/天；每次15～30kg为100mg，1次/天。

氟康唑　胶囊剂：（或片剂）50mg、100mg、150mg。每日1次，每次50或100mg，必要时150或300mg/d。注射剂100mg/50mL静滴，100～200mg/d。

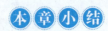

本章小结

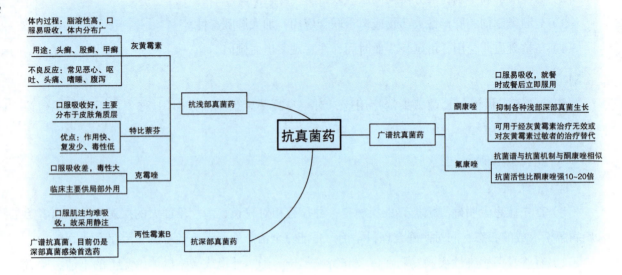

考点提示

1. 酮康唑、克霉唑的抗菌作用及临床应用。
2. 两性霉素B、氟康唑的抗菌作用及临床应用。

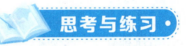

比较克霉唑与酮康唑的临床应用有何不同。

（文秀云）

第二十九章 抗病毒药

学习目标

1. 熟悉阿昔洛韦、利巴韦林、金刚烷胺、干扰素等常用抗病毒药的抗菌作用、临床应用与不良反应。
2. 学会运用药理知识正确地分析、解释本章药物处方的合理性,并能提供相关用药咨询服务。

患者,男,68岁,一周前身体感觉不适,表现体征有头痛、乏力、发热、咳嗽,并咳少量黏痰,自购药品乙酰氨基酚片、头孢克肟分散片和喷托维林片。连续服用5d体征不见好转,并伴有呼吸困难。医检检查结果:肺部有湿啰音、白细胞$5.5×10^9$/L,血沉13mm/h、痰培养无致病细菌生长,X线检查可见肺纹理增多,小片状浸润。

临床诊断:病毒性肺炎。

医生为患者应用了乙酰氨基酚片、三唑核苷注射液、金刚烷胺片和喷托维林片,用药一周后机体症状明显好转。

病毒是体积最小、结构最简单的病原微生物之一,核心含有核酸(核糖核酸RNA或脱氧核糖核酸DNA)和复制酶,其外包有蛋白质的外壳和膜,本身无细胞结构,缺乏完整的酶系统,必须依赖寄主的细胞和酶而繁殖,其增殖过程分为吸附、穿入与脱壳、生物合成、成熟与释放4个阶段。

常见的病毒:引起感冒和流感的鼻病毒、腺病毒与流感病毒;引起流行性腮腺炎的腮腺炎病毒;引起疱疹的疱疹病毒;引起肝炎的肝炎病毒;引起乙脑的乙型脑炎病毒;引起麻疹的麻疹病毒;引起艾滋病的人类免疫缺陷病毒。

病毒感染的临床表现因不同的病毒而有所不同,但多有呼吸道、胃肠道和皮肤症状。抗病毒药物多在其复制繁殖的不同阶段抑制其繁殖所需的酶,从而阻断其复制。但由于病毒必须寄生于宿主细胞内,因此,药物在抑制或杀灭病毒时会损伤宿主细胞。现有抗病毒药的选择性不高,多有较严重的毒性,临床疗效不十分满意。

第一节 常见药物

一、抗疱疹病毒药

阿昔洛韦

阿昔洛韦又名无花鸟苷，是第一个上市的核苷酸类抗病毒药物。口服吸收少，分布广泛。主要以原形的形式由肾排泄。作用机制是阿昔洛韦进入被敏感病毒感染的细胞，在感染的细胞中被病毒的胸苷激酶和细胞激酶催化，迅速合成三磷酸无花鸟苷，其可干扰病毒DNA复制，而对哺乳动物的细胞DNA影响小。故可选择性抑制病毒DNA复制，对宿主毒性低。

阿昔洛韦系广谱抗疱疹病毒药物，是目前抗单纯疱疹病毒的首选药物。临床用于治疗疱疹性角膜炎、单纯疱疹和带状疱疹感染，也可用于治疗乙型脑炎。

不良反应较少，滴眼及外用可有局部轻微疼痛，静脉滴注偶见尿素氮和肌酐水平升高。口服后可有恶心、呕吐、腹泻、皮疹等。

阿糖腺苷

阿糖腺苷是广谱抗DNA病毒药物，对疱疹病毒、带状疱疹病毒、巨细胞病毒和B病毒都有抑制作用，外用眼膏可治疗疱疹性角膜炎，静滴治疗致死性疱疹脑炎，因水溶性不高，须与葡萄糖注射液同时静脉点滴，也可用于免疫缺陷患者的带状疱疹。

不良反应主要是大剂量可出现中毒性眼病、呕吐、恶心、食欲缺乏、腹泻及轻度骨髓抑制。肾功能不全或肾切除、肾移植患者，易于积蓄中毒，慎用。动物试验有致畸作用，孕妇禁用。

碘苷（疱疹净）

碘苷的作用机制是抑制病毒合成DNA或形成无感染性的DNA，终止病毒繁殖。全身应用毒性大，临床仅限于局部用药治疗疱疹性角膜炎及其他疱疹性眼病，但对疱疹性角膜虹膜炎无效。能影响正常角膜代谢，不宜长期使用。滴眼时可致局部眼疼、眼睑过敏、角膜损伤等。

二、抗呼吸道病毒药

利巴韦林

利巴韦林又名病毒唑，是广谱抗病毒药。通过抑制病毒的RNA和DNA合成而发挥作用，对多种病毒如流感病毒、副流感病毒、单纯疱疹病毒、带状疱疹病毒、腺病毒、肠病毒和痘病毒等有抑制作用。

不良反应少，常见胃肠道反应、过敏反应等，表现为恶心、呕吐、腹痛、头痛、血清胆红素升高等。用药过量可引起贫血、白细胞减少等造血系统的变化。动物试验有致畸作用，孕妇禁用。

金刚烷胺

金刚烷胺口服易吸收，体内分布广，能穿透血-脑脊液屏障，以原形的形式经肾排泄。特异性地抑制甲型流感病毒，影响病毒的吸附、穿入和脱壳过程，可作为流感流行期人群的预防及治疗用药，还可用于帕金森病。

不良反应主要有恶心、呕吐、失眠、头晕等，大剂量可致共济失调、惊厥。有致畸作用，禁用于孕妇、妊娠期妇女、幼儿、脑血管硬化与癫痫患者。

同类药物还有更昔洛韦、法莫洛韦、索利夫定、缬昔洛韦等。

三、抗肝炎病毒药

干扰素

干扰素为一类具有多种生物活性的糖蛋白,无抗原性。口服无效,须注射给药。为广谱抗病毒药物,主要抑制病毒蛋白合成、转录、装配和释放。还具有免疫调节、抗肿瘤作用、抑制细胞与体液免疫。临床上用于各种慢性病毒性肝炎,还可局部点眼或肌注防治呼吸道病毒感染、疱疹性角膜炎、巨细胞病毒感染、单纯疱疹病毒、带状疱疹病毒及肿瘤等。

不良反应较少,在注射部位可出现硬结,少见白细胞与血小板减少。停药后恢复。大剂量可出现共济失调、精神失常。对本品过敏、肾功能不良、急性肝炎和妊娠期妇女禁用。

四、抗人类免疫缺陷病毒药

齐多夫定

齐多夫定对能引起艾滋病的HIV和T细胞白血病的RNA肿瘤病毒有抑制作用,为第一个治疗HIV的药物。口服吸收快,能穿透血-脑脊液屏障。临床上用于治疗艾滋病和重症艾滋病相关综合征。主要不良反应为骨髓抑制,可出现巨细胞性贫血、中性粒细胞和血小板减少。初期可出现头痛、恶心、呕吐、肌痛,继续用药可自行消退。

同类药物还有拉米夫定、奈韦拉平、地拉韦定等。

第二节 抗病毒药的用药指导

一、用药指导程序

用药步骤	用药指导要点
用药前	熟悉常用抗病毒药的适应证和禁忌证,了解各种常用剂型和用法。
用药中	1. 金刚烷胺可通过胎盘,对胚胎有毒性且能致畸胎,孕妇应慎用。 2. 口服利巴韦林后引起血胆红素增高者可高达25%。大剂量可引起血红蛋白下降。 3. 呼吸道合胞病毒性肺炎病初3d内给药一般有效。利巴韦林不宜用于未经实验室确诊为呼吸道合胞病毒感染的患者。
用药后	密切观察用药后的疗效和不良反应。

二、药物相互作用

阿昔洛韦

(1) 与齐多夫定合用可引起肾毒性,表现为深度昏睡和疲劳。

(2) 与丙磺舒竞争性抑制有机酸分泌,合并用丙磺舒可使阿昔洛韦片排泄减慢,半衰期延长,体内药物蓄积。

利巴韦林

(1) 与齐多夫定同用时有拮抗作用,不宜联合应用,因本品可抑制齐多夫定转变成活性型的磷酸齐多夫定。

(2) 长期或大剂量服用对肝功能、血象有不良反应。

金刚烷胺

（1）1岁以下儿童禁用，妊娠期哺乳期妇女禁用。

（2）中枢兴奋药与本品同时应用时，可加强中枢神经兴奋，严重者可致惊厥或心律失常等不良反应。

（3）患有精神类疾病儿童禁用，易诱发疾病发作。

（4）肾功能低下者需要监测血药浓度，防止蓄积中毒。

干扰素

（1）与阿糖胞苷合用有协同抗病毒作用。

（2）孕妇、哺乳期妇女及18岁以下人群慎用。

（3）用前需要做药敏试验，过敏者禁用，防止发生过敏性休克。

（4）不宜口服和静脉注射。

（5）存放条件：2℃～8℃冷藏储存。

三、非药物治疗

1. 心理治疗　让患者对病毒与致病菌的区别和性质有一定了解，解除感染就是治病菌所导致的知识缺乏现象。

2. 行为中治疗　向患者宣传有关防范病毒传染有关知识，提高患者自身及身边人员的防护工作，防止传染给他人。

3. 饮食指导

（1）应用干扰素期间忌辛辣食物，宜易消化食物，减少胃肠道刺激，因干扰素对消化系统有一定的不良反应，忌烟酒等。

（2）患病期间需要多饮水、适当补充糖分，增加利尿作用，加快患病期间机体的代谢物排泄，有利于机体的新陈代谢恢复体质。

（3）在饮食中适宜食用穿心莲、大青叶、蒲公英和苦碟子等具有抗病毒作用类蔬菜。

（4）可以饮用金银花和菊花等代茶饮，可作为抗病毒辅助治疗。

【常用制剂和用法】

金刚烷胺　片剂、胶囊剂：100mg。成人早、晚各服1次，每次0.1g。儿童酌减，可连用3～5d，至多不超过10d。

碘苷　滴眼液：0.1%。治疗疱疹性角膜炎：白天每小时滴眼1次，夜间2h一次，症状显著改善后，改为白天每2h一次，夜间4h一次。

阿昔洛韦　片剂：0.1g。带状疱疹：成人常用量每次0.8g，每日5次，共7～10d。水痘：2岁以上儿童按体重每次20mg/kg，每日4次，共5d，出现症状立即开始治疗。40kg以上儿童和成人常用量为每次0.8g，每日4次，共5d。软膏：10g：300mg。局部外用。取适量本品涂患处，成人与小儿均为白天每2h一次，每日4～6次，共7d。

利巴韦林　片剂：100mg。病毒性呼吸道感染：成人每次0.15g，每日3次，疗程7d。皮肤疱疹病毒感染：成人每次0.3g（3片），每日3次，疗程7d。小儿每日按体重10mg/kg，分4次服用，疗程7d。6岁以下小儿口服剂量未定。注射液：每支100mg（2mL）。成人每次0.5g（5支），每日2次，小儿按体重每日10～15mg/kg，分2次给药。每次滴注20min以上，疗程3～7d。

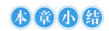

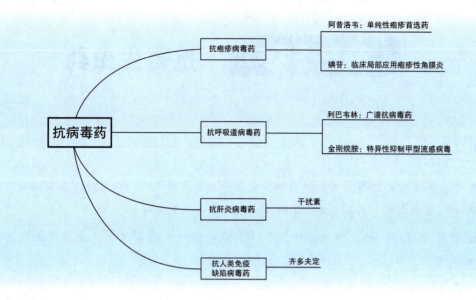

考点提示

1. 齐多夫定的药理作用、临床应用及不良反应。
2. 金刚烷胺的药理作用、临床应用及不良反应。

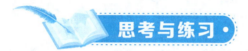

1. 常用抗病毒药可分为哪几类？各举一例代表药。
2. 案例分析：

患者，男，14岁，因高热就诊入院。头痛，咽红肿，乏力，无明显咳嗽，无腹痛腹泻。诊断：病毒性流感。医嘱给予利巴韦林氯化钠注射液500mg，静滴，共5d，用药至第3天，患者出现恶心、呕吐、腹部不适、食欲缺乏。

问：该患者出现胃肠道症状的可能原因是什么？

第三十章　抗寄生虫药

> **学习目标**
>
> 1. 掌握氯喹、甲硝唑的作用、临床应用和不良反应。熟悉青蒿素、伯氨喹、乙胺嘧啶、阿苯达唑的作用、临床应用与不良反应。了解其他抗寄生虫药的用途。
> 2. 学会运用药物药理知识正确地分析、解释本章药物处方的合理性，并能提供相关用药咨询服务。

引导案例

患者，女，43岁，因近期机体表现白带增多、外阴瘙痒、感觉烧灼感和尿频症状。来医院妇科检查，经医生内诊检查发现阴道黏膜和宫颈阴道部充血明显，并有出血点，阴道内有大量黄白色白带，阴道分泌物显微镜下见到滴虫。

临床诊断：滴虫性阴道炎。

医生采用甲硝唑口服和外用全程治疗，经过3个月经周期治疗后痊愈。

寄生虫病是我国广大农村的较常见病，过去多种寄生虫病如血吸虫病、疟疾等流行甚广。

第一节　抗寄生虫药概述

寄生虫的种类很多，我国多达60多种，除疟疾、阿米巴病、滴虫病、血吸虫病和丝虫病五大类寄生虫病外，其他寄生虫的感染率也较高。本章重点介绍抗疟药、抗阿米巴病药、抗滴虫病药、抗血吸虫病药、抗丝虫病药与抗肠道蠕虫病药。

引起人类疟疾的原虫有4种，即间日疟原虫（引起间日疟，48h发作一次）、三日疟原虫（引起三日疟，72h发作一次）、恶性疟原虫（引起恶性疟，每48h发作一次或呈弛张热）及卵形疟原虫。临床表现为间歇性寒战、高热、出汗和脾大、贫血。

疟原虫生活史：可分为有性生殖和无性生殖两个阶段，前者在雌性按蚊体内进行，后者在人体内进行。各种抗疟药通过影响疟原虫生活史的不同发育阶段而发挥其抗疟效果。

体外阶段：雌雄配子体在蚊体内的发育和繁殖包括配子生殖和孢子增殖两个阶段。

体内阶段：原发性红细胞外期：受疟原虫感染的按蚊叮咬者，孢子体随其唾液注入人体血液，侵入实质细胞，进行裂殖，经6~12d成熟，形成大量裂殖子，逸出肝细胞并进入红细胞。此期发生在进入红细胞之前并不发生临床症状，是疟疾的潜伏期。乙胺嘧啶是对此期有预防作用的药物。继发性红细胞外期：一部分孢子进入肝细胞后缓慢或暂不发育，称休眠体。休眠体经4~6个月后陆续增殖分裂，称为继发性红外期，是疟疾复发的根源。已知恶性疟原虫和三日疟原虫无此期，用氯喹、奎宁等治疗后不再复发，间日疟原虫及蛋形疟原虫有此期，因此常出现复发。伯氨喹、扑疟隆等药能作用于此期，故将它们与氯喹配合应用，可以根治间日疟。红细胞内期：进入红细胞的裂殖子发育成滋养体，再变为裂殖体，最后裂殖体成熟释放出大量裂殖子而重新侵入其他红细胞，重复其裂殖增殖。大量裂殖子逸出红细胞时引起疟疾症状发作。能杀灭裂殖体的药物如氯喹、奎宁，可以控制疟疾症状。

我国科技工作者经过长达10年的艰苦努力，终于研制出了新型抗疟药青蒿素及其衍生物，是世界抗疟药史上的又一个重要里程碑。

第二节　常用抗疟药

（一）主要用于控制症状的药物

氯喹

该药为人工合成的4-氨喹啉类衍生物。

【体内过程】

口服吸收快而完全，1~2h达血药高峰，体内分布广，在肝、脾、肾、肺等组织内的药物浓度高，是血浆药物浓度的200~700倍。脑组织中的浓度为血浆药物浓度的10~30倍。红细胞内药物浓度为血浆药物浓度的10~20倍，受感染红细胞内药物浓度又比正常红细胞高出25倍。作用时间长，$t_{1/2}$可达3~5d。

【药理作用和临床应用】

1. 抗疟作用　对各种疟原虫的红细胞内期裂殖体有杀灭作用，对红细胞外期无效。其特点是疗效高、起效快、作用持久，是控制症状发作的首选药。临床上用于治疗良性疟及恶性疟的急性发作，能很好地控制症状。

2. 抗肠道外阿米巴病　肝中浓度高，有利于杀灭肝内阿米巴原虫，适用于治疗甲硝唑无效的阿米巴肝脓肿，但须加用肠内阿米巴病药，防止复发。

3. 抗免疫　大剂量对自身免疫性疾病有效，如类风湿关节炎、红斑狼疮、肾病综合征等自身免疫性疾病。

【不良反应】

不良反应少，可有头疼、头晕、胃肠不适及皮疹等，停药后可自行消失。长期大剂量可引起视力障碍、精神失常及肝肾损害。且有致畸作用。

奎宁

奎宁是金鸡纳树皮中所含的一种生物碱，对各种疟原虫的红细胞内期滋养体均有杀灭作用，能控制临床症状。作用较氯喹弱，维持时间短。优点是极少产生耐药性。主要用于耐氯喹或耐其他药的恶性疟，尤其是严重的脑型疟疾。

不良反应有"金鸡纳反应",表现为耳鸣、头痛、恶心、呕吐、听视力下降,严重者可产生暂时性耳聋,停药后可恢复。少数患者出现特异质反应,表现为溶血、肾衰竭。尚可出现心肌抑制作用、子宫兴奋作用和中枢抑制作用。故心脏病慎用,孕妇禁用。

青蒿素和蒿甲醚

青蒿素是我国医药工作者从菊科植物中提取的一种新型、高效、低毒的抗疟疾药。青蒿素的过氧基团可产生自由基,对红细胞内期滋养体有杀灭作用,用于治疗间日疟、恶性疟,对脑型疟和耐氯喹虫株感染仍有良好疗效。但最大缺点是复发率高,不良反应少见。但大剂量对动物胚胎有毒性作用,孕妇禁用。蒿甲醚抗疟活性比青蒿素强,近期复发率较低,不良反应较轻。

(二)主要用于控制复发和传播的药物

伯氨喹

伯氨喹是人工合成的8-氨基喹啉类衍生物。

【体内过程】

口服吸收快而完全,用药后1~2h达血药高峰,代谢快,$t_{1/2}$约为5h。

【药理作用和临床应用】

主要对良性疟的红细胞外期和各种疟原虫的配子体有较强的杀灭作用,是目前控制疟疾复发与传播的首选药物。对红细胞内期疟原虫和恶性疟红细胞内期疟原虫无效。因此不能控制症状发作,须与氯喹合用。

【不良反应】

1. 毒性反应 可有头晕、恶心、呕吐、腹痛等,停药后可消失。

2. 特异质反应 6-磷酸葡萄糖脱氢酶缺乏症的患者易发生急性溶血性贫血和高铁血红蛋白血症,表现为发绀、胸闷等缺氧症状。

(三)主要用于病因性预防的药物

乙胺嘧啶

乙胺嘧啶是人工合成的非喹啉类抗疟药。

【体内过程】

口服吸收慢而完全,肾脏排泄缓慢,$t_{1/2}$为4~6d,用药后有效浓度可维持2周。

【药理作用和临床应用】

对恶性疟和良性疟的原发性红细胞外期有抑制作用,是病因性预防的首选药;又能阻止疟原虫在蚊体内的孢子增殖,起控制传播的作用;还抑制对红细胞内期的未成熟裂殖体,用于控制耐氯喹的恶性疟症状发作,但生效较慢。抑制疟原虫的二氢叶酸还原酶,阻碍核酸的合成。常与二氢叶酸合成酶抑制剂磺胺类或砜类合用以增强疗效,用于治疗耐氯喹的恶性疟。

【不良反应】

不良反应少,大剂量可引起叶酸缺乏而导致巨幼红细胞性贫血,及时停药可恢复。略带甜味,儿童误服可引起惊厥、死亡,应妥善保管。长期用药要检查血常规,妊娠与哺乳期妇女禁用。

第三节　抗阿米巴病药和抗滴虫药

阿米巴病是由溶组织阿米巴原虫引起的一种寄生虫病，包括肠内阿米巴病和肠外阿米巴病。阿米巴原虫生活史中有包囊、小滋养体、大滋养体3种生活状态。包囊是传播的根源，对药物不敏感；滋养体为致病因子，当侵入肠壁时会引起急、慢性阿米巴痢疾；当肠壁的大滋养体侵入血管时，随血流进入肝、肺等组织形成脓肿，引起肠外阿米巴病。当机体抵抗力强时，肠内大滋养体可变为小滋养体，后形成包囊，不断排出体外，此时患者无症状，是传播阿米巴病的根源。

现有的抗阿米巴病药对包囊无作用，主要作用于大、小滋养体。按作用部位不同分为抗肠内外阿米巴病药、抗肠内阿米巴病药和抗肠外阿米巴病药。

滴虫病主要是由阴道毛滴虫所致的滴虫性阴道炎，阴道毛滴虫亦可寄生于男性泌尿道，多数通过性接触传播。甲硝唑是目前治疗阴道滴虫病最有效的药物。

甲硝唑（灭滴灵）

甲硝唑为人工合成的5-硝基咪唑类化合物。同类药物还有替硝唑、奥硝唑等。它们的药理作用与甲硝唑相似。

【药理作用和临床应用】

抗阿米巴作用：对肠内、肠外阿米巴原虫都有强大的杀灭作用，是急、慢性阿米巴痢疾和肠外阿米巴病高效、低毒的首选药。但因在肠腔内浓度低，在用甲硝唑控制症状后，须加用抗肠内阿米巴病药卤化喹啉类继续治疗，以减少复发。

抗阴道滴虫病：对阴道滴虫有直接杀灭作用，是治疗阴道滴虫病首选药。口服后可分布于阴道分泌物、精液和尿液中，对女性与男性泌尿生殖道滴虫感染都有效。同时也是治疗厌氧菌的首选药。

【不良反应】

该药为高效低毒的抗原虫药，服用后常见食欲下降、恶心、腹泻、腹痛等胃肠道反应，偶见头痛、眩晕、失眠、口腔金属味、皮疹、白细胞减少和神经系统症状等，停药后可恢复。妊娠早期、哺乳期妇女、中枢神经系统疾病及血液病患者禁用。

卤化喹啉类

卤化喹啉类口服吸收少，肠内浓度高，仅对小滋养体有效。大剂量能杀灭肠内的滋养体，可起到肃清肠腔内包囊的作用。主要用于轻症、慢性阿米巴痢疾及无症状的带包囊者。对急性阿米巴痢疾疗效差，须与甲硝唑合用。不良反应少，主要有腹泻、极少数对碘过敏患者可出现发热、皮疹、唾液腺肿胀。

二氯尼特

二氯尼特口服后主要依靠其未吸收的部分杀灭肠内外阿米巴，对无症状及有轻微症状的排包囊者有良好的疗效，是目前最有效的杀包囊药。对慢性阿米巴痢疾也有效，对肠外阿米巴病疗效差。不良反应轻微，偶可出现常见恶心、呕吐、皮疹等。大剂量时可致流产，但未见致畸作用。

依米丁和去氢依米丁

依米丁又称吐根碱，其脱氢衍生物去氢依米丁，抗阿米巴作用更强。两药对阿米巴滋养体有直接杀灭作用。依米丁毒性大，口服可致呕吐，只能深部肌肉注射。另外，对心肌有严重毒性。仅用于治疗病情严重且甲硝唑疗效不佳的急性阿米巴痢疾，可迅速控制症状。

第四节 抗血吸虫病药

血吸虫也称裂体吸虫，为寄生在宿主静脉中的一类蠕虫。寄生于人体的血吸虫主要有3种，即日本血吸虫、曼氏血吸虫和埃及血吸虫。我国主要是日本血吸虫。

血吸虫寄生于人和哺乳动物的肠系膜静脉血管中，雌雄异体，发育分成虫、虫卵、毛蚴、母胞蚴、子胞蚴、尾蚴及童虫7个阶段。虫卵随血流进入肝脏，或随粪便排出。虫卵在水中数小时孵化成毛蚴。毛蚴在水中钻入钉螺体内，发育成母胞蚴、子胞蚴，直至尾蚴。尾蚴从螺体逸入水中，遇到人和其他哺乳动物，即钻入皮肤变为童虫，以后进入静脉或淋巴管，移行至肠系膜静脉中，直至发育为成虫，再产卵。血吸虫尾蚴侵入人体至发育为成虫约100d。

【临床表现】

1. 慢性血吸虫病　接触疫水1~2d后，可出现尾蚴性皮炎。一般无明显症状，少数有轻度的肝脾大。如感染较重，可出现腹泻、腹痛、黏液血便等。患者有不同程度的消瘦、乏力。

2. 急性血吸虫病　常见于初感染者，慢性患者再次大量感染尾蚴后也可发生。少数感染者潜伏期短于25d，最短者14d，此时临床症状表现：畏寒、发热、多汗、淋巴结及肝大、常伴有肝区压痛、肝大；脾大常见于重症感染，食欲减退、恶心、呕吐、腹痛、腹泻、黏液血便或脓血便等；呼吸系统症状多表现为干咳，偶可痰中带血，有气促、胸痛，重症患者可有神志迟钝、黄疸、腹水、高度贫血、消瘦等症状。患者除有皮疹外，还可能出现荨麻疹、神经血管性水肿、出血性紫癜、支气管哮喘等过敏反应。

3. 晚期血吸虫病　晚期血吸虫是指肝硬化后出现的门脉高压综合征，临床上出现肝脾大、门脉高压和其他综合征。晚期血吸虫的主要合并症有上消化道出血和肝昏迷。在我国，血吸虫病患者并发乙型肝炎的比率较高。

4. 异位血吸虫病　重度感染时，童虫也可能在门脉系统以外寄生并发育为成虫，此为异位寄生。

吡喹酮

【体内过程】

口服吸收快而完全，用药后1~2h达血药高峰，肝代谢后大部分经肾排泄，部分由胆汁排泄，$t_{1/2}$为1.5~2h。

【药理作用和临床应用】

该药为广谱抗蠕虫药，对血吸虫、肺吸虫、华支睾吸虫、姜片虫及绦虫均有作用。作用机制可能与增加虫体对Ca^{2+}通透性、干扰虫体内Ca^{2+}的平衡有关，引起虫体痉挛性收缩，使其不能附着于血管壁，随血流进入肝而被消灭。本品具有高效、低毒、疗程短、可口服的优点，是抗血吸虫的首选药。

【不良反应】

毒性低，主要有腹部不适、恶心、呕吐、腹痛及头痛、眩晕、肌震颤等。少数患者可出现心悸、心律失常、心电图改变等。

第五节 抗丝虫病药

我国流行的丝虫病是由班氏丝虫和马来丝虫引起的，以蚊子为传播媒介。丝虫成虫细长如丝，雌虫产出的幼虫称微丝蚴。丝虫成虫可寄居于人和动物的淋巴系统、皮下组织、体腔和心血管等处。在急性病期主要表现为丝虫热、头痛、淋巴管炎和淋巴结炎，男性可有精索炎、附睾炎、睾丸炎等。慢性丝虫病可表现为睾丸鞘膜腔积液、乳糜尿、淋巴水肿和下肢象皮肿。

乙胺嗪（海群生）

【体内过程】

口服吸收快，用药后3h达血药高峰，可分布全身各组织中，丝虫体内的浓度与人体组织内的浓度相近。

【药理作用和临床应用】

该药对丝虫微丝蚴有杀灭作用，是抗丝虫病的首选药。对淋巴系统中的成虫也有杀灭作用，但需要较大剂量与长疗程。

【不良反应】

毒性低，可引起厌食、恶心、呕吐、头痛、乏力、关节痛等。当虫体死亡后释放出的异体蛋白可引起过敏反应，表现为皮疹、淋巴结肿大、血管神经性水肿、畏寒、高热、喉头水肿等。可用抗过敏药来预防或治疗。

第六节 抗肠蠕虫病药

肠蠕虫是最常见的寄生虫病，特别是在农村发病率高。常见的有蛔虫、钩虫、鞭虫和绦虫。

蛔虫病：小肠中有少数蛔虫感染时可无症状，称蛔虫感染者，大量感染而引起疾病称蛔虫病。肠道蛔虫常引起反复发作的上腹部或脐周腹痛。由于虫体的机械性刺激及其分泌的毒物和代谢产物可引起消化道功能紊乱和异性蛋白反应，如食欲缺乏、恶心、呕吐、腹泻和荨麻疹。儿童严重感染者，可引起营养不良，精神不安、失眠、磨牙、夜惊等。

钩虫病：钩虫病的临床症状轻重不一，与感染钩虫的种类有关。大多能引起贫血、头晕、食欲缺乏、腹胀、腹痛以及咳嗽、咯血、关节痛、蛋白尿、水肿等。钩蚴侵入处的皮肤会感到奇痒和烧灼，出现小出血点、丘疹或小疱疹。

蛲虫病：一般症状轻微，主要表现是夜间肛门及阴部奇痒，因而失眠、烦躁不安、夜惊等。由于蛲虫可钻入黏膜深层引起轻度炎症。亦可出现消化不良、恶心、呕吐、腹痛、食欲减退等症状。偶有蛲虫侵入泌尿系统或女性生殖系统，引起尿频、阴道炎、输卵管炎等。

绦虫病：症状轻微，常因粪便中发现白色节片而就医。部分患者有腹痛、腹胀、腹泻、恶心、乏力等症状。牛肉绦虫节片常自动由肛门排出。引起轻微肛门部瘙痒。猪肉绦虫活动力常弱，孕节常数节相连地自链体脱落。随粪便排出体外。部分病例血中嗜酸粒细胞轻度增高。

阿苯达唑

阿苯达唑又名肠虫清，为高效、低毒、广谱的抗肠蠕虫药。可杀灭线虫、吸虫、绦虫等的成虫、蚴虫和虫卵。作用机制是抑制虫体对葡萄糖的摄取，导致虫体耗竭，还可减少ATP的生成，使虫体死亡。主要用于治疗各种肠蠕虫感染，也可治疗各型囊虫病、棘球蚴病。

毒性较低，少数患者出现轻微头痛、头晕、恶心、呕吐、乏力等，可自行消失。本药有胚胎毒性和致畸作用，故孕妇禁用，有严重肝、肾、心功能不全及活动性溃疡病患者慎用。

甲苯达唑

甲苯达唑是高效、广谱的抗肠蠕虫药，对多种线虫的成虫和蚴虫都有杀灭作用，对其他肠蠕虫感染也有效，作用机制同阿苯达唑。无明显不良反应，少数患者用药后可见短暂腹痛、腹泻。大剂量应用偶见转氨酶升高、脱发、粒细胞减少。有致畸作用，孕妇及2岁以下儿童禁用。

哌嗪

哌嗪对蛔虫、蛲虫的作用较强。治疗蛔虫疗程长，不如阿苯达唑等方便。偶见胃肠反应，大剂量可致神经系统反应。肾脏疾病、神经系统疾病禁用。

氯硝柳胺

氯硝柳胺原为杀灭钉螺的药物，口服几乎不吸收，肠道药物浓度高，对多种绦虫有杀灭作用。用于牛肉绦虫、猪肉绦虫和阔节裂头绦虫感染，尤其对牛肉绦虫的疗效为佳。但因对虫卵无作用，当虫体在肠内被消化而释出虫卵时，虫卵可反流入胃及十二指肠，猪肉绦虫则可因此引起囊虫病，故主张治疗猪肉绦虫病时，应先服止吐药以防呕吐，并服泻药使死亡节片在未被消化前即迅速排出，此药应连服2d。不良反应主要为胃肠道反应。

第七节　抗寄生虫病药的用药指导

一、用药指导程序

用药步骤	用药指导要点
用药前	熟悉常用抗寄生虫药的适应证和禁忌证，了解各种剂型和用法。
用药中	1. 抗肠虫药种类多，应根据患者感染肠虫种类、药物疗效、毒性大小以及药源的情况，合理地选用药物。 2. 抗肠虫药多采用半空腹服药，以减少药物的吸收中毒，使药物与虫体充分接触而发挥疗效。一般不必合用泻药，便秘或服药后长时间未排便者，可酌情给予泻药，以促进虫体排出。
用药后	密切观察用药后的疗效和不良反应。

二、药物相互作用

氯喹

（1）与伯氨喹合用时，部分患者可产生严重心血管系统不良反应，如改为序贯服用，效果不减而不良反应降低。

（2）与氯丙嗪等对肝有损伤的药物合用可加重肝脏负担；与保泰松合用，易引起过敏性皮炎。

（3）与氯化铵合用可加速排泄而降低血中浓度，须注意。

奎宁

孕妇禁用，因本品有催产作用，并可通过胎盘屏障对胎儿有不良影响，哺乳期妇女慎用。

青蒿素

（1）妊娠早期慎用。

（2）与甲氧苄啶合用有增效作用，并可减少近期复发。

甲硝唑

（1）本品能加强华法林和其他口服抗凝药的作用，引起凝血酶原时间延长。

（2）同时应用苯妥英、苯巴比妥等诱导肝微粒体酶的药物，可加速本品排泄，使血药浓度下降；而苯妥英的排泄减慢。

（3）同时应用西咪替丁等减弱肝微物体酶活性的药物，可减缓药物的清除，延长本品的半衰期。

（4）用药期间应禁止服用药酒类制剂，否则可发生戒酒硫样作用，表现为颜面潮红、脉搏加快、呼吸困难、斑疹，继之面色苍白、低血压、心律不齐等。

阿苯达唑

（1）孕妇、哺乳期妇女及2岁以下儿童禁用。

（2）西咪替丁、地塞米松或吡喹酮合用，可增加本药的不良反应发生率。

（3）可抑制茶碱代谢，联合应用可增加茶碱毒性反应。

三、非药物治疗

1.心理治疗　让患者了解寄生虫与某些疾病的关系，使患者积极配合药物治疗，注意食物干净卫生。

2.行为治疗　在日常生活中养成良好卫生习惯，远离寄生虫的感染。

3.饮食指导

（1）服用甲硝唑可出现恶心呕吐时，最好在饭后半小时服用，不要空腹服用，要多饮水，清淡饮食，忌饮酒。阴道炎患者要保持良好的卫生环境，外阴和内裤经常清洗，定期复查。

（2）服药期间避免大量进食油脂类食物，有些药物在脂溶性环境中吸收度明显增加，防止吸收中毒。比如哌嗪、甲苯哒唑等。

（3）在日常食用蔬菜水果等，要充分洗净，尽量避免生吃菜类，减少机体被寄生虫污染的机会。

【常用制剂和用法】

氯喹　片剂：0.25g、0.075g。注射液：2mL：129mg；2mL：150mg。用于控制疟疾发作，口服首剂1g，第2、3天各服0.5g，2次分服。小儿首次16mg/kg（高热期酌情减量，分次服），6~8h后及第2、3天各服8mg/kg。用于疟疾症状抑制性预防，每周口服1次，每次0.5g，小儿每周8mg/kg。

奎宁　片剂：0.33g、0.12g。每次0.3~0.6g，每日3次口服，连服5~7d。用于输血性预防，每次0.3~06g，每日1次，儿童10mg/kg，每日1次，连服7日。注射液：0.25g（1mL）、0.5g（1mL）。每次0.25~0.5g，用5%葡萄糖注射液稀释成每毫升含0.5~1mg后，静脉缓慢滴注，切忌静脉推注。多用于救治脑型疟用，少用于臀部深部肌注每次0.25~0.5g。

青蒿素　片剂：50mg、100mg。口服首剂1g，6~8h后0.5g，第2~3天各0.5g，疗程3d，总量为2.5g。小儿15mg/kg，按上述方法3天内服完。注射液：每支50mg（2mL）、100mg（2mL）、300mg（2mL）。深部肌注：第1次200mg，6~8h后再给100mg，第2~3日各肌注100mg，总剂量500mg，个别重症患者第4天再给100mg。或连用3d，每日肌注300mg。小儿15mg/kg，按上述方法3d内注完。

甲硝唑　片剂：0.2g，口服。成人肠道阿米巴病，一次0.4~0.6g，一日3次，疗程7日。贾第鞭毛虫病，一次0.4g，一日3次，疗程5~10g。滴虫病，一次0.2g，一日4次，疗程7日，可同时用栓剂或泡腾片，阴道内给药，疗程7~10日。

阿苯达唑　片剂：0.1g、0.2g、0.4g，口服。成人蛔虫及蛲虫病，一次0.4g，顿服。钩虫病，鞭虫病，一次0.4g，一日2次，连续服用3日。12岁以下儿童剂量减半。

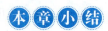

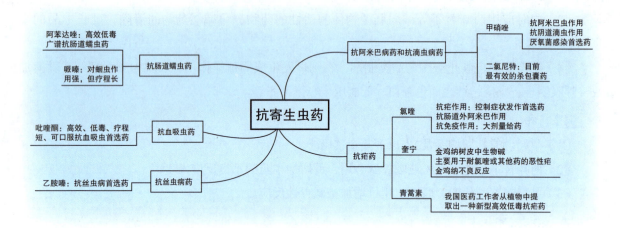

考点提示

1. 抗疟药：氯喹、青蒿素的抗疟作用、临床应用及不良反应；伯安奎的临床应用及不良反应。

2. 抗阿米巴病药与抗滴虫病药：甲硝唑的药理作用、临床应用及不良反应；替硝唑的临床应用。

3. 抗肠道蠕虫病药：阿苯达唑、甲苯达唑的药理作用及不良反应。

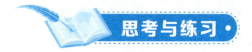

1. 阿米巴病药物应如何选择？
2. 阿苯达唑、哌嗪、氯硝柳胺对哪些肠道寄生虫有效？
3. 甲硝唑的临床应用及主要不良反应。
4. 案例分析：

患者，男，30岁，2周前曾到南方某县出差一周，1d前突然寒战高热，4h后大汗淋漓，发热自行消退。今日再次寒战发热就诊。查体：体温40℃，脉搏102次/分，血压126/80mmHg，面色潮红，皮肤干热，患者烦躁不安，医师初步诊断为间日疟。

针对此患者的临床治疗原则是什么？应该选用什么药物？

（何　宁　刘胜伟）